全国中医药行业高等教育"十四五"规划教材
全国高等中医药院校规划教材（第十一版）配套用书

中药药理学习题集

（供中医学、中药学、中西医临床医学、中药制药、药学等专业用）

主　编　彭　成（成都中医药大学）

中国中医药出版社

·北 京·

图书在版编目（CIP）数据

中药药理学习题集／彭成主编．—北京：中国中
医药出版社，2022.9
全国中医药行业高等教育"十四五"规划教材配套用书
ISBN 978-7-5132-7705-1

Ⅰ.①中…　Ⅱ.①彭…　Ⅲ.①中药学-药理学-中医
学院-习题　Ⅳ.①R285-44

中国版本图书馆 CIP 数据核字（2022）第 125524 号

中国中医药出版社出版

北京经济技术开发区科创十三街 31 号院二区 8 号楼
邮政编码　100176
传真　010-64405721
河北品睿印刷有限公司印刷
各地新华书店经销

开本 787×1092　1/16　印张 17　字数 380 千字
2022 年 9 月第 1 版　2022 年 9 月第 1 次印刷
书号　ISBN 978-7-5132-7705-1

定价　63.00 元
网址　www.cptcm.com

服务热线　010-64405510　　微信服务号　zgzyycbs
购书热线　010-89535836　　微商城网址　https://kdt.im/LIdUGr
维权打假　010-64405753　　天猫旗舰店网址　https://zgzyycbs.tmall.com

如有印装质量问题请与本社出版部联系（010-64405510）
版权专有　侵权必究

全国中医药行业高等教育"十四五"规划教材
全国高等中医药院校规划教材（第十一版）配套用书

《中药药理学习题集》编委会

编写说明

《中药药理学习题集》是全国中医药行业高等教育"十四五"规划教材、全国高等中医药院校规划教材《中药药理学》的配套用书。读者对象主要是高等中医药院校本科生、成人教育学生、执业资格考试人员等。

《中药药理学习题集》的编写思路,一是忠于教材,覆盖全面。本习题集是全国中医药行业高等教育"十四五"规划教材《中药药理学》的配套用书,编写内容紧扣教材,以教材为根本,习题覆盖教材所有章节,便于学生对课程内容的理解、掌握和记忆。二是医药结合,突出重点。为突出重点,每章除有测试题外,还设有"目的要求""知识导航"和"重点难点",同时在出题时兼顾教材教学大纲和执业药师、职称药师考试的要点,对重要知识点通过不同题型、不同角度出题的形式予以突出和强调。另外,每章测试题后均附有参考答案,以备查阅。

《中药药理学习题集》的编写由《中药药理学》教材编委会中部分人员承担。其中,绪论、中药毒理学由彭成编写;中药配伍、中药药效学由徐世军编写;中药药性、中药新药药理毒理研究由黄莉莉编写;中药药动学、中成药学由罗先钦编写;清热方药由余林中编写;解表方药由沈云辉编写;泻下方药、收涩方药由卫昊编写;祛风湿方药、中药血清药理学与脑脊液药理学由汪宁编写;芳香化湿方药由李丽静编写;利水渗湿方药、安神方药由钱海兵编写;温里方药、理气方药由操红缨编写;消食方药、平肝息风方药由彭求贤编写;止血方药、攻毒杀虫止痒方药由庄朋伟编写;活血化瘀方药由李红艳编写;化痰止咳平喘方药、开窍方药由赵晖编写;补虚方药由董世芬编写;中药药理动物模型、新技术在中药药理研究中的应用由谢晓芳编写。

　　鉴于编者水平有限，加之中药多成分、多靶点、多环节的复杂性和中药药理研究的快速发展，习题的参考答案以配套教材为基础，难免有不足或错误，敬请同仁及使用者提出宝贵意见，以便再版时修订提高。

《中药药理学习题集》编委会

2022 年 5 月

目　录

第一章 绪 论 ▷▷▷

目的要求

1. 掌握中药药理学的概念及中药药理学主要研究内容。

2. 熟悉中药药理学学科的特征、研究目的、任务；熟悉中药药理与天然药物药理的区别。

3. 了解中药药理学发展简史及中药药理研究的基本思路。

知识导航

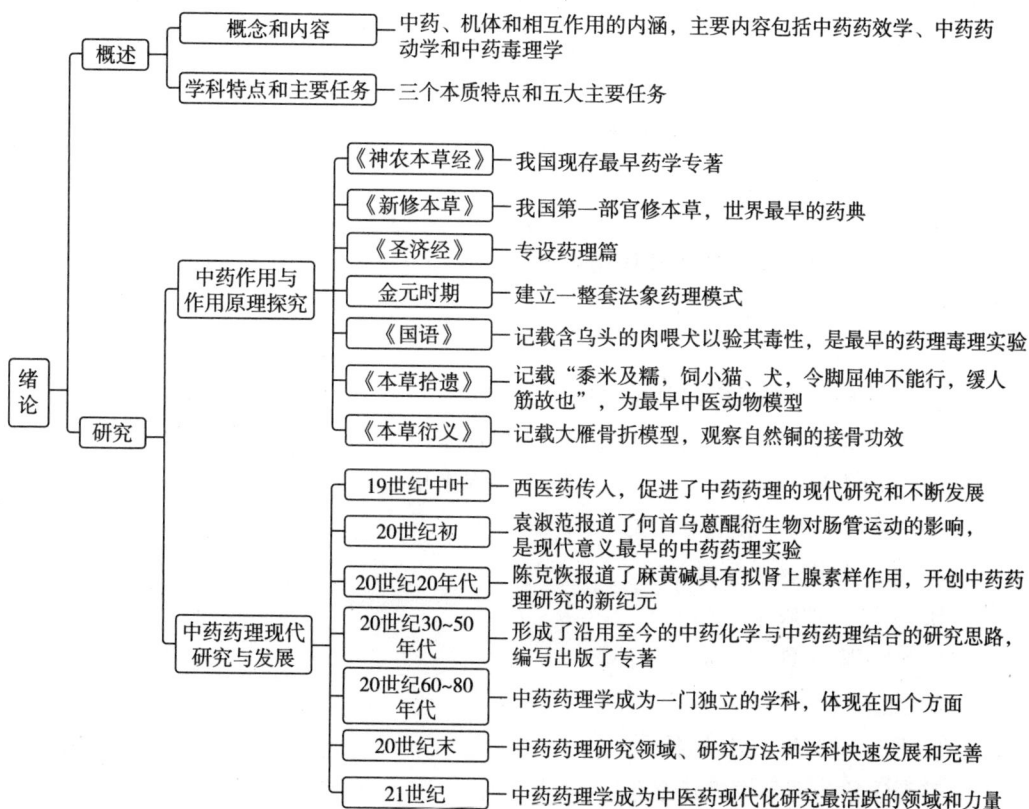

重点难点

1. 中药药理学的概念和研究内容。

2. 中药与机体包含的不同层次。

3. 中药药理学与西药药理学和天然药物药理学的区别与联系。

4. 中药药理学研究的主要标志性事件和代表性专著。

单元测试题

一、单项选择题（请从 5 个备选答案中选出 1 个最佳答案）

1. 我国传统药物称为"中药"不包括（　　）
   A. 药材　　　　　　　　B. 提取物　　　　　　　　C. 药品
   D. 中成药　　　　　　　E. 配方颗粒

2. 机体主要指人体、动物体和（　　）
   A. 病原体　　　　　　　B. 微生物　　　　　　　　C. 支原体
   D. 病毒　　　　　　　　E. 原虫

3. 不属于中药药理学的理论知识体系的是（　　）
   A. 中药药性　　　　　　B. 中药配伍　　　　　　　C. 中药药效
   D. 中药炮制　　　　　　E. 中药毒理

4. 中药药理学是研究（　　）的科学
   A. 中药作用原理
   B. 中药与机体相互作用
   C. 中药与机体相互作用及作用规律
   D. 中药药效和中药毒性
   E. 机体对中药的作用

5. 以含乌头的肉喂犬以验其毒首载于（　　）
   A. 《洗冤录》　　　　　B. 《珍珠囊》　　　　　　C. 《新修本草》
   D. 《国语》　　　　　　E. 《神农本草经》

6. 中医药最早的药理学专论见于（　　）
   A. 宋·赵佶《圣济经》
   B. 东汉《神农本草经》
   C. 梁·陶弘景《本草经集注》
   D. 北宋《太平圣惠方》
   E. 明·李时珍《本草纲目》

7. 整套法象药理学模式建立于（　　）
   A. 唐代　　　　　　　　B. 宋代　　　　　　　　　C. 金元时期
   D. 清代　　　　　　　　E. 明代

8. 现代意义上最早的中药药理学实验是关于（　　）的研究
   A. 大黄　　　　　　　　B. 麻黄　　　　　　　　　C. 何首乌
   D. 人参　　　　　　　　E. 雷公藤

9. 陈克恢教授关于( )的研究，开启了中药药理现代研究的新纪元
 A. 麻黄止咳作用
 B. 麻黄中麻黄碱具有类似肾上腺素样作用
 C. 麻黄利尿作用
 D. 麻黄碱兴奋中枢作用
 E. 何首乌调节肠管运动的作用

10. 中药药理学成为一门独立的学科是在( )
 A. 20 世纪 50 年代　　　　B. 20 世纪 60 ~ 80 年代
 C. 20 世纪 90 年代　　　　D. 20 世纪末期
 E. 21 世纪初

11. 现代意义上最早开展中药药理研究的中药是( )
 A. 熟地黄　　　　　B. 人参　　　　　C. 附子
 D. 大黄　　　　　　E. 何首乌

12. 标志着中药药理学萌芽并开启中药药理学研究新纪元的是有关( )的研究
 A. 麻黄　　　　　　B. 人参　　　　　C. 附子
 D. 大黄　　　　　　E. 何首乌

13. "药理"名词首见于( )
 A.《神农本草经》　　　B.《汤液经》　　　C.《圣济经》
 D.《本草经拾遗》　　　E.《国药的药理学》

14. 中药药理学中研究中药对机体的作用、作用环节与效应，以及产生作用和效应的物质基础及机制，称为( )
 A. 中药药动学　　　　B. 中药药效学　　　　C. 中药毒理学
 D. 中药药性学　　　　E. 中成药学

15. 研究中药在体内吸收、分布、代谢、排泄的动态变化过程及特点，定量揭示中药在体内的量 – 时 – 效的关系，称为( )
 A. 中药药动学　　　　B. 中药药效学　　　　C. 中药毒理学
 D. 中药药性学　　　　E. 中成药学

16. 研究中药对生物体有害效应、机制、安全性评价与危险度的评定，称为( )
 A. 中药药动学　　　　B. 中药药效学　　　　C. 中药毒理学
 D. 中药药性学　　　　E. 中成药学

17. 宋代寇宗奭在《本草衍义》中记载了建立大雁骨折动物模型用于观察中药( )的接骨作用
 A. 续断　　　　　　B. 菟丝子　　　　　C. 自然铜
 D. 淫羊藿　　　　　E. 杜仲

18. "黍米及糯，饲小猫、犬，令脚屈不能行，缓人筋故也"是最早的( )
 A. 中药药效实验　　　B. 中药药动实验　　　C. 中药毒理实验
 D. 中医动物模型　　　E. 中医研究方法

19. 以下研究成果获得诺贝尔奖的是（　　　）
    A. 人参皂苷类成分具有抗心脑血管疾病
    B. 葛根素具有降糖作用
    C. 砒霜中三氧化二砷治疗白血病
    D. 青蒿中青蒿素抗疟作用
    E. 丹参中丹参酮有防治心肌缺血作用

20. "以药测方，以方探法，以法说理"的研究思路适用于（　　　）的药理研究
    A. 中药饮片　　　　　　B. 中药配伍　　　　　　C. 中药复方
    D. 中药组分　　　　　　E. 中药有效部位

二、多项选择题（每题至少有 1 个正确答案，多选或错选不得分）

1. 中药药理学的研究内容包括（　　　）
    A. 中药药动学　　　　　B. 中药制剂学　　　　　C. 中药药效学
    D. 中药毒理学　　　　　E. 中药化学

2. 中药对机体的作用包括（　　　）
    A. 治疗作用　　　　　　B. 保健作用　　　　　　C. 毒副作用
    D. 预防作用　　　　　　E. 抗衰老作用

3. 与化学药物相比，中药药理作用具有以下特点（　　　）
    A. 多靶点　　　　　　　B. 多途径　　　　　　　C. 多成分
    D. 整合调节　　　　　　E. 多环节

4. 以下属于中药药理实验特点的研究方法有（　　　）
    A. 中药血清药理学方法　　　B. 分子药理学方法
    C. 中医证候动物模型　　　　D. 病证结合动物模型
    E. 中药脑脊液药理学方法

5. 中药药动学包括（　　　）
    A. 中药的吸收　　　　　　　B. 中药的排泄
    C. 中药的分布和代谢　　　　D. 药物对机体的作用
    E. 中药在体内的量 – 时 – 效关系

三、名词解释题

1. 中药药理学
2. 法象药理

四、填空题

1. 中药药理学是研究＿＿＿＿＿＿＿与＿＿＿＿＿＿相互作用及作用规律的科学。
2. 中药药理学的"中药"包括＿＿＿＿＿＿＿、＿＿＿＿＿＿、＿＿＿＿＿＿、
＿＿＿＿＿＿＿、组分、成分、配伍、方剂、中成药等。

3. 中药药理学概念中的"机体"包括 ＿＿＿＿＿＿、＿＿＿＿＿＿、＿＿＿＿＿＿。

4. 中药对机体的作用有 ＿＿＿＿＿＿＿、＿＿＿＿＿＿＿、＿＿＿＿＿＿＿。

5. 世界上现存最早的药学著作是＿＿＿＿＿＿＿＿＿。

6. 北宋徽宗赵佶在《圣济经》中专门设＿＿＿＿＿＿，为中医药最早的药理专论。

7. "黍米及糯，饲小猫、犬，令脚屈伸不能行，缓人筋故也"是最早的中医动物模型，出自＿＿＿＿＿＿＿。

8. 现代意义上最早的中药药理实验是关于中药何首乌的＿＿＿＿＿＿＿衍生物调节肠管运动的药理研究。

9. 《本草衍义》记载了大雁＿＿＿＿＿＿＿模型，观察了＿＿＿＿＿＿＿对该动物模型的影响。

10. 陈克恢发现麻黄中麻黄碱具有类似＿＿＿＿＿＿＿样作用，开启了中药药理研究的新纪元。

五、判断题（请在正确题后括号中打√，错误题后括号中打×）

1. 中药药理学是沟通中西医、联系中西药、跨越医学和药学、衔接基础与临床的桥梁性课程。（　　）

2. 中药药理学是在中医药理论指导下，应用现代科学技术和方法，研究中药与机体相互作用及作用规律的科学。（　　）

3. 中药对机体的作用即中药治疗作用。（　　）

4. 中药药理研究必须与中医药理论紧密结合，是区别于西药药理学的本质特征之一。（　　）

5. 中成药的药理学研究不属于中药药理学。（　　）

6. "法象"药理学的原理是，根据药物的外形、颜色、质地等外部现象，药物基原的习性、作用和自然界物种之间的克制关系等来说明药物的作用与作用原理。（　　）

7. 传统中医药中无实验药理和临床药理研究的记载。（　　）

8. 药理之名首载于《神农本草经》。（　　）

9. 标志着现代意义上中药药理研究萌芽，开创中药药理研究新纪元的是何首乌对肠管运动的影响。（　　）

10. 中药药理学是研究中药作用机制的一门学科。（　　）

11. 附子导致心律失常属于中药毒理学研究内容，附子治疗心律失常属于中药药效学研究内容。（　　）

12. 中药作用的物质基础是单一的。（　　）

13. 中药化学与中药药理相结合的研究方法是中药药理最常用的研究方法。（　　）

14. 《中药药理学》第一版教材诞生于 20 世纪 60 年代。（　　）

15. 麻黄碱是交感神经拮抗药。（　　）

六、简答题

1. 简述中药药理学的研究内容有哪些。

2. 中药药理学的本质特征是什么？

3. 中药药理学的主要任务有哪些？

七、拓展题

如何理解中药药理学的特点？

参考答案

一、单项选择题

1. C　2. A　3. D　4. C　5. D　6. A　7. C　8. C　9. B　10. B　11. E　12. A　13. C
14. B　15. A　16. C　17. C　18. D　19. D　20. C

二、多项选择题

1. ACD　2. ABC　3. ABCDE　4. ACDE　5. ABCE

三、名词解释题

1. 答：中药药理学是在中医药理论指导下，应用现代科学技术和方法，研究中药与机体相互作用及作用规律的科学。

2. 答：法象药理是指受北宋儒学重格物穷理之风的影响，根据药物的外形、颜色、质地等外部现象，药物基原的习性、作用和自然界物种之间的克制关系等来说明药物的作用与作用原理的药理学理论。

四、填空题

1. 中药；机体　2. 药材；饮片；配方颗粒；提取物　3. 人体；动物体；病原体
4. 治疗作用；保健作用；毒副作用　5. 《神农本草经》　6. 药理篇　7. 《本草拾遗》
8. 蒽醌　9. 骨折；自然铜　10. 肾上腺素

五、判断题

1. √　2. √　3. ×　4. √　5. ×　6. √　7. ×　8. ×　9. ×　10. ×　11. √
12. ×　13. √　14. ×　15. ×

六、简答题

1. 答：中药药理学的研究内容主要包括三个方面，一是研究中药对机体的作用、作用环节与效应，以及产生作用和效应的物质基础，简称中药药效学；二是研究中药在体内吸收、分布、代谢、排泄的动态变化过程及特点，定量揭示中药在体内的量－时－效的关系，简称中药药动学；三是研究中药对生物体有害效应、机制、安全性评价与危险度评定，简称中药毒理学。

2. 答：与西药药理学和天然药物药理学比较，中药药理学的本质特征主要体现在三个方面：一是中药药理研究必须与中医药理论紧密结合；二是中药的研究对象和药效物质形式多样；三是中药的药理作用具有多靶点、多环节、多途径、整合调节的特点。

3. 答：中药药理学的主要任务是研究中药对机体的药理作用、作用机制和物质基础，以及机体对中药的药动学过程；阐明中药药性、中药功效、中药配伍和单味药、方剂、中成药应用的科学内涵，提高中药的临床疗效，指导临床科学合理地应用中药；评价中药产生毒性的物质基础、作用机制和增效减毒原理，为临床安全用药提供科学依据；发现创新中药，科学评价中药新药的有效性和安全性，为中药新药开发奠定基础；揭示中药药理学的科学内涵，推动中药现代化、国际化、产业化，推进中西医结合，为中医药学、医药学的发展和生命科学的进步做出贡献。

七、拓展题

答案要点：中药药理学的学科特征，应充分理解中药药理学的概念、中药的概念、中药在临床应用形式，以及西医学对疾病认识的发展，尤其要理解中药的物质基础的复杂性，在此基础上，基于临床来思考和理解。

第二章　中药药性　▷▷▷

1. 掌握中药四性的现代科学内涵。
2. 熟悉中药五味的现代研究进展；熟悉影响中药药性的因素和合理应用。
3. 了解中药归经、升降浮沉的药理研究进展。

知 识 导 航

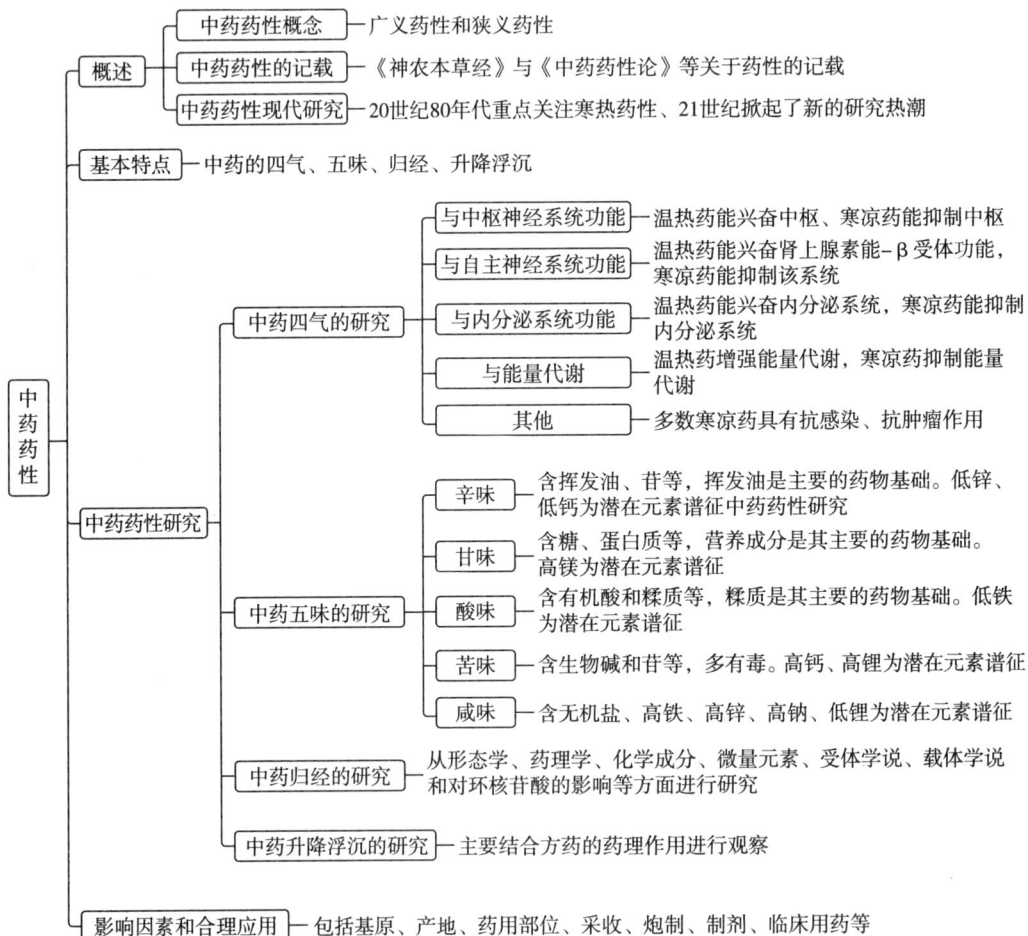

重点难点

1. 中药四气的现代科学内涵，主要包括对中枢神经系统、自主神经系统、内分泌系统、能量代谢和抗感染和抗肿瘤等方面。

2. 中药五味的主要药效物质基础和药理作用。

单元测试题

一、单项选择题（请从 5 个备选答案中选出 1 个最佳答案）

1. 寒凉药石膏、知母长期给药，可使下列哪种物质含量或活性升高（　　）
   A. 多巴胺　　　　　　　　B. 5-HT　　　　　　　　C. 皮质醇
   D. 多巴胺 β-羟化酶　　　　E. 去甲肾上腺素

2. 长期给予下列哪些中药可使脑内神经递质 NA 和 DA 含量增加（　　）
   A. 附子、干姜　　　　　　B. 黄连、黄柏　　　　　　C. 黄芩、黄连
   D. 石膏、知母　　　　　　E. 知母、黄柏

3. 寒凉药长期给予，可引起动物机体的变化是（　　）
   A. 痛阈值降低
   B. 惊厥阈值升高
   C. 脑内兴奋性神经递质含量升高
   D. 心率加快
   E. 甲状腺激素分泌增多

4. 温热药长期给予，可引起动物机体的变化是（　　）
   A. 痛阈值降低
   B. 惊厥阈值升高
   C. 脑内兴奋性神经递质含量降低
   D. 心率减慢
   E. 血清甲状腺激素水平降低

5. 多数寒凉药具有的药理作用是（　　）
   A. 兴奋中枢神经系统　　　　B. 兴奋交感神经系统
   C. 促进内分泌系统功能　　　D. 增强能量代谢
   E. 抗感染作用

6. 多数温热药具有的药理作用是（　　）
   A. 抑制中枢神经系统　　　　B. 兴奋下丘脑－垂体－性腺内分泌轴
   C. 抑制能量代谢　　　　　　D. 抗肿瘤作用
   E. 抗感染作用

7. 温热药的药理作用不包括（　　）
   A. 兴奋中枢神经系统　　　　B. 兴奋交感神经系统

C. 促进内分泌系统功能　　　　D. 加强基础代谢功能

E. 抗感染作用

8. 淫羊藿可以纠正寒证患者能量不足的主要途径是(　　)

　　A. 激动 α 受体　　　　　　　B. 抑制下丘脑 – 垂体 – 肾上腺皮质轴

　　C. 兴奋钠泵　　　　　　　　D. 胰岛素受体

　　E. 激动 M 胆碱受体

9. 长期给予寒凉药，对自主神经系统功能的影响，叙述正确的是(　　)

　　A. 血浆和肾上腺内多巴胺 β-羟化酶活性提高

　　B. 尿中17-羟类固醇排出量增多

　　C. 耗氧量增加

　　D. 心率加快

　　E. 尿中儿茶酚胺排出量减少

10. 长期给予温热药，对自主神经系统功能的影响，叙述正确的是(　　)

　　A. 血浆和肾上腺内多巴胺 β-羟化酶活性提高

　　B. 尿中17-羟类固醇排出量减少

　　C. 耗氧量降低

　　D. 心率减慢

　　E. 尿中儿茶酚胺排出量减少

11. 以下不属于寒证动物模型表现的是(　　)

　　A. 副交感神经-M 受体-cGMP 系统功能偏低

　　B. 肾上腺皮质功能增强

　　C. 脑内去甲肾上腺素含量增高

　　D. 基础代谢偏高

　　E. 心率加快，基础体温增高

12. 寒凉药多具有的药理作用是(　　)

　　A. 强心　　　　　　　B. 升压　　　　　　　　　C. 改善微循环

　　D. 抗肿瘤　　　　　　E. 抗休克

13. 长期灌服哪些药物可以使得实验动物的痛阈值降低(　　)

　　A. 龙胆、黄连和黄柏　　　　B. 金银花、连翘和生石膏

　　C. 附子、干姜和肉桂　　　　D. 黄连、黄柏和黄芩

　　E. 石膏、知母

14. 长期灌服哪味中药可兴奋实验动物下丘脑 – 垂体 – 肾上腺皮质轴，促进血中皮质醇含量升高(　　)

　　A. 肉桂　　　　　　　B. 金银花　　　　　　　　C. 黄连

　　D. 大黄　　　　　　　E. 石膏

15. 长期灌服哪味中药可使实验动物心电活动减弱，体温降低，儿茶酚胺含量降低(　　)

A. 龙胆　　　　　B. 熟附子　　　　　C. 淫羊藿

D. 肉苁蓉　　　　E. 菟丝子

16. 长期灌服下列中药可使实验动物血浆和肾上腺内多巴胺 β-羟化 – 羟类固醇排出减少的是（　　）

A. 黄连　　　　　B. 熟附子　　　　　C. 淫羊藿

D. 肉苁蓉　　　　E. 菟丝子

17. 实验动物连续使用地塞米松可出现类似临床阳虚证表现，其钠泵活动明显降低，使用哪味中药可促进钠泵活性恢复（　　）

A. 黄连　　　　　B. 生石膏　　　　　C. 淫羊藿

D. 黄芩　　　　　E. 龙胆

18. 下列哪些药可以纠正甲状腺功能低下阳虚证模型动物的体温、心率变化的异常（　　）

A. 龙胆、黄连和黄柏　　　　B. 金银花、连翘和生石膏

C. 熟附子、肉苁蓉和菟丝子　D. 黄连、黄柏和黄芩

E. 石膏、知母和龙胆

19. 下列哪些药可以纠正副交感神经-M 受体-cGMP 系统功能偏亢的异常（　　）

A. 龙胆、黄连和黄柏　　　　B. 金银花、连翘和生石膏

C. 熟附子、肉苁蓉和菟丝子　D. 黄连、黄柏和黄芩

E. 石膏、知母和龙胆

20. 下列哪些药可以纠正交感神经-β 受体-cAMP 系统功能偏亢的异常（　　）

A. 人参、黄芪和白术　　　　B. 熟附子、干姜和肉桂

C. 熟附子、肉苁蓉和菟丝子　D. 黄连、黄柏和黄芩

E. 肉桂、肉苁蓉和鹿角片

21. 关于中药四气与内分泌系统功能叙述错误的是（　　）

A. 温热药具有兴奋下丘脑 – 垂体 – 甲状腺轴作用

B. 寒凉药对内分泌系统具有抑制效应

C. 温热药可增加血中皮质醇含量

D. 寒凉药可升高血中促甲状腺激素水平

E. 温热药可纠正下丘脑 – 垂体 – 肾上腺皮质轴抑制模型大鼠的内分泌轴异常

22. 关于中药四气的现代研究叙述错误的是（　　）

A. 动物长期给予温热药，其性腺功能增强

B. 温热药可增强能量代谢

C. 寒凉药多具有抗感染作用

D. 多数寒凉药可降低细胞内 cGMP 水平

E. 温热药可增加甲状腺功能低下模型动物的体温和心率

23. 关于中药四气的现代研究叙述正确的是（　　）

A. 动物长期给予寒凉药，其痛阈值降低

B. 多数温热药可降低细胞内 cAMP 水平

C. 温热药多具有抗肿瘤作用

D. 温热药对交感神经具有增强作用

E. 寒凉药可增加甲状腺功能低下模型动物的体温和心率

24. 中药四气影响能量代谢的途径包括(　　)

A. 下丘脑 – 垂体 – 甲状腺轴和钠泵

B. 下丘脑 – 垂体 – 性腺轴和钠泵

C. 下丘脑 – 垂体 – 肾上腺皮质轴和钠泵

D. 胰岛素分泌和钠泵

E. 下丘脑 – 垂体 – 肾上腺皮质轴和胰岛素分泌

25. 热证患者用寒凉药治疗后,表现为(　　)

A. 尿中 CA 升高,17-羟类固醇降低

B. 尿中 CA 升高,17-羟类固醇升高

C. 尿中 CA 降低,17-羟类固醇降低

D. 尿中 CA 降低,17-羟类固醇升高

E. 尿中 CA 和 17-羟类固醇均不变

26. 寒证患者用温热药治疗后,表现为(　　)

A. 尿中 CA 升高,17-羟类固醇降低

B. 尿中 CA 升高,17-羟类固醇升高

C. 尿中 CA 降低,17-羟类固醇降低

D. 尿中 CA 降低,17-羟类固醇升高

E. 尿中 CA 和 17-羟类固醇均不变

27. 有关四气与中枢神经系统功能论述错误的是(　　)

A. 长期灌服寒凉药,可使实验动物的痛阈值和惊厥值升高

B. 多数温热药具有中枢兴奋作用

C. 寒证模型动物脑内去甲肾上腺素和多巴胺含量升高

D. 热证模型动物脑内 5-HT 降低

E. 热证模型动物处于中枢兴奋状态

28. 中药辛、甘、酸、苦、咸五味的物质基础是(　　)

A. 口尝味道　　　　　　B. 化学成分　　　　　　C. 药用部位

D. 基原　　　　　　　　E. 功效

29. 辛味药所含的主要成分是(　　)

A. 氨基酸　　　　　　　B. 有机酸　　　　　　　C. 挥发油

D. 生物碱　　　　　　　E. 皂苷

30. 与辛味药健胃、化湿、行气、开窍功效无明显关系的药理作用是(　　)

A. 调节胃肠运动　　　　B. 发汗　　　　　　　　C. 扩张血管

D. 解热　　　　　　　　E. 收敛

31. 辛味药多具有哪些药理作用(   )
    A. 发汗、扩张血管、改善微循环
    B. 收敛、止泻、止血
    C. 抗炎、致泻、止咳平喘
    D. 增强免疫、缓解平滑肌痉挛
    E. 抗肿瘤、抗炎、致泻

32. 甘味药多具有哪些药理作用(   )
    A. 发汗、扩张血管、改善微循环
    B. 收敛、止泻、止血
    C. 抗炎、致泻、止咳平喘
    D. 增强免疫、缓解平滑肌痉挛
    E. 抗肿瘤、抗炎、致泻

33. 酸味药多具有哪些药理作用(   )
    A. 发汗、扩张血管、改善循环
    B. 收敛、止泻、止血
    C. 抗炎、致泻、止咳平喘
    D. 增强免疫、缓解平滑肌痉挛
    E. 抗肿瘤、抗炎、致泻

34. 酸味药所含的主要成分是(   )
    A. 挥发油   B. 皂苷   C. 有机酸和鞣质
    D. 生物碱   E. 糖类

35. 酸味药所含鞣质的主要药理作用是(   )
    A. 镇静   B. 抑制免疫功能   C. 利尿
    D. 止泻、止血   E. 降压

36. 甘味药所含的主要成分是(   )
    A. 挥发油   B. 皂苷   C. 有机酸和鞣质
    D. 生物碱   E. 氨基酸和糖类

37. 甘味药所含的多糖类成分多具有(   )作用
    A. 增强免疫功能   B. 抗心肌缺血   C. 改善微循环
    D. 兴奋中枢神经系统   E. 调节胃肠运动

38. 苦味药所含的主要成分是(   )
    A. 挥发油   B. 鞣质   C. 有机酸
    D. 生物碱和苷类   E. 氨基酸和糖类

39. 苦味药黄连、苦参等主要含有(   )成分,具有抑菌、解热等作用
    A. 挥发油   B. 鞣质   C. 有机酸
    D. 生物碱   E. 多糖

40. 苦味药多具有哪些药理作用(   )

A. 发汗、解热 　　　　　　B. 增强、调节免疫功能

C. 抗病原微生物、抗炎 　　D. 止泻、止血

E. 调整胃肠运动、改善循环

41. 咸味药所含主要成分是(　　　)

A. 挥发油 　　　　　　B. 无机盐 　　　　　　C. 有机酸

D. 生物碱 　　　　　　E. 鞣质

42. 以下关于五味的说法错误的是(　　　)

A. 辛味药多含挥发油，具有扩张血管、改善循环作用

B. 甘味药多具有止泻、止汗和止血作用

C. 咸味药可用于治疗单纯性甲状腺肿

D. 苦味药多含生物碱、苷类等成分

E. 酸味药多含有机酸和鞣质

43. 以下关于五味的说法正确的是(　　　)

A. 辛味药多含挥发油，具有扩张血管、改善循环作用

B. 苦味药多具有收敛和止血作用

C. 咸味药多具有抗炎、抑菌、止咳平喘作用

D. 甘味药多含生物碱、苷类等成分

E. 单涩味药多含有机酸

44. 昆布、海藻用于治疗单纯性甲状腺肿，因其含有无机盐成分(　　　)

A. 碘 　　　　　　B. 锌 　　　　　　C. 钙

D. 镁 　　　　　　E. 钠

45. 具有缓解平滑肌痉挛的中药多具有(　　　)

A. 辛味 　　　　　　B. 甘味 　　　　　　C. 酸味

D. 苦味 　　　　　　E. 咸味

46. 具有扩张血管、改善微循环、发汗、调整胃肠平滑肌运动等作用的中药多具
有(　　　)

A. 辛味 　　　　　　B. 甘味 　　　　　　C. 酸味

D. 苦味 　　　　　　E. 咸味

47. 具有收敛、止泻、止血、抗炎等作用的中药多具有(　　　)

A. 辛味 　　　　　　B. 甘味 　　　　　　C. 酸味

D. 苦味 　　　　　　E. 咸味

48. 具有抗炎、杀虫、平喘止咳、致泻等作用的中药多具有(　　　)

A. 辛味 　　　　　　B. 甘味 　　　　　　C. 酸味

D. 苦味 　　　　　　E. 咸味

49. 具有强壮机体、调节机体免疫系统功能、提高抗病能力等作用的中药多具
有(　　　)

A. 辛味 　　　　　　B. 甘味 　　　　　　C. 酸味

    D. 苦味   E. 咸味

50. 有毒中药中以（ ）药所占的比例较高
    A. 辛味   B. 甘味   C. 酸味
    D. 苦味   E. 咸味

51. 开窍药多味辛，主要含有（ ），可使神志昏迷的病人苏醒
    A. 挥发油   B. 皂苷   C. 有机酸和鞣质
    D. 生物碱   E. 氨基酸和糖类

52. 无机元素总平均值列五味中的第二位的是（ ）
    A. 辛味   B. 甘味   C. 酸味
    D. 苦味   E. 咸味

53. 具有抗惊厥作用的钩藤、天麻、全蝎等均入肝经，与下列哪些中医理论相吻合（ ）
    A. 肝主藏血   B. 诸风掉眩，皆属于肝 C. 肝主疏泄
    D. 肝开窍于目   E. 肝在志为怒

54. 有关归经理论的现代研究，叙述错误的是（ ）
    A. 中药归经与受体学说均强调药物在机体内的选择性
    B. 同一归经均可以作用于相同的组织器官，提示中医脏腑与解剖学器官组织之间的一一对应关系
    C. 中药归经是有针对性地利用引经药物导向性使药物的有效成分尽量多到达目的器官，与载体学说有类似之处
    D. 许多中药通过调节体内环核苷酸浓度或比值反映药物对某脏器组织的选择性作用
    E. 许多中药归经与药理作用之间存在相关性，且与传统中医理论相吻合

55. "失其地则性味少异矣"，此句说明（ ）可影响中药药性
    A. 基原   B. 产地   C. 药用部位
    D. 采收季节   E. 贮藏条件

二、多项选择题（每题至少有1个正确答案，多选或错选不得分）

1. 多数温热药具有的药理作用是（ ）
    A. 兴奋中枢神经系统   B. 兴奋交感神经系统
    C. 促进内分泌系统功能   D. 加强基础代谢功能
    E. 抗感染

2. 有关中药四气与中枢神经系统功能论述正确的是（ ）
    A. 长期灌服寒凉药，可使实验动物的痛阈值和惊厥值升高
    B. 多数温热药具有中枢兴奋作用
    C. 寒证模型动物脑内去甲肾上腺素和多巴胺含量升高
    D. 热证模型动物脑内 5-HT 降低

E. 热证模型动物处于中枢兴奋状态

3. 有关中药四气与自主神经系统功能论述正确的是（　　）

A. 寒证或热证患者临床有自主神经功能紊乱的症状

B. 寒凉药对自主神经系统具有抑制作用

C. 寒证患者的心率减慢，血压和基础体温偏低

D. 寒凉药可提高交感神经活性

E. 热证患者的交感神经-β 受体-cAMP 系统功能偏亢

4. 长期给予寒凉药，对自主神经系统功能的影响，叙述错误的是（　　）

A. 血浆和肾上腺内多巴胺 β-羟化酶活性提高

B. 尿中 17-羟类固醇排出量减少

C. 耗氧量增加

D. 心率加快

E. 尿中儿茶酚胺排出量减少

5. 长期给予温热药，对自主神经系统功能的影响，叙述错误的是（　　）

A. 抑制儿茶酚胺类合成　　　　　B. 细胞内 cGMP 水平减少

C. 体温增高　　　　　　　　　　D. 心电活动增强

E. 体重增加率增加

6. 灌服哪些药物可使实验动物的痛阈值降低（　　）

A. 附子　　　　　　　　　B. 龙胆　　　　　　　　　C. 干姜

D. 肉桂　　　　　　　　　E. 黄连

7. 长期给予可使中枢 NA 和 DA 含量降低的中药是（　　）

A. 附子　　　　　　　　　B. 干姜　　　　　　　　　C. 石膏

D. 知母　　　　　　　　　E. 黄柏

8. 有关寒凉药的论述正确的是（　　）

A. 寒凉药多具有抗感染作用

B. 寒凉药多有兴奋中枢神经系统作用

C. 寒凉药对内分泌系统具有抑制作用

D. 多数寒凉药可抑制能量代谢

E. 寒凉药能抑制自主神经系统

9. 实验动物长期给予附子、干姜等温热药，可出现哪些表现（　　）

A. 痛阈值和惊厥值降低

B. 脑内多巴胺 β-羟化酶活性增加，5-HT 含量升高

C. 交感神经-β 受体-cAMP 系统功能亢进

D. 基础代谢偏高

E. 甲状腺、肾上腺皮质等内分泌系统功能增强

10. 实验动物长期给予石膏、知母等寒凉药，可出现哪些表现（　　）

A. 中枢抑制状态

　　B. 脑内多巴胺 β-羟化酶活性降低，NA 含量降低

　　C. 交感神经-β 受体-cAMP 系统功能亢进

　　D. 心电活动减弱，体温降低

　　E. 尿中 17-羟类固醇排出增加

11. 与辛味药健胃、化湿、行气、开窍功效相关的药理作用包括(　　)

　　A. 调节胃肠运动　　　　　　B. 发汗　　　　　　　C. 扩张血管

　　D. 解热　　　　　　　　　　E. 调节中枢神经系统功能

12. 苦味药所含的主要成分是(　　)

　　A. 氨基酸　　　　　　　　　B. 鞣质　　　　　　　C. 有机酸

　　D. 生物碱　　　　　　　　　E. 苷类

13. 酸涩药所含的主要成分是(　　)

　　A. 氨基酸　　　　　　　　　B. 鞣质　　　　　　　C. 有机酸

　　D. 生物碱　　　　　　　　　E. 苷类

14. 甘味药主要包括哪些化学成分(　　)

　　A. 挥发油　　　　　　　　　B. 氨基酸　　　　　　C. 糖类

　　D. 蛋白质　　　　　　　　　E. 苷类

15. 甘味药多具有哪些药理作用(　　)

　　A. 增强机体免疫功能　　　　B. 解痉　　　　　　　C. 影响神经系统

　　D. 解毒　　　　　　　　　　E. 利尿

16. 与苦味药清热、祛湿、降逆、泻下功效相关的药理作用包括(　　)

　　A. 抗病原微生物　　　　　　B. 解痉　　　　　　　C. 抗炎

　　D. 平喘　　　　　　　　　　E. 致泻

17. 以下关于五味的说法正确的是(　　)

　　A. 辛味药多含挥发油，具有扩张血管、改善微循环作用

　　B. 甘味药多具有止泻、止汗和止血作用

　　C. 咸味药可用于治疗单纯性甲状腺肿

　　D. 苦味药多含生物碱、苷类等成分

　　E. 酸味药多含有机酸和鞣质

18. 目前主要从哪些方面开展了中药归经理论的现代研究(　　)

　　A. 归经与药理作用　　　　　B. 归经与微量元素

　　C. 归经与有效成分的分布　　D. 归经与环核苷酸

　　E. 归经与受体学说

19. 影响中药药性的因素包括(　　)

　　A. 基原与产地　　　　　　　B. 药用部位　　　　　C. 采收与炮制

　　D. 临床用药　　　　　　　　E. 制剂

20. 具有抗肿瘤作用的中药，天然药物或成分有(　　)

　　A. 喜树　　　　　　　　　　B. 长春花　　　　　　C. 苦参

D. 靛玉红　　　　　　　　　E. 冬凌草甲素

21. 下列哪项研究支持归经与药理作用之间具有相关性(　　)

A. 当归对血液循环系统、子宫平滑肌、机体免疫功能的作用，与当归入心、肝、脾经的关系密切

B. 槟榔可激动 M 胆碱受体与槟榔归为胃、大肠经相一致

C. 鹿茸、淫羊藿等壮阳药多入肾经

D. 鱼腥草所含的鱼腥草素在肺组织分布多

E. 具有泻下作用的中药多入大肠经

22. 大多数寒凉药纠正热证异常能量代谢的途径是(　　)

A. 阻断 β 受体　　　　　　　　B. 抑制下丘脑 – 垂体 – 甲状腺轴

C. 降低红细胞膜钠泵活性　　　D. 抑制胰岛素分泌

E. 抑制下丘脑 – 垂体 – 肾上腺皮质轴

23. 大多数温热药纠正寒证异常能量代谢的途径是(　　)

A. 激动 β 受体　　　　　　　　B. 兴奋下丘脑 – 垂体 – 甲状腺轴

C. 促进胰岛素分泌　　　　　　D. 增高红细胞膜钠泵活性

E. 促进下丘脑 – 垂体 – 肾上腺皮质轴

24. 中药四气影响能量代谢的途径包括(　　)

A. 下丘脑 – 垂体 – 甲状腺轴

B. 下丘脑 – 垂体 – 性腺轴

C. 下丘脑 – 垂体 – 肾上腺皮质轴

D. 钠泵

E. 胰岛素分泌

25. 有关四气的物质基础研究正确的是(　　)

A. 含有挥发油类的中药，性多温热

B. 含有皂苷、蒽苷等苷类成分的中药，性多寒凉

C. 热性中药总蛋白含量一般高于寒性中药

D. 热性中药的总糖含量一般高于寒性中药

E. 中药活性成分分子量在 250Da 以下者多为性寒凉

三、名词解释题

自主神经平衡指数

四、填空题

1. 中药_____是中药基本理论的核心和主要特点，是指导临床用药和阐释中药作用机制的重要依据。

2. 多数寒凉药对中枢神经系统呈现_____作用。

3. 多数温热药对内分泌系统具有_____效应。

4. 多数寒凉药可_____能量代谢。

5. 中药四气影响能量代谢的作用与调节下丘脑 – 垂体 – _____轴功能有关。

6. 清热药、辛凉解表药药性多属寒凉，多数具有_____作用，可用于感染性疾病。

7. 淫羊藿可通过兴奋_____活性，提高细胞 ATP 含量，纠正寒证患者的能量不足。

8. 寒证模型动物的痛阈值和惊厥值_____，说明动物处于中枢抑制状态。

9. 热证模型动物的痛阈值和惊厥值_____，说明动物处于中枢兴奋状态。

10. 寒证患者基础代谢偏_____。

11. 热证患者的交感神经 – 肾上腺系统功能偏_____。

12. 乌梅通过抑杀病原微生物发挥收敛作用，其抑菌作用与其_____味相关。

13. 苦味药所含的主要成分是_____和苷类。

14. 甘味药所含的主要成分是_____、苷类、蛋白质和氨基酸等。

15. 辛味药所含的主要成分是_____。

16. 咸味药所含的主要成分是_____。

17. 单酸味药所含的主要成分是_____。

18. 单涩味药所含的主要成分是_____。

19. 酸涩药五倍子中含大量_____，通过与组织蛋白结合，起到收敛止泻的作用。

20. 清热药中的苦寒药黄连、黄柏、苦参等均主要含有_____类物质，具有抑菌、抗炎及解热作用。

21. 芒硝因含有多量_____，具有容积性泻下作用。

22. 昆布、海藻因含有_____，可用于治疗单纯性甲状腺肿。

23. 芳香化湿药均为辛味药，其共同特点都含有_____。

24. 中药含有不同的_____是中药五味的物质基础。

25. 五味 – 功效 – _____ – 药理作用四者之间存在一定的规律性。

26. 五味 – 功效 – 化学成分 – _____四者之间存在一定的规律性。

27. 具有抗惊厥作用的药物（如钩藤、天麻等）主要归_____经。

28. 具有泻下作用的药物（如大黄、芒硝、芦荟等）主要归_____经。

29. 鱼腥草所含的鱼腥草素在_____组织分布多。

30. 中药_____在体内选择性分布是中药归经的物质基础。

31. "失其地则性味少异矣"，此句说明_____可影响中药药性。

32. 中药的_____是中药药性形成的物质基础，影响中药药效的发挥。

33. 槟榔作用于_____受体引起腺体分泌增加，食欲增加，与中医理论中的槟榔归胃、大肠经相一致。

34. 知母中的有效成分_____是钠泵抑制剂。

35. 有抗肿瘤活性的中药多属于药性_____的药物。

36. 五味中_____药中所含的无机元素总平均值列五味中的第一位。

37. 理气药大多味辛，主要含有_____，对胃肠道运动有兴奋或抑制作用。

38. 大肠为传导之腑，因此，具有_____作用的中药多入大肠经。

39. 中药"味"取决于其所含_____和无机元素的含量与种类。

五、判断题（请在正确题后括号中打√，错误题后括号中打×）

1. 广义的中药药性是指与疗效有关的中药性质或属性。（　　）

2. 狭义的中药药性主要指寒、热、温、凉四性。（　　）

3. 多数寒凉药对中枢神经系统呈现抑制作用。（　　）

4. 多数温热药对中枢神经系统呈现兴奋作用。（　　）

5. 多数寒凉药可使动物脑内多巴胺 β-羟化酶活性增高，NA 含量降低。（　　）

6. 多数温热药可使动物脑内多巴胺 β-羟化酶活性增高，NA 含量增加。（　　）

7. 动物长期给予温热药，可使其痛阈值降低。（　　）

8. 动物长期给予温热药，可使其惊厥阈值升高。（　　）

9. 灌服龙胆、黄连和黄柏等可使实验动物的痛阈值降低。（　　）

10. 灌服附子、干姜和肉桂等可使实验动物的惊厥阈值降低。（　　）

11. 附子、肉桂、干姜等可降低动物脑内多巴胺和去甲肾上腺素含量。（　　）

12. 知母、石膏、黄柏等可降低动物脑内多巴胺和去甲肾上腺素含量。（　　）

13. 动物连续给予寒凉药可使其心率减慢，尿中 17-羟类固醇排出减少。（　　）

14. 温热助阳药可通过兴奋下丘脑－垂体－甲状腺轴功能纠正"甲减"模型动物的体温异常。（　　）

15. 中药四气影响能量代谢的作用与调节下丘脑－垂体－肾上腺皮质轴功能有关。（　　）

16. 动物连续给予温热药，可使其心率减慢，尿中 17-羟类固醇排出减少。（　　）

17. 温肾助阳方可降低甲状腺功能低下模型动物的心率和体温。（　　）

18. 多数温热药能提高交感神经活性，导致 cAMP 合成增加。（　　）

19. 多数寒凉药能降低交感神经活性，降低细胞内 cGMP 水平。（　　）

20. 附子、肉桂等温热药可兴奋下丘脑－垂体－肾上腺皮质轴，升高皮质醇含量。（　　）

21. 多数寒凉药对内分泌系统具有抑制效应。（　　）

22. 多数温热药对内分泌系统具有增强效应。（　　）

23. 多数寒凉药可增强能量代谢。（　　）

24. 多数温热药可抑制能量代谢。（　　）

25. 温肾助阳方可纠正甲状腺功能低下模型动物的低体温倾向。（　　）

26. 麻黄附子细辛汤可提高实验大小鼠的耗氧量。（　　）

27. 许多温热药具有抗肿瘤、抗感染作用。（　　）

28. 穿心莲的抗感染作用与其抗病原微生物作用不相关。（　　）

29. 知母、生石膏、黄连、黄芩、龙胆等可提高基础代谢率。（　　）

30. 麻黄、桂枝、干姜、肉桂等可使基础代谢率升高。（　　）

31. 临床治疗恶性肿瘤的中草药中，以药性温热应用居多。（　　）

32. 寒凉药具有增强红细胞膜钠泵活性作用。（　　）

33. 寒凉药大剂量口服常有胃肠道刺激作用。（　　）

34. 五味仅是中药真实滋味的具体表示。（　　）

35. 不同的化学成分是中药辛、甘、酸、苦、咸五味的物质基础。（　　）

36. 解表药多为味辛，其挥发性成分是其发挥发汗、解热作用的主要药效物质基础。（　　）

37. 理气药大多味辛，通过挥发油对胃肠道运动有兴奋或抑制作用。（　　）

38. 生物碱是辛味药发挥药理作用的主要物质基础。（　　）

39. 芳香化湿药均为苦味药，其共同的特点是都含有芳香性挥发油。（　　）

40. 辛味药多含挥发油，具有扩张血管、改善微循环作用。（　　）

41. 苦味药黄连、苦参等主要含有生物碱，具有抑菌、解热等作用。（　　）

42. 酸味药主要含有的化学成分是有机酸和鞣质。（　　）

43. 甘味药中所含的无机元素总平均值列五味中的第一位。（　　）

44. 甘味药的化学成分以糖类、蛋白质等机体代谢所需的营养成分为主。（　　）

45. 甘味药多具有止泻、止汗和止血作用。（　　）

46. 咸味药可用于治疗单纯性甲状腺肿。（　　）

47. 甘味补益药具有强壮机体、调节免疫功能、提高抗病能力的作用。（　　）

48. 有机酸和鞣质是酸味药发挥收敛、止泻、止血等作用的物质基础。（　　）

49. 苦寒药黄连、黄柏、苦参等均主要含苷类，具有抗炎、解热等作用。（　　）

50. 五倍子含有大量有机酸，通过抑杀病原微生物发挥收敛止泻作用。（　　）

51. 苦味药主要含有生物碱和苷类成分。（　　）

52. 苦味药栀子、知母主要含有生物碱，具有抑菌、解热、利胆作用。（　　）

53. 咸味药主要含有碘等无机盐，与其抗肿瘤、抗炎、抑菌等作用有关。（　　）

54. 中药归经与受体学说有许多相似之处，均强调药物在机体内的选择性。（　　）

55. 中药成分能透过血脑屏障进入脑中发挥药效作用，是中药归经入脑的基础。（　　）

56. 同一归经均可以作用于相同的组织器官，提示中医脏腑与解剖学器官组织之间的一一对应关系。（　　）

57. 同一植物不同部位的相似性越大，药性差异越大。（　　）

58. 含挥发油类的中药多温热，含皂苷、蒽苷等成分的中药，其性多寒凉。（　　）

六、简答题

1. 试述中药四气对自主神经功能的影响。

2. 试述温热药对内分泌系统功能的影响。

3. 试述中药四气对中枢神经系统功能的影响。

4. 试述中药四气对能量代谢的影响及其机制。

5. 试述长期给予寒凉药，实验动物自主神经功能紊乱的具体表现。

6. 五味与所含化学成分的关系是什么？

7. 试述甘味药的主要化学成分及其与功效相关的药理作用。

8. 试述辛味药的主要化学成分及其与功效相关的药理作用。

9. 试述苦味药的主要化学成分及其与功效相关的药理作用。

10. 试述咸味药的主要化学成分及其与功效相关的药理作用。

11. 试述酸味药的主要化学成分及其与功效相关的药理作用。

七、拓展题

试述中药药性理论的普适性。

参考答案

一、单选题

1. B 2. A 3. B 4. A 5. E 6. B 7. E 8. C 9. E 10. A 11. A 12. D 13. C
14. A 15. A 16. A 17. C 18. C 19. C 20. D 21. D 22. D 23. D 24. A 25. D
26. A 27. C 28. B 29. C 30. E 31. A 32. D 33. B 34. C 35. D 36. E 37. A
38. D 39. D 40. C 41. B 42. B 43. A 44. A 45. B 46. A 47. C 48. D 49. B
50. D 51. A 52. B 53. B 54. B 55. B

二、多项选择题

1. ABCD 2. ABDE 3. ABCE 4. ACD 5. BD 6. ACD 7. CDE 8. ACDE
9. ACDE 10. ABD 11. ABCDE 12. DE 13. BC 14. BCD 15. ABCD 16. ACDE
17. ACDE 18. ABCDE 19. ABCDE 20. ABCDE 21. ACDE 22. BC 23. BD 24. AD
25. ABCD

三、名词解释题

自主神经平衡指数：指定量测定唾液分泌量、心率、体温、呼吸频率、收缩压和舒张压等 6 项指标，可以反映交感神经 – 肾上腺系统功能。

四、填空题

1. 药性 2. 抑制 3. 兴奋 4. 抑制 5. 甲状腺 6. 抗感染 7. 钠泵 8. 升高
9. 降低 10. 低 11. 高 12. 酸 13. 生物碱 14. 糖类 15. 挥发油 16. 无机盐
17. 有机酸 18. 鞣质 19. 鞣质 20. 生物碱 21. 硫酸钠 22. 碘 23. 芳香性挥发油
24. 化学成分 25. 化学成分 26. 药理作用 27. 肝 28. 大肠 29. 肺 30. 有效成分
31. 产地 32. 化学成分 33. M 胆碱能 34. 知母菝葜皂苷元 35. 寒凉 36. 咸味
37. 挥发油 38. 泻下 39. 有机物质

五、判断题

1. √　2. √　3. √　4. √　5. ×　6. √　7. √　8. ×　9. ×　10. √　11. ×
12. √　13. √　14. √　15. ×　16. ×　17. ×　18. √　19. √　20. √　21. √　22. √
23. ×　24. ×　25. √　26. √　27. √　28. ×　29. ×　30. √　31. √　32. ×　33. √
34. ×　35. √　36. √　37. √　38. √　39. √　40. √　41. √　42. √　43. ×　44. √
45. ×　46. √　47. √　48. √　49. ×　50. √　51. √　52. √　53. √　54. √　55. √
56. ×　57. ×　58. √

六、简答题

1. 答：寒证或热证患者临床上常有自主神经功能紊乱的症状。寒凉患者表现为自主神经平衡指数降低，即交感神经 – 肾上腺系统功能偏低；相反，热证患者自主神经平衡指数增高，即交感神经 – 肾上腺系统功能偏高。寒凉药对自主神经系统具有抑制作用，温热药具有兴奋效应。

2. 答：长期给予动物温热药可使其甲状腺、肾上腺皮质、卵巢等内分泌系统功能增强。温热药对内分泌系统具有兴奋效应，可以兴奋下丘脑 – 垂体 – 肾上腺轴、下丘脑 – 垂体 – 甲状腺轴和下丘脑 – 垂体 – 性腺轴功能。

3. 答：多数寒凉药对中枢神经系统呈现抑制作用，多数温热药具有中枢兴奋作用。热证患者常表现出中枢兴奋症状，而寒证患者表现出中枢抑制状态。使用寒凉药或温热药制备寒证或热证动物模型，可见类似的中枢神经系统功能异常变化。寒凉药可使热证模型动物的脑内多巴胺 β-羟化酶活性降低，NA 含量降低。

4. 答：多数温热药可增强能量代谢，多数寒凉药可抑制能量代谢，影响能量代谢的作用与调节下丘脑 – 垂体 – 甲状腺轴功能，Na^+-K^+-ATP 酶活性有关。

5. 答：如长期给予寒凉药，实验动物自主神经功能平衡指数降低，可见心电活动减弱，体温降低，体重增加率减少，儿茶酚胺含量降低，尿中儿茶酚胺排出量减少，血中和肾上腺内多巴胺 β-羟化酶活性降低，组织耗氧量减少，尿中 17-羟类固醇排出减少等。

6. 答：辛味药主要含挥发油，其次为苷类、生物碱等。单酸味药主要含有机酸类成分，单涩味药主要含鞣质。酸涩药也含有大量的鞣质。甘味药以糖类、蛋白质、氨基酸、苷类等营养成分为主。苦味药主要含生物碱和苷类成分。咸味药主含碘、钠、钾、钙、镁等无机盐。

7. 答：甘味药的化学成分以糖类、蛋白质、氨基酸、苷类等成分为主。甘能补、能缓、能和，具有补虚、缓急止痛、缓和药性等功效，以上功效与增强或调节机体免疫功能、影响神经系统、抗炎、抑菌、缓解平滑肌痉挛等作用相关。

8. 答：辛味药主要含挥发油，其次为苷类、生物碱等。辛能散、能行，具有发散、行气、活血、健胃、化湿、开窍等功效，以上功效与扩张血管、改善微循环、发汗、解热、抗炎、抗病原体、调整胃肠平滑肌运动等作用相关。

9. 答：苦味药主要含生物碱和苷类，其次为挥发油、黄酮、鞣质等。苦能泻、能燥，具有清热、祛湿、降逆、泻下等功效，以上功效与抑菌、抗炎、杀虫、平喘止咳、致泻、止吐等作用相关。

10. 答：咸味药主要含碘、钠、钾、钙、镁等无机盐成分。咸能软、能下，具有软坚散结、泻下等功效，以上功效与抗肿瘤、抗炎、抑菌、致泻、影响免疫系统等作用相关。

11. 答：单酸味药主要含有机酸类成分，单涩味药主要含鞣质，酸涩味药也含大量的鞣质。酸味药具有敛肺、止汗、涩肠、止血、固精、止泻等功效，以上功效与收敛、止泻、止血、抗炎、抑菌等作用相关。

七、拓展题

答案要点：中药寒热对不同系统分别具有兴奋和抑制的不同作用，这种作用除在中枢神经系统、自主神经系统、内分泌系统和能量代谢系统具有相反的药理作用外，在呼吸、消化、心血管等系统亦具有相似的结果。

第三章 中药配伍 ▷▷▷▷

目的要求

1. 掌握中药配伍的概念、中药配伍的层次。
2. 熟悉中药配伍关系、配伍环境、配伍比例和中西药配伍。
3. 了解中药配伍的发展历史。

知识导航

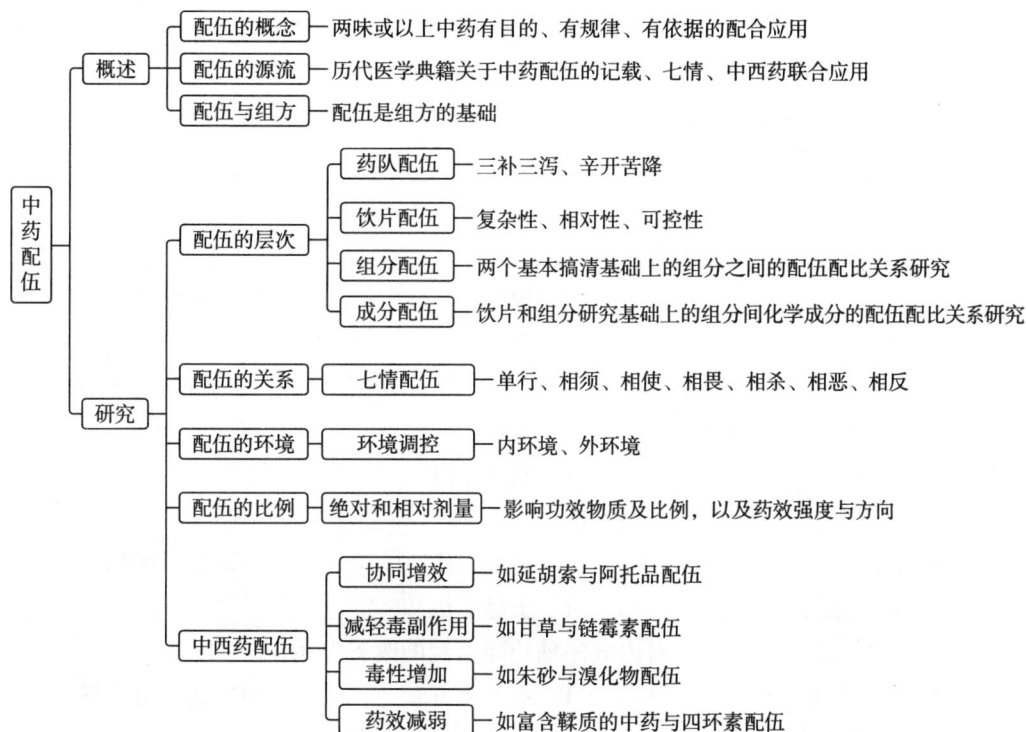

重点难点

1. 中药配伍的概念。
2. 中药配伍层次，包括药队配伍、饮片配伍、组分配伍、成分配伍四个层次。饮片配伍具有复杂性、相对性和可控性。组分配伍和成分配伍的概念。
3. 中药配伍环境的概念，配伍外环境和内环境概念。

4. 中药配伍剂量，包括绝对剂量和相对剂量。配伍剂量不同，可以影响产生药效的药效物质基础及药效。

5. 联合用药与中药配伍的关系。中西药配伍，可协同增效、减轻或降低西药毒副作用、使毒性增加或药效降低。

单元测试题

一、单项选择题（请从5个备选答案中选出1个最佳答案）

1. 历史上最早出现中药配伍的文字记载的书是(　　)
   A. 《神农本草经》 　　　　B. 《左传》 　　　　C. 《本草纲目》
   D. 《医学衷中参西录》 　　E. 《黄帝内经》

2. 大黄与芒硝的配伍关系是(　　)
   A. 相须 　　　　　　　　　B. 相反 　　　　　　C. 相恶
   D. 相使 　　　　　　　　　E. 单行

3. 附子与甘草的配伍关系是(　　)
   A. 相须 　　　　　　　　　B. 相反 　　　　　　C. 相畏
   D. 相使 　　　　　　　　　E. 单行

4. 丁香与郁金的配伍关系是(　　)
   A. 相须 　　　　　　　　　B. 相反 　　　　　　C. 相恶
   D. 相使 　　　　　　　　　E. 单行

5. 中药配伍是根据病情和药物特点，将(　　)味功用不同的药物进行合理组合
   A. 一味 　　　　　　　　　B. 两味 　　　　　　C. 三味
   D. 四味 　　　　　　　　　E. 两味及以上

6. 辛开苦降的配伍属于(　　)配伍
   A. 药队配伍 　　　　　　　B. 药对配伍 　　　　C. 组分配伍
   D. 成分配伍 　　　　　　　E. 子母配伍

7. 六味地黄丸中"三补"对内分泌轴功能紊乱的改善作用(　　)
   A. 优于全方 　　　　　　　B. 不及全方 　　　　C. 和全方一样
   D. 和"三泻"一样 　　　　E. 不及"三泻"

8. 六味地黄丸中"三补"对"三泻"所致免疫球蛋白的影响是(　　)
   A. 升高 　　　　　　　　　B. 降低 　　　　　　C. 调节
   D. 不影响 　　　　　　　　E. 以上均不是

9. 辛开苦降的半夏泻心汤中(　　)是核心
   A. 半夏与干姜 　　　　　　B. 半夏与黄连 　　　C. 黄芩与黄连
   D. 干姜与黄连 　　　　　　E. 半夏与黄芩

10. 附子干姜配伍中体现了(　　)

    A. 相对性　　　　　　　　B. 可控性　　　　　　　　C. 不确定性

    D. 解毒性　　　　　　　　E. 适应性

11. 组分配伍研究的核心是(　　)

    A. 组分提取　　　　　　　B. 组分分离　　　　　　　C. 组分纯化

    D. 配伍配比　　　　　　　E. 作用机制

12. 甘草的酸性环境改变附子毒性成分氮原子的正电效应和空间结构属于(　　)

    A. 配伍剂量　　　　　　　B. 配伍内环境　　　　　　C. 配伍外环境

    D. 配伍相对环境　　　　　E. 配伍的物质环境

13. 左金丸与反左金丸中吴茱萸与黄连的剂量是(　　)

    A. 21 倍关系　　　　　　　B. 17 倍关系　　　　　　　C. 6 倍关系

    D. 8 倍关系　　　　　　　E. 12 倍关系

14. 黄连∶吴茱萸为 6∶1 是(　　)

    A. 小檗碱溶出率下降了 79%

    B. 巴马汀溶出率下降了 73%

    C. 对胃寒型大鼠胃黏膜有保护作用

    D. 具有温胃散寒的功效

    E. 对胃热型大鼠胃黏膜有保护作用

15. 附子抗心律失常的有效部位是(　　)

    A. 总生物碱　　　　　　　B. 酯性生物碱　　　　　　C. 乌头碱

    D. 水溶性生物碱　　　　　E. 川乌碱

16. 首创中西药配伍先河的是(　　)

    A. 刘完素　　　　　　　　B. 李杲　　　　　　　　　C. 李时珍

    D. 张锡纯　　　　　　　　E. 薛己

17. 不属于中药配伍层次的是(　　)

    A. 药队配伍　　　　　　　B. 饮片配伍　　　　　　　C. 组分配伍

    D. 成分配伍　　　　　　　E. 提取物配伍

18. 不属于中药配伍可控性的是(　　)

    A. 配伍不同中药　　　　　B. 调整配伍剂量比例　　　C. 服药后喝热粥

    D. 选择不同炮制品　　　　E. 选择不同煎药方法

19. 乌头碱与大黄素配伍体现了(　　)

    A. 药队配伍　　　　　　　B. 药对配伍　　　　　　　C. 饮片配伍

    D. 组分配伍　　　　　　　E. 成分配伍

20. 附子中最主要毒性成分是(　　)

    A. 酯型生物碱　　　　　　B. 附子多糖

    C. 附子水溶性生物碱　　　D. 附子皂苷

    E. 尿嘧啶

21. 附子干姜配伍，存在相须和相杀相畏的不同配伍关系，体现了饮片配伍的

( )特点

    A. 复杂性   B. 相对性   C. 可控性

    D. 特有性   E. 专一性

22. 以下关于饮片配伍可控性论述错误的是( )

    A. 可以通过不同药物的组合   B. 可以通过选择不同的炮制品

    C. 可以通过配伍用量比例   D. 可以通过不同的制剂形态

    E. 可以通过固定药物的剂量

二、多项选择题 (每题至少有1个正确答案,多选或错选不得分)

1. 从配伍形式来看,下列属于中药配伍的有( )

    A. 药队配伍   B. 饮片配伍   C. 组分配伍

    D. 成分配伍   E. 相杀配伍

2. 中药配伍的目的有( )

    A. 增效   B. 减毒   C. 突出某一作用

    D. 扩大适应证   E. 改变原有功效

3. 半夏泻心汤中辛开苦降药物配伍具有( )

    A. 有效成分溶出率增加   B. 指纹图谱具有叠加性

    C. AUC 增大   D. $t_{1/2}$ 延长

    E. 促进胃肠运动作用减弱

4. 饮片配伍具有( )

    A. 不可预知性   B. 复杂性   C. 矛盾性

    D. 相对性   E. 可控性

5. 中药配伍环境包括( )

    A. 局部环境   B. 内环境   C. 周围环境

    D. 外环境   E. 关联环境

6. 历史记载中黄连与吴茱萸剂量配伍关系有( )

    A. 6 : 1   B. 1 : 1   C. 2 : 1

    D. 1 : 6   E. 5 : 1

7. 黄连与吴茱萸配伍具有( )

    A. 体现辛开苦降配伍

    B. 体现剂量比例对药物作用的影响

    C. 不同剂量配比后有效成分溶出率有很大差异

    D. 不同剂量配比临床适应病症不同

    E. 核心药队为苦降的黄芩和黄连

8. 六味地黄丸中三补与三泻配伍

    A. 对 HPG 功能紊乱调节作用优于三补

    B. 能降低三补导致 TG 升高

C. 能升高三泻导致的免疫球蛋白降低

D. 能升高正常大鼠的血糖

E. 能升高正常大鼠的尿酸

9. 组分配伍的研究内容包括（　　）

A. 组分提取　　　　　B. 组分分析　　　　　C. 组分评价

D. 组分作用机理研究　　E. 组分混合方法

10. 中药剂量配伍的比例（　　）

A. 是药性的基础

B. 能影响配伍后药效

C. 能影响配伍后有效物质的比例关系

D. 能影响配伍后体内分布

E. 能影响配伍后吸收

11. 饮片配伍具有（　　）特点

A. 复杂性　　　　　　B. 相对性　　　　　　C. 可控性

D. 唯一性　　　　　　E. 不变性

12. 饮片配伍具有复杂性主要是因为（　　）

A. 研究对象多种　　　B. 药效成分多样　　　C. 配伍形式多样

D. 配伍后结果多样　　E. 性能主治各不相同

13. 组分配伍的前提是（　　）

A. 配伍药效物质基本搞清　　B. 作用机制基本搞清

C. 配伍关系基本搞清　　　　D. 配伍配比关系基本搞清

E. 成分含量基本搞清

14. 下列关于成分配伍描述正确的是（　　）

A. 在组分配伍的基础上

B. 主要是确定组分中化学成分的配伍配比关系

C. 是最容易与国际接轨的

D. 最能体现质量可控、安全有效、机制清楚

E. 是研究两个成分之间的配伍配比关系

15. 中西药配伍后可能出现（　　）

A. 协同生效　　　　　　B. 减轻西药的毒副作用

C. 导致西药毒副作用增加　D. 导致西药药效减弱

E. 导致西药生物利用度增加

三、名词解释题

1. 中药配伍

2. 配伍环境

3. 配伍相对性

4. 配伍内环境

5. 中药组分

6. 组分配伍

7. 成分配伍

8. 药队配伍

四、填空题

1. 中药配伍是指根据病情需要和药物特点，将_____功效_____中药进行合理组合应用。

2. 《左传》中鞠芎和麦曲配伍治疗河鱼腹疾属于七情中_____配伍。

3. 辛开苦降配伍的核心药对是_____。

4. 从毒性角度看，附子干姜配伍属于七情中_____配伍或_____配伍。

5. 组分配伍的研究核心是确定不同组分之间的_____。

6. 甘草酸性环境有利于附子双酯型生物碱水解是指_____配伍环境。

7. 左金丸和反左金丸功效改变体现了中药_____是药性的基础。

8. 珍珠母联合氯丙嗪可以_____氯丙嗪的肝脏损害。

9. 张锡纯在《医学衷中参西录》中首创_____，开创了中西药联合用药的先河。

10. 中药饮片配伍具有_____、_____、_____的特点。

11. 中药的配伍层次主要包括_____、_____、_____、_____。

12. 药队配伍是_____味中药及以上相关固定的药物配伍形式，饮片配伍是_____味中药相关固定的配伍形式。

13. 成分配伍是揭示各组分中化学成分之间的_____关系的配伍形式。

14. 中药配伍外环境是指中药配伍_____影响药效物质基础与作用机制的因素总和；内环境指中药配伍_____影响药效物质基础与作用机制的因素总和。

15. 附子_____型生物碱是引起心律失常的主要毒性部位，而_____型生物碱则是抗心律失常的主要有效部位。

五、判断题 (请在正确题后括号中打√，错误题后括号中打×)

1. 中药配伍就是把中药放在一起使用的一种用药方式。(　　)

2. 金银花与青霉素合用属于减轻毒副作用的中西药配伍。(　　)

3. 朱砂安神丸与溴化物合用可以增强疗效。(　　)

4. 富含钙的中药不宜与强心药一起合用。(　　)

5. 阿托品与延胡索合用可以增强止痛效果。(　　)

6. 药队配伍就是两味中药的有机配伍使用。(　　)

7. 六味地黄丸的"三泻"可以纠正"三补"所致的总胆固醇的升高。(　　)

8. 饮片配伍具有拮抗性的特点。(　　)

9. 饮片配伍具有可控性的特点。（　　）

10. 组分配伍是基于基本搞清药队或饮片配伍药效物质基础的基础上的一种配伍形式。（　　）

11. 相畏和相杀是同一种配伍的两种不同提法。（　　）

12. 木香和黄连配伍属于相须配伍。（　　）

13. 中药配伍过程中发生的物理、化学和生物效应属于配伍外环境范畴。（　　）

14. 不同产地的附子与干姜配伍，其毒性不同，这种配伍属于外环境范畴。（　　）

15. 配伍剂量只影响药物配伍后的药效作用。（　　）

16. 左金丸和反左金丸配伍后，其小檗碱、巴马汀和吴茱萸碱溶出率均为 6 倍关系。（　　）

17. 反左金丸对胃热型大鼠胃黏膜有保护作用，对胃寒型大鼠胃黏膜则有促进损伤的作用。（　　）

18. 人参具有显著的增强心肌收缩力的作用。（　　）

19. 人参在不同证候环境下，既可以升高血压，也能降低血压。（　　）

20. 大黄和芒硝配伍泻下作用显著增强，故属于相使配伍。（　　）

21. 配伍的记载首见《神农本草经》。（　　）

22. 组分配伍只有在两个基本搞清的基础上才能开展研究。（　　）

23. 配伍环境是指影响中药配伍的时空因素综合。（　　）

24. 煎熬方法是属于中药配伍的内环境。（　　）

25. 中药配伍剂量的改变仅仅会影响中药的药效。（　　）

26. 中药不同剂量配伍可以影响药效物质的差异。（　　）

27. 中药配伍后使某药作用减弱，故临床绝对应当避免。（　　）

28. 中西药联合使用可以使药物作用增强，故临床常中西药联合使用。（　　）

29. 黄连木香配伍可使黄连中小檗碱血药浓度增加。（　　）

30. 富含钙的中药可增加洋地黄类药物毒性。（　　）

六、简答题

1. 何谓中药配伍？

2. 中药配伍的形式有哪些？

3. 如何理解中药配伍的环境？

4. 试述中药饮片配伍的相对性。

5. 试述中药配伍的可控性。

6. 简述中药成分配伍。

七、拓展题

1. 如何理解中药配伍与西医学的联合用药？

2. 如何理解组分配伍和成分配伍？

参考答案

一、单项选择题

1. B　2. D　3. C　4. C　5. E　6. A　7. B　8. A　9. C　10. A　11. D　12. B　13. C　14. E　15. D　16. D　17. E　18. C　19. E　20. A　21. C　22. E

二、多项选择题

1. ABCD　2. ABCDE　3. ABC　4. BDE　5. BD　6. ABC　7. ABCDE　8. ABC　9. ABCD　10. ABCDE　11. ABC　12. ABCDE　13. AB　14. ABCD　15. ABCDE

三、名词解释题

1. 中药配伍：中药配伍是指根据病情的需要和药物的特点，将两味或两味以上功用不同的药物进行合理的组合，调其偏性，制其毒性，增强或改变原有功效，消除或缓解对人体的不良因素，发挥其相辅相成或相反相成的过程。简言之，主要指中药与中药之间，有目的、有规律、有依据的配合应用。

2. 配伍环境：配伍环境是指中药配伍前后相关作用的因素、条件、空间的总和，分为外环境和内环境。

3. 配伍相对性：中药饮片配伍的相对性，主要是指某些特定配伍之间存在多种配伍关系，配伍后可能产生不同的结果。

4. 配伍内环境：中药饮片配伍的可控性主要是指中药配伍可以根据药物的性质和临床的需求，通过不同的药物组合、不同的配伍环境、不同的炮制品种、不同的用量比例、不同的给药剂型、不同的煎服方法、不同的给药途径等，控制中药发挥疗效的方向。

5. 中药组分：中药组分指中药中某一种有效成分或存在某种特定配伍配比关系的结构相近有效成分的提取分离部位。

6. 组分配伍：中药组分配伍是指在基本搞清药队和药材饮片配伍药效物质和作用机理的基础上，以系统科学思想为指导，以药化、药理、药物信息学、计算科学和复杂性科学等多学科技术为手段，从临床出发，遵循传统配伍理论与原则，强化主效应，减轻或避免副效应，形成针对特定病证的组效关系明确的中药组分配伍形式。

7. 成分配伍：成分配伍是在饮片配伍、组分配伍研究基础上，揭示各组分中有效化学成分之间配伍配比关系，形成针对特定病证的成分关系明确的中药成分配伍形式。

8. 药队配伍：药队配伍指三药及以上相对固定的药物配伍形式。

四、填空题

1. 两味或两味以上；不同　2. 相使　3. 苦降　4. 相畏；相杀　5. 最佳配伍配比关系　6. 内　7. 剂量比例　8. 减轻或消除　9. 石膏阿司匹林汤　10. 复杂性；相对性；可控性　11. 药队配伍；饮片配伍；组分配伍；成分配伍　12. 三、两　13. 配伍配比　14. 前；后　15. 酯；水溶性

五、判断题

1. ×　2. ×　3. ×　4. √　5. √　6. ×　7. √　8. ×　9. √　10. ×　11. √

12. ×　13. ×　14. √　15. ×　16. ×　17. ×　18. ×　19. √　20. ×　21. ×　22. √
23. ×　24. ×　25. ×　26. √　27. ×　28. ×　29. √　30. √

六、简答题

1. 答：中药配伍是指根据病情的需要和药物的特点，将两味或两味以上功用不同的药物进行合理的组合，调其偏性，制其毒性，增强或改变原有功效，消除或缓解对人体的不良因素，发挥其相辅相成或相反相成的过程。简言之，主要指中药与中药之间，有目的、有规律、有依据的配合应用。

2. 答：药队配伍、饮片（药对）配伍、组分配伍和成分配伍。

3. 答：配伍环境是指中药配伍前后相关作用的因素、条件、空间的总和，分为外环境和内环境。外环境是指中药配伍前影响药效物质基础与作用机制的因素总和，包括中药的品种、产地、炮制、制剂等影响配伍的因素。内环境是指配伍后影响药效物质基础与作用机制的因素总和，包括配伍的不同形式、不同条件、不同的配伍过程发生的物理、化学和生物效应的总和。

4. 答：中药饮片配伍的相对性，主要是指某些特定配伍之间存在多种配伍关系，配伍后可能产生不同的结果。如附子与干姜配伍，干姜可增强附子回阳救逆功效，属相须的配伍关系；但干姜又能降低附子的毒性，则属相畏的配伍关系。

5. 答：中药饮片配伍的可控性主要指中药配伍可以根据药物的性质和临床的需求，通过不同的药物组合、不同的配伍环境、不同的炮制品种、不同的用量比例、不同的给药剂型、不同的煎服方法、不同的给药途径等，控制中药发挥疗效的方向。

6. 答：成分配伍是在饮片配伍、组分配伍的基础上，进一步揭示各组分中化学成分之间配伍配比关系的一种配伍形式。成分配伍是中药配伍研究中最容易与国际接轨的研究方法，也最能体现质量可控、安全有效、机制清楚的研究目的和方法。

七、拓展题

1. 答案要点：中药配伍和西药联合用药在理念上具有高度相似性，如协同增效与中药相须配伍理念高度一致，相加作用与中药单行配伍的理念亦高度一致。

2. 答案要点：组分配伍和成分配伍是中药发展的新的配伍形式，是现代创新发展的有效途径；组分配伍是药队和饮片配伍的深化，成分配伍又是组分配伍的深化和发展。在此之间，要深刻理解中药组分的概念和内涵，中药组分实质是有效成分或有效部位，但组分配伍中有效部位的含量一般要求达到50%，而成分配伍中有效成分的含量一般要求达到90%以上。

第四章　中药药效学 ▷▷▷

目的要求

1. 掌握中药药效学的概念和中药药效学的基本特点。
2. 熟悉中药药效学的研究意义和影响中药药效的因素及应用。
3. 了解中药药效学研究方法。

知识导航

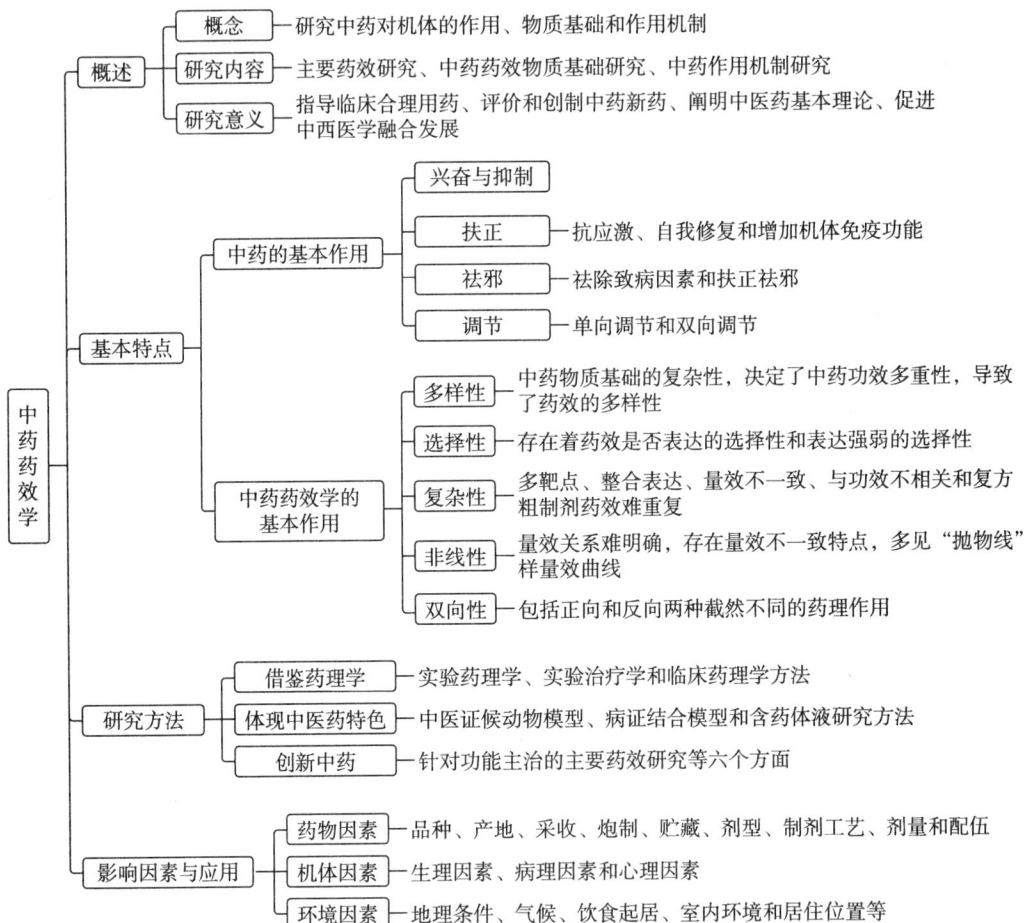

重点难点

1. 中药药效学的概念、研究内容和研究意义。

2. 中药的基本作用，包括扶正（抗应激、自我修复和增强免疫功能）、祛邪（祛除致病因素、扶正祛邪）和调节（单向调节和双向调节）。

3. 中药药效学的基本特点，包括多样性、选择性、复杂性、非线性和双向性。

4. 影响中药药效的因素，主要包括药物因素（品种、产地、采收季节、炮制、贮藏、剂型和制剂工艺、剂量、配伍）、机体因素（生理因素、病理因素、心理因素）和环境因素。

单元测试题

一、单项选择题（请从 5 个备选答案中选出 1 个最佳答案）

1. 中药药效学是指（   ）

    A. 研究中药作用与效应的科学

    B. 研究中药效应机制的科学

    C. 研究中药功效与主治科学内涵

    D. 研究中药效应、药效物质及机制的科学

    E. 研究中药对机体作用规律的科学

2. 中药药效研究目的（   ）

    A. 阐明传统功效主治的药理学内涵

    B. 发现新的药理作用及其机制

    C. 解释中药发挥某种药理作用

    D. 拓展中药临床新的用途

    E. 阐明中药传统功效主治内涵和发现新的药理作用

3. 中药药效物质是指（   ）

    A. 产生中药某种药理作用的特定部位

    B. 产生中药某种药理作用的物质种类

    C. 产生中药某种药理作用的化学成分

    D. 产生中药某种药理作用的物质基础

    E. 产生中药某种药理作用的成分比例

4. 中药作用机制是指（   ）

    A. 阐明中药药理作用的靶点、作用过程或作用原理

    B. 阐明中药药理作用的分子信号途径

    C. 阐明中药药理作用的靶点及作用

    D. 阐明中药药理作用的作用环节

    E. 阐明中药药理作用的作用层次

5. 中药药效多具有（　　）
    A. 单效性　　　　　　　　B. 多效性　　　　　　　　C. 明确性
    D. 偶然性　　　　　　　　E. 重叠性

6. 中药药效物质具有（　　）
    A. 准确性　　　　　　　　B. 精准性　　　　　　　　C. 复杂性
    D. 多重性　　　　　　　　E. 单一性

7. 中药作用机制具有（　　）
    A. 明确性　　　　　　　　B. 网络性　　　　　　　　C. 条块性
    D. 系统性　　　　　　　　E. 微效整合，系统涌现性

8. 中药药效学研究对临床具有（　　）
    A. 提高临床用药的目的性　　　B. 提高临床用药的针对性
    C. 提高临床用药的策略性　　　D. 提高临床用药的有效性
    E. 提高临床用药的针对性和有效性

9. 中药药效学研究主要阐明中药的（　　）
    A. 安全性　　　　　　　　B. 有效性　　　　　　　　C. 稳定性
    D. 可控性　　　　　　　　E. 成药性

10. 中药的基本作用不包括（　　）
    A. 兴奋与抑制　　　　　　B. 扶正　　　　　　　　　C. 祛邪
    D. 调节　　　　　　　　　E. 毒性

11. 中药的扶正作用不包括（　　）
    A. 抗应激　　　　　　　　B. 适应原样作用　　　　　C. 自我更新作用
    D. 自我修复作用　　　　　E. 增强免疫功能作用

12. 中药的祛邪作用是指（　　）
    A. 抑制病原微生物　　　　　B. 杀灭病原微生物
    C. 间接抑制病原微生物　　　D. 间接杀灭病原微生物
    E. 直接或间接抑杀病原微生物

13. 诱导内源性干扰素抗病毒属于（　　）
    A. 中药的扶正作用　　　　　B. 中药的祛除致病因素作用
    C. 中药扶正祛邪作用　　　　D. 中药的抗应激作用
    E. 中药的自我修复作用

14. 中药的调节作用不包括（　　）
    A. 单向调节　　　　　　　B. 双向调节　　　　　　　C. 正向调节
    D. 反向调节　　　　　　　E. 螺旋调节

15. 中药的双向调节主要是针对（　　）而言
    A. 同一病理状态　　　　　B. 不同病理状态　　　　　C. 同一证候
    D. 相似证候　　　　　　　E. 同一疾病状态

16. 中药药效多样性是由（　　）决定的

　　A. 中药物质基础复杂性　　　B. 中药功效的多重性

　　C. 中药药理的多样性　　　　D. 中药药动的复杂性

　　E. 中药药性的寒热性

17. 中药药效的选择性是由(　　)决定的

　　A. 中药物质基础的复杂性　　B. 中药所含化学成分的复杂性

　　C. 中药功效的多重性　　　　D. 机体的不同疾病状态

　　E. 机体的体质特点

18. 中药药效的复杂性不包括(　　)

　　A. 多靶点、整合表达的特点　B. 药效的量效不一致特点

　　C. 药理与功效不相关性　　　D. 实验结果的难以重复性

　　E. 中药药效具有选择性

19. 中药量效关系具有(　　)特点

　　A. 正相关　　　　　　　B. 负相关　　　　　　　C. 线性

　　D. 非线性　　　　　　　E. 不相关

20. 理气中药既能兴奋又能抑制胃肠平滑肌，体现了中药药效学的(　　)特点

　　A. 多样性　　　　　　　B. 选择性　　　　　　　C. 复杂性

　　D. 非线性　　　　　　　E. 双向性

21. 麻黄具有发汗、平喘、利尿、镇痛、抗炎等多种药理作用，体现了中药药效学的(　　)特点

　　A. 多样性　　　　　　　B. 选择性　　　　　　　C. 复杂性

　　D. 非线性　　　　　　　E. 双向性

22. 桂枝既能解热，又能升温，体现了中药药效学的(　　)特点

　　A. 多样性　　　　　　　B. 选择性　　　　　　　C. 复杂性

　　D. 非线性　　　　　　　E. 双向性

23. 中药的量效曲线多呈(　　)

　　A. 线性关系　　　　　　B. 非线性关系　　　　　C. 抛物线样关系

　　D. 二元一次方程样关系　E. "U"字形关系

24. 研究某药给药前后对自发性高血压大鼠血压的影响，这种研究方法属于(　　)

　　A. 离体实验法　　　　　B. 实验治疗学方法　　　C. 实验药理学方法

　　D. 临床药理学方法　　　E. 病证结合模型研究法

25. 下列研究方法不属于中医药特色研究方法的是(　　)

　　A. 对正常大鼠血糖的影响

　　B. 对阴虚血燥证大鼠模型血糖的影响

　　C. 对阴虚血燥证糖尿病大鼠血糖的影响

　　D. 含药血清实验法

　　E. 含药脑脊液实验法

26. 华山大黄泻下作用显著弱于掌叶大黄，体现了(　　)对中药药效的影响

A. 品种   B. 产地   C. 采收季节

D. 贮藏   E. 产地加工

27. 诃子 12 月采收没食子酸含量最高，所以易 12 月采收，体现了(   )对中药药效的影响

A. 品种   B. 产地   C. 采收季节

D. 贮藏   E. 产地加工

28. 炮制对中药药效会产生影响，不属于炮制目的的是(   )

A. 降低或消除中药的毒性或副作用

B. 增强中药的疗效

C. 加强或突出中药的某一作用

D. 改变中药的作用方向

E. 减弱中药对机体的治疗效应

29. 穿心莲对发热动物有解热作用，但临床无明显退热作用，体现了中药药效存在(   )

A. 个体差异   B. 种属差异   C. 遗传差异

D. 体质差异   E. 生物多样性差异

30. 乌头碱不同时间给药对动物毒性有显著差异，体现了(   )对中药作用的影响

A. 地理条件   B. 居住条件   C. 昼夜节律

D. 饮食起居   E. 气候寒温

二、多项选择题 (每题至少有 1 个正确答案，多选或错选不得分)

1. 中药药效学的主要研究内容包括(   )

A. 中药药效研究   B. 发现中药新的药理作用

C. 中药药效物质基础研究   D. 中药作用机制研究

E. 中药体内分布规律研究

2. 中药药效研究主要包括(   )

A. 中药传统功效的现代药理内涵

B. 中药传统主治的现代药理内涵

C. 中药抗病原微生物的种类

D. 新的药理作用的发现

E. 中药抗炎作用强弱的研究

3. 中药药效学研究的意义主要包括(   )

A. 指导临床合理用药   B. 评价和创新中药新药

C. 阐明中医药基本理论   D. 促进中西医学融合发展

E. 指导动物实验的科学设计

4. 中药的基本作用包括(   )

A. 兴奋   B. 抑制   C. 扶正

D. 祛邪　　　　　　　　　　　E. 调节

5. 中药的扶正作用主要指(　　　)
    A. 抗应激　　　　　　　B. 自我修复　　　　　C. 增强免疫功能
    D. 增加抗病原生物作用　E. 适应原样作用

6. 中药的祛邪作用主要包括(　　　)
    A. 祛除致病因素　　　　B. 扶正祛邪　　　　　C. 促进玄府开阖
    D. 促进内环境稳态　　　E. 促进细胞自噬

7. 中药的调节作用包括(　　　)
    A. 单向调节　　　　　　B. 双向调节　　　　　C. 正向调节
    D. 反向调节　　　　　　E. 螺旋调节

8. 属于中药药效学基本特点的是(　　　)
    A. 多样性　　　　　　　B. 选择性　　　　　　C. 复杂性
    D. 非线性　　　　　　　E. 双向性

9. 中药药效学复杂性特点主要体现在(　　　)
    A. 具有多靶点、整合表达的特色
    B. 存在量效不一致的特点
    C. 药理作用和功效不相关的特点
    D. 复方粗制剂的实验结果具有难以重复性特点
    E. 中药作用具有多效性的特点

10. 影响中药药效非药物因素主要是(　　　)
    A. 生理因素　　　　　　B. 病理因素　　　　　C. 心理因素
    D. 环境因素　　　　　　F. 肠道菌群

三、名词解释题

1. 中药药效学
2. 扶正
3. 祛邪
4. 调节
5. 抗应激
6. 自我修复
7. 增强免疫功能
8. 祛除致病因素
9. 扶正祛邪
10. 单向调节
11. 双向调节
12. 多样性
13. 选择性

14. 非线性

15. 双向性

四、填空题

1. 中药药效研究主要包括研究中药传统功效密切相关的_____以及非传统功效的_____发现。

2. 中药作用机制多表现出多靶点、多途径、多环节，具有"_____"特点。

3. 中药药效学研究结果可直接指导_____，提高临床用药的_____性和_____性。

4. 中药药效学研究可为确定和优化_____、确定临床研究_____及_____事项等提供必要参考，也可为中药新药安全性的_____设置及_____等提供参考。

5. _____、_____、_____、_____是药物的基本特征和要求。

6. 中药除具有兴奋和抑制等西药的基本作用外，尚具有_____、_____和_____等基本作用。

7. 中药扶正的基本作用包括_____、_____和_____。

8. 中药抗应激能力指中药能增强机体对物理性、化学性和生物性等_____损伤的适应能力。

9. 增强自我修复是指中药通过促进物质合成、促进自噬和凋亡等，修复受损的细胞和器官，促进机能恢复，提高细胞和器官的_____和_____。

10. 中药祛邪包括_____和_____两个方面。

11. 中药扶正祛邪指中药本身对病原微生物无直接的_____作用或作用较弱，但可以通过调动机体其他_____机制达到_____病原微生物的作用。

12. 双向调节指同一中药或复方，针对_____的疾病状态，表现出_____的药理作用。

13. 中药药效学的基本特点包括_____、_____、_____、_____和_____。

14. 中药_____的复杂性，决定了中药_____多重性，导致了中药药效的_____。

15. 中药及复方在治疗具体病证时其药效表达具有_____性，_____性是由机体的_____所决定的。

16. 中药量效关系以_____样量效关系最为多见。

17. 安慰剂对多种慢性疾病的有效率可达_____% ~ _____%。

18. 中药配伍后对中药药效的影响主要包括_____、_____和_____。

五、判断题（请在正确题后括号中打√，错误题后括号中打×）

1. 中药药效学就是研究中药对机体作用及作用规律的科学。（   ）

2. 评价和创制中药新药不属于中药药效学的研究范畴。（　　）

3. 针对中药某一药理作用的药物物质基础是唯一的。（　　）

4. 中药药效学研究的最主要的意义就是提高临床疗效。（　　）

5. 中药药效机制多具有多靶点、多环节、多层次、多途径的特点。（　　）

6. 黄连降血糖与胰岛素释放无关，故不能用于 1 型糖尿病。（　　）

7. 中药扶正作用就是增加机体的抗病能力。（　　）

8. 中药的抗应激作用和适应原样作用是同一个内涵的不同表达。（　　）

9. 诱生内源性抗病原微生物物质是中药扶正祛邪作用的体现。（　　）

10. 中药的调节作用是针对机体的状态而言的。（　　）

11. 中药药效的多样性是由中药药效物质基础的复杂性决定的。（　　）

12. 中药药效的选择性是由中药功效的多重性决定的。（　　）

13. 中药的量效关系往往是非线性的，以抛物线样量效关系最为多见。（　　）

14. 双向性是指中药在同一机体同一疾病状态可表现出截然相反的药理作用。（　　）

15. 人参对心肌细胞既具有兴奋作用，又具有抑制作用。（　　）

16. 中药药效多具有多靶点、多环节、多层次整合表达的特点。（　　）

17. 证候是决定中药药效选择性表达的关键。（　　）

18. 细胞实验法属于实验治疗学方法的一种。（　　）

19. 含药体液研究法属于实验药理学方法，亦属于临床药理学方法的一种。（　　）

20. 中药贮藏条件对中药药效的影响不大。（　　）

21. 枳实注射液可以升高血压，但口服并不能升高血压。（　　）

22. 绝大多数中药药理作用于剂量呈正相关，但也存在负相关的量效关系。（　　）

23. 体质因素对中药药效发挥无显著影响。（　　）

24. 肠道菌群对口服中药药效发挥具有重要的影响。（　　）

25. 病理状态和生理状态下，同一中药的药理作用可能完全不一样。（　　）

26. 情绪心理因素对中药药效发挥有重要的影响。（　　）

27. 居住环境对中药药效无明显影响。（　　）

28. 时间节律和昼夜节律对中药药效有重要的影响。（　　）

29. 中药药效学研究是体现创新中药安全性评价的关键。（　　）

30. 中药合理配伍有助于中药药效发挥和降低毒副作用。（　　）

六、简答题

1. 简述中药药效学的研究内容。

2. 简述中药药效学的研究意义。

3. 简述中药的基本作用。

4. 简述中药药效学的基本特点。

5. 简述中药药效学特点之复杂性。

6. 简述中药药效学的主要研究方法。

7. 简述影响中药药效学的主要因素。

七、拓展题

1. 如何理解中药新的药理作用发现与传统中药的功效关系？
2. 如何理解中药量效关系的非线性特点？
3. 如何理解肠道菌群对中药药效的影响？

参考答案

一、单项选择题

1. D 2. E 3. D 4. A 5. B 6. C 7. E 8. E 9. B 10. E 11. C 12. E 13. C
14. E 15. B 16. A 17. D 18. E 19. D 20. E 21. A 22. E 23. C 24. B 25. A
26. A 27. C 28. E 29. B 30. C

二、多项选择题

1. ABCD 2. ABD 3. ABCD 4. ABCDE 5. ABCE 6. AB 7. ABCD 8. ABCDE
9. ABCDE 10. ABCDE

三、名词解释题

1. 中药药效学：中药药效学是以中医药理论为指导，针对中药的功能主治，应用现代科学技术研究中药对机体的药理作用及作用机制，以及产生药效的主要物质基础，阐明中药防治疾病原理的科学。

2. 扶正：中药具有增强机体抗病能力的作用，包括抗应激、自我修复和增强机体免疫功能的作用。

3. 祛邪：中药具有祛除致病因素的作用，包括祛除致病因素和扶正祛邪。

4. 调节：中药对细胞和器官功能具有调节作用，包括单向调节和双向调节。

5. 抗应激：指中药可增强机体对物理学、化学性和生物性等非特异性损伤的适应能力。

6. 自我修复：指中药通过促进物质合成、促进自噬或凋亡、促进代谢或调节激素水平等，修复受损的细胞或器官，促进机能恢复，提高细胞和器官的反应能力和水平。

7. 增强免疫功能：指中药具有提高机体非特异免疫功能或特异性免疫功能作用。

8. 祛除致病因素：中药对病原微生物的直接抑杀作用。

9. 扶正祛邪：指中药本身对病原微生物无直接抑杀作用或作用较弱，但可以通过调动机体其他内在机制达到抑杀病原微生物的作用。

10. 单向调节：包括正向和反向调节，主要表现在调节机体、细胞或器官的反应水平或反应能力。

11. 双向调节：指同一中药或复方，针对不同的疾病状态，表现出完全相反的药理作用。

12. 多样性：中药药理药效的多样性，是由中药物质基础的复杂性决定了中药功效的多重性，进而导致中药药效的多样性。

13. 选择性：中药及其复方在治疗具体病证时其药效的选择性，是由机体的疾病状态决定的，主要表现在某种药效是否表达和表达的强弱。

14. 非线性：中药量效关系不符合正相关的简称，多表现为抛物线样。

15. 双向性：中药药效随机体状态改变而产生两种截然相反的药理作用。

四、填空题

1. 药理作用和作用机制；新的药理　2. 微效整合，系统涌现　3. 临床合理用药；针对；有效　4. 临床适应证；给药剂量；使用注意；剂量；评价周期　5. 安全；有效；稳定；可控　6. 扶正；祛邪；调节　7. 抗应激；增强自我修复；增强机体免疫功能　8. 非特异性　9. 反应能力；水平　10. 祛除致病因素；扶正祛邪　11. 抑杀；内在；抑杀　12. 不同；完全相反　13. 多样性；选择性；复杂性；非线性；双向性　14. 物质基础；功效；多样性　15. 选择；选择；疾病状态　16. 抛物线　17. 30；70　18. 增强或降低原有药效；抑制或消除毒副作用；产生或增强毒副作用

五、判断题

1. ×　2. ×　3. ×　4. √　5. √　6. √　7. √　8. √　9. √　10. √　11. √　12. ×　13. √　14. ×　15. √　16. √　17. √　18. ×　19. ×　20. ×　21. √　22. √　23. ×　24. √　25. √　26. √　27. ×　28. √　29. ×　30. √

六、简答题

1. 答：中药药效学的主要研究内容包括中药药效研究、中药药效物质基础研究和中药作用机制研究三个方面。

2. 答：中药药效学的研究意义主要包括：指导临床合理用药、评价和创制中药新药、阐明中医药基本理论及促进中医医学融合发展。

3. 答：中药的基本作用主要包括兴奋、抑制、扶正、祛邪和调节。

4. 答：中药药效学的基本特点包括：多样性、选择性、复杂性、非线性和双向性。

5. 答：中药药效学特点之复杂性主要包括：中药药效具有多靶点、整合表达的特点，中药药效存在量效不一致的特点，中药药理作用存在与功效不相关的现象，中药复方粗制剂实验结果具有难以重复的特点。

6. 答：中药药效学的主要研究方法有：（1）借鉴药理学的实验方法，主要包括实验药理学方法（整体实验法、离体实验法和基因实验法）、实验治疗学方法（主要是采用模型动物，辅以器官、组织、细胞等方法）和临床药理学方法。（2）体现中医药特色的研究方法，主要包括中医证候动物模型研究法、病证结合模型研究法和含药体液研究法（血清药理学方法、脑脊液药理学方法）。（3）创新中药的药理学研究方法，主要包括针对功能主治的主要药效学研究、与功能主治有关的药效学研究、基于多指标－拆方的整体药效筛选、基于量效－时效关系的整体药效筛选、基于网络药理学的中药药效研究、基于高通量筛选的中药药效研究及基于细胞膜色谱的中药药效研究。

7. 答：影响中药药效学的主要因素主要包括药物因素（品种、产地、采收季节、炮制、贮藏、剂型和制剂工艺、剂量、配伍）、机体因素（生理因素、病理因素、心理

因素）和环境因素。

七、拓展题

1. 答案要点：新的药理作用发现是中药药效研究的重要内容之一，一是拓展和丰富传统功效与主治，二是创新中药功效，体现中药发展的特点。

2. 答案要点：绝大多数中药及复方在一定剂量范围内量效关系具有线性关系，但由于中药物质基础的复杂性和主治证候的动态性，中药量效关系线性关系并不明显，多以抛物线样量效关系多见。

3. 答案要点：中药功效多是基于口服给药或外用凝练而成。肠道菌群在口服中药的代谢和吸收中起着关键作用，一是表现为中药或复方只有通过肠道菌群的代谢或转化后才能吸收，二是肠道菌群转化后中药的药效或毒性增强。因此中药的体外研究结果可能与体内存在着一定的差异。

第五章 中药药动学 ▷▷▷

∵∵∵∵∵∵∵∵∵∵∵∵∵∵∵∵∵∵∵∵∵∵∵∵∵∵∵∵

目 的 要 求

1. 掌握中药药动学的概念和中药体内过程相关术语的概念。
2. 熟悉中药药动学的主要特点及其时效、量效关系。
3. 了解中药药动学研究方法。

知 识 导 航

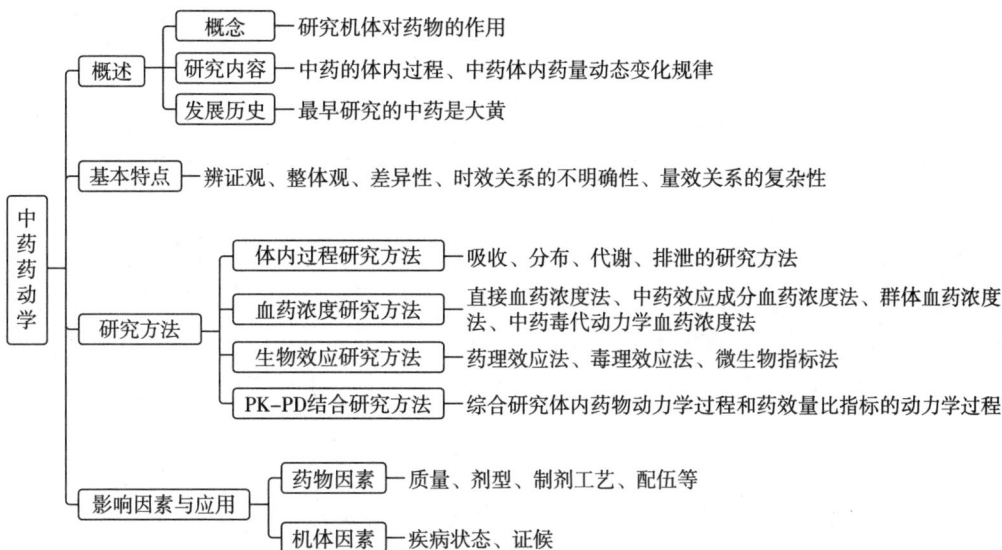

重 点 难 点

1. 中药药动学的概念和中药的体内过程及主要特点。
2. 中药药动学的基本特点，包括辨证观、整体观、差异性、时效关系不确定性和量效关系的复杂性。
3. 影响中药药动的因素，包括药物因素（质量、剂型、制剂工艺、配伍）和机体因素（年龄、性别、遗传因素、心理因素、疾病状态、证候）。

单元测试题

一、单项选择题 （请从 5 个备选答案中选出 1 个最佳答案）

1. 我国最早开展中药药动学研究的中药是（ 　 ）
    A. 大黄　　　　　　　　　B. 麻黄　　　　　　　　　C. 人参
    D. 青蒿　　　　　　　　　E. 何首乌

2. 下列哪项不是中药药动学的研究内容（ 　 ）
    A. 生物膜对药物的吸收　　　B. 药物在体内的分布
    C. 药物的生物转化（代谢）　D. 药物的排泄
    E. 药物的作用强度

3. 川陈皮素跨膜转运的主要方式是（ 　 ）
    A. 简单扩散　　　　　　　B. 被动扩散　　　　　　　C. 主动转运
    D. 滤过　　　　　　　　　E. 易化扩散

4. 吸收过程是指中药从用药部位进入（ 　 ）
    A. 靶器官的过程　　　　　B. 胃肠道的过程　　　　　C. 血液循环的过程
    D. 细胞内的过程　　　　　E. 细胞外液的过程

5. 中药制剂大部分为血管外途径给药，其中（ 　 ）是最常用的给药方法
    A. 外用　　　　　　　　　B. 注射　　　　　　　　　C. 喷雾
    D. 口服　　　　　　　　　E. 腔道

6. 速效救心丸在冠心病患者 AUC 显著高于健康人，体现了中药药动学的（ 　 ）
特点
    A. 辨证观　　　　　　　　B. 整体观　　　　　　　　C. 差异性
    D. 时效关系的不确定性　　E. 量效关系的复杂性

7. 评价中药制剂吸收度的最佳指标是（ 　 ）
    A. 达峰时间　　　　　　　B. 半衰期　　　　　　　　C. 效能
    D. 表观分布容积　　　　　E. 生物利用度

8. 中药的生物利用度取决于（ 　 ）
    A. 中药代谢的方式　　　　B. 中药转运方式　　　　　C. 中药排泄过程
    D. 中药吸收过程　　　　　E. 中药分布类型

9. 中药通过一定给药途径，（ 　 ）进入血液循环后，随血液分散扩布到机体各组织中
    A. 不可吸收部分　　　　　B. 可吸收部分　　　　　　C. 有效成分
    D. 脂溶性成分　　　　　　E. 水溶性成分

10. 下列哪项不是中药分布的研究内容（ 　 ）
    A. 与血浆蛋白结合的情况　　B. 分布的速度与数量和分布范围

    C. 生物利用度　　　　　　　　D. 组织的亲和力

    E. 各种屏障效应

11. 大多数中药代谢的主要场所在(　　　)

    A. 消化道　　　　　　　　B. 肝脏　　　　　　　　C. 肾脏

    D. 脾脏　　　　　　　　　E. 心脏

12. 天麻中的(　　　)吸收入血后可在脑、血、肝中迅速分解为天麻苷元，发挥镇静、抗惊厥作用

    A. 香兰素　　　　　　　　B. 赤箭苷　　　　　　　C. 对羟基苯甲醛

    D. 天麻素　　　　　　　　E. 对羟基苯甲醇

13. 下列哪项不是中药代谢的研究内容(　　　)

    A. 各种屏障效应

    B. 代谢产物及其有无活性或毒性现象

    C. 肝功能不全时对药物转化的影响

    D. 肝药酶诱导或抑制现象

    E. 中药肠菌代谢情况

14. 由我国学者提出的具有中药特色的药代动力学方法是(　　　)

    A. 血液浓度法　　　　　　B. 药理效应法　　　　　C. 毒理效应法

    D. 微生物指标法　　　　　E. 生物效应法

15. 四君子汤可恢复(　　　)大鼠异常的磷酸川芎嗪的药代动力学特性

    A. 脾虚　　　　　　　　　B. 血瘀　　　　　　　　C. 气虚

    D. 血虚　　　　　　　　　E. 阳虚

16. 研究药物吸收最适合模型是(　　　)

    A. 在体肠回流模型　　　　B. 外翻肠囊模型

    C. Caco-2 细胞模型　　　　D. 分离肠黏膜模型

    E. 在体肠灌流模型

17. 马钱子小鼠体内分布实验表明，组织器官中士的宁的分布首位是(　　　)

    A. 肝脏　　　　　　　　　B. 心脏　　　　　　　　C. 脾脏

    D. 肺脏　　　　　　　　　E. 肾脏

18. 中药排泄的最主要方式是(　　　)

    A. 消化道排泄　　　　　　B. 胆汁排泄　　　　　　C. 皮肤排泄

    D. 肾脏排泄　　　　　　　E. 乳汁排泄

19. 中药毒代动力学是在(　　　)下研究药物在动物体内的吸收、分布、代谢、排泄过程和特点，进而探讨药物毒性发生和发展的规律性

    A. 临床剂量　　　　　　　B. 毒性剂量　　　　　　C. 药效剂量

    D. 半数致死剂量　　　　　E. 最大耐受剂量

20. (　　　)关键是能找出灵敏、定量反映中药药效的指标

    A. 药效作用期法　　　　　B. 急性累计死亡率法

　　C. 效量半衰期法　　　　　　　D. LD_{50} 补量法

　　E. 微生物指标法

二、多项选择题（每题至少有 1 个正确答案，多选或错选不得分）

1. 中药跨膜转运的影响因素有（　　）

　　A. 其本身的 ApKA 值　　　　B. 所处环境的 pH　　　　C. 半衰期

　　D. 转运载体　　　　　　　　E. 生物利用度

2. 中药体内过程中吸收的研究内容有（　　）

　　A. 吸收量　　　　　　　　　B. 吸收机制　　　　　　C. 吸收速率

　　D. 生物利用度　　　　　　　E. 影响吸收的因素

3. 中药的分布类型取决于中药可吸收成分（　　）

　　A. 与血浆蛋白结合　　　　　B. 与组织亲和力　　　　C. 脂溶性

　　D. 组织血流速率　　　　　　E. 生理屏障等

4. 通过肠道菌群作用可形成活性代谢物的中药有（　　）

　　A. 葛根　　　　　　　　　　B. 天麻　　　　　　　　C. 大黄

　　D. 番泻叶　　　　　　　　　E. 芦荟

5. 中药体内过程中属于排泄的研究内容有（　　）

　　A. 尿、粪、胆汁排泄的比例及排泄速率

　　B. 尿中原形活性成分或活性代谢物

　　C. 有无肾小管主动分泌和被动再吸收

　　D. 肾功能不全时对排泄的影响

　　E. 经胆汁排泄的中药有无肝肠循环

6. 以下属于中药药动学基本特点的是（　　）

　　A. 辨证观　　　　　　　　　B. 整体观　　　　　　　C. 差异性

　　D. 时效关系的不确定性　　　E. 量效关系的复杂性

7. 中药时量关系是以时间为横坐标，药物的数量为纵坐标，绘制出反映中药时量关系的曲线。其中纵坐标药物数量包括（　　）

　　A. 血中药量　　　　　　　　B. 血药浓度　　　　　　C. 累计尿药量

　　D. 尿药量　　　　　　　　　E. 胆汁药量

8. PK-PD 模型将（　　）结合起来，能更加全面地评价药物在体内的动力学过程和产生药理效应的动态变化。

　　A. 药物浓度　　　　　　　　B. 毒性作用　　　　　　C. 效应

　　D. 时间　　　　　　　　　　E. 效能

9. 研究单味药当归与复方药当归芍药散中阿魏酸药代动力学变化规律时发现（　　）

　　A. 两者阿魏酸的药代动力学过程均符合二室模型

　　B. 两者 T_{max}、$t_{1/2}$ 无较大差异

  C. 复方当归芍药散的 $C_{\max}$ 和 AUC 较高，CL 较低

  D. 当归芍药散能增加阿魏酸吸收，提高生物利用度

  E. 当归芍药散在临床配伍用药具有合理性

10. Caco-2 细胞模型法的特点有（　　）

  A. 快速、干扰小　　　　　B. 易于控制　　　　　C. 可持续检测

  D. 规律性强　　　　　　E. 接近肠道环境

11. 中药血药浓度研究方法包括（　　）

  A. 直接血药浓度法　　　　B. 间接血药浓度法

  C. 中药效应成分血药浓度法　D. 群体血药浓度法

  E. 中药毒代动力学血药浓度法

12. 影响中药药动的机体因素包括（　　）

  A. 遗传因素　　　　　　B. 心理因素　　　　　C. 年龄和性别

  D. 疾病状态　　　　　　E. 证候变化

三、名词解释题

1. 中药药动学

2. 中药时量关系

3. 生物效应法

4. 中药药理效应法

5. PK-PD 模型

四、填空题

1. 中药药动学的全称是_____。

2. 中药药动学是中药药理学的重要组成部分，主要研究_____。

3. 中药的体内过程包括_____、_____、_____和_____。

4. 中药在体内的吸收、分布、代谢和排泄过程中，首要环节是_____。

5. 跨膜转运有两种形式，分别是_____和_____。

6. 川陈皮素的跨膜转运主要是被动扩散，并在转运过程中存在_____的外排作用。

7. 大多数中药代谢主要场所是肝脏，部分也可在_____、_____、_____等部位代谢。

8. 中药可吸收成分在体内经吸收、分布、代谢后，最终以_____或_____经不同途径排出体外。

9. 药代动力学参数是临床制订合理化给药方案的主要依据之一，根据其参数的特性，设计和制订安全有效的给药方案，包括_____、_____和_____等。

10. PK-PD 模型是探讨以_____为指标的 PK 与以_____为指标的 PD 的相关性研究。

五、判断题 （请在正确题后括号中打√，错误题后括号中打×）

1. 某些只需在肠腔内发挥作用的中药，仍可能被吸收而产生全身作用。（　　）

2. 附子总生物碱中乌头碱、新乌头碱、次乌头碱在大鼠小肠内的吸收属于零级动力学过程。（　　）

3. 中药首先分布到血流速率慢的组织，比如肌肉、皮肤或脂肪等组织。（　　）

4. 大黄结合性蒽苷需在大肠内细菌酶的作用下水解为苷元，刺激大肠黏膜下神经丛使肠蠕动增加而发挥泻下作用。（　　）

5. 葛根中主要有效成分葛根素可形成 4 种主要代谢产物而活性增强。（　　）

6. 中药在体内的吸收、分布、代谢、排泄使中药中可吸收成分在不同器官、组织、体液间的浓度不随时间的变化而变化。（　　）

7. 中药及其复方成分复杂，进入体内产生药效的成分多样，但其体内的药代动力学特征相同。（　　）

8. 简单地以单味药来指代整个复方药的药代动力学参数是合理的。（　　）

9. 冠心病心绞痛患者服用冰片后，冰片在其体内的转运速率和代谢速度比在正常人体内慢，结果使得血药浓度增高和 AUC 值增大。（　　）

10. 从掌叶大黄和唐古特大黄中分别提取大黄素进行药代动力学实验，两者大黄素的 C_{max} 和尿中浓度达峰均相同。（　　）

11. 刺人参皂苷给大鼠静脉注射 10 ～ 100mg/kg 均可引起大鼠平均动脉压升高。（　　）

12. 在体肠回流法适用于缓释、控释制剂的吸收研究。（　　）

13. 直接血药浓度法所获得的资料只能说明活性成分本身的药代动力学特点，未必能够反映含有这种成分的中药及其复方的药代动力学特征。（　　）

14. 效量半衰期法若指标反应慢或不可逆，如发汗、抗感染等，则可在同一对象上连续观察。（　　）

15. 同一药物其剂型不同，中药药动学特征和药效相同。（　　）

六、简答题

1. 中药药动学的研究意义有哪些？

2. 中药体内过程中吸收的研究内容有哪些？

3. 中药体内过程中分布的研究内容有哪些？

4. 中药体内过程中代谢的研究内容有哪些？

5. 中药体内过程中排泄的研究内容有哪些？

6. 简述中药体内常用药代动力学参数有哪些。

7. 中药药动学的基本特点有哪些？

七、拓展题

1. 中药药代学的主要影响因素有哪些？

2. 如何理解中药药代动力学的辨证观？

参考答案

一、单项选择题

1. A　2. E　3. B　4. C　5. D　6. A　7. E　8. D　9. B　10. C　11. B　12. D　13. A　14. E　15. A　16. C　17. B　18. D　19. B　20. C

二、多项选择题

1. ABD　2. ABCDE　3. ABCDE　4. CDE　5. ABCDE　6. ABCDE　7. ABC　8. ACD　9. ABCDE　10. ABCDE　11. ACDE　12. ABCDE

三、名词解释题

1. 中药药动学：中药药动学是指在中医药理论的指导下，借助于动力学原理，研究中药单、复方及中药活性成分、组分在体内的吸收、分布、代谢、排泄的动态变化规律及其体内时量–时效关系，并用数学函数加以定量描述的一门学科。

2. 中药时量关系：中药时量关系是指以时间为横坐标，药物的数量（如血中药量、血药浓度、累计尿药量）为纵坐标，绘制出反映药物（中药）时量关系的曲线，以阐明其体内过程动态变化规律。

3. 生物效应法：中药及其方剂目前还难以测定血药浓度，由于药物效应由药量决定，因而可以通过测定药理效应（包括药效和毒效）探求中药的时效关系，再间接推算药物的时量关系，从而进行中药的药代动力学研究。

4. 中药药理效应法：中药药理效应法是指以中药的效应强度，包括量效关系、时效关系为基础的药代动力学研究方法。

5. PK-PD 模型：PK-PD 模型是指用于综合研究体内药物动力学过程与药效量化指标的动力学过程，将两种不同形式的过程整合为统一体，其本质是一种药量与效应之间的转换过程。利用这一模型有助于全面、准确地了解药物效应随剂量（或浓度）及时间的变化规律。

四、填空题

1. 中药药物代谢动力学　2. 中药的体内过程　3. 吸收；分布；代谢；排泄　4. 跨膜转运　5. 被动转运；主动转运　6. P-糖蛋白　7. 消化道；肾；脾　8. 原形；代谢产物　9. 给药剂量；给药间隔；最佳给药途径　10. 血药浓度；生物效应

五、判断题

1. √　2. ×　3. ×　4. √　5. ×　6. ×　7. ×　8. ×　9. √　10. ×　11. ×　12. ×　13. √　14. ×　15. ×

六、简答题

1. 答：有助于揭示中药的药效物质基础及其作用机制，阐明方剂组方原理及配伍规律；指导中药制剂的工艺筛选、质量评定及剂型改革，为中药新药研制提供研究思路；指导中医临床合理用药，为优化给药方案提供依据；有助于对中药功效形成共识，促进中医药的传播与国际交流。

2. 答：研究内容包括中药可吸收部分中有效成分的吸收量、吸收机制、吸收速率、生物利用度、影响吸收的因素等方面。

3. 答：研究内容包括中药可吸收部分与血浆蛋白结合的情况，分布的速度与数量和分布范围、组织的亲和力、各种屏障效应等。

4. 答：研究内容包括代谢途径及相关的代谢酶、中药可吸收部分的代谢产物及其有无活性或毒性现象、肝药酶诱导或抑制现象、肝功能不全时对中药转化的影响、中药肠菌代谢情况等。

5. 答：研究内容包括尿、粪、胆汁排泄的比例及排泄速率、尿中原形活性成分或活性代谢物、有无肾小管主动分泌和被动再吸收、肾功能不全时对排泄的影响、经胆汁排泄的中药有无肝肠循环等。

6. 答：常用药代动力学参数包括：（1）吸收定量参数：吸收速率常数（K_a）、生物利用度（F）、药峰浓度（C_{max}）、达峰时间（T_{max}）、吸收半衰期（$t_{1/2Ka}$）、血药浓度曲线下面积（AUC）。（2）分布定量参数：表观分布容积（V_d）。（3）消除定量参数：消除速率常数（K_e）、消除半衰期（$t_{1/2}$）、清除率（CL）、平均滞留时间（MRT）。

7. 答：基本特点包括辨证观、整体观、差异性、时效关系不确定性和量效关系的复杂性。

七、拓展题

1. 答案要点：影响因素包括药物因素（质量、剂型、制剂工艺、配伍）和机体因素（年龄、性别、遗传因素、心理因素、疾病状态、证候）。

2. 答案要点：辨证观是中医药辨证论治在中药体内代谢动力过程的体现。主要是证候不同，同一中药及其复方在体内代谢会有明显的差异，证实了临床辨证论治的科学性和合理性。

第六章　中药毒理学 ▷▷▷▷

目 的 要 求

1. 掌握中药毒理学的概念；掌握中药毒性分级，毒性类型的种类、分类以及常见药物的不良反应。

2. 熟悉中药"毒"的内涵和中药毒理学研究对象。

3. 了解中药毒理学的评价方法和基本原则。

知 识 导 航

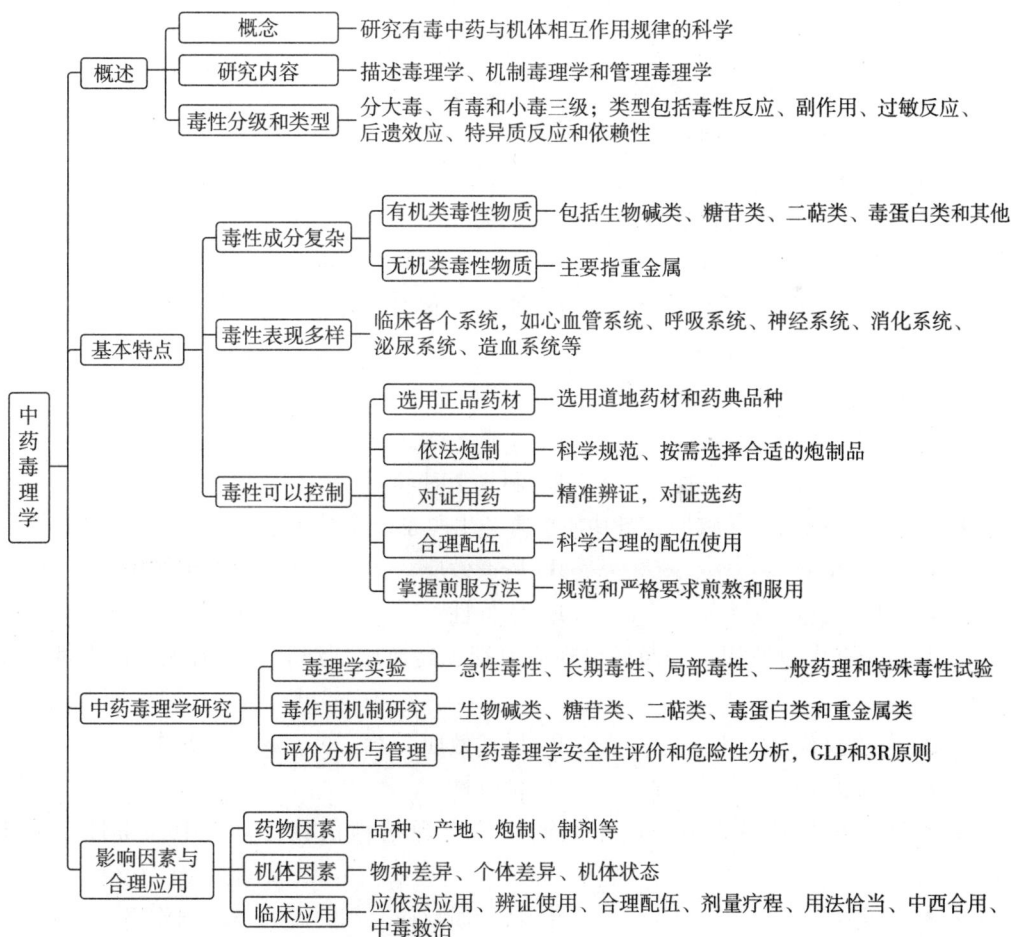

重点难点

1. 中药"毒"的内涵、中药毒理学概念和主要研究内容。
2. 中药毒性的分级和主要类型。
3. 中药毒理学的基本特点及控毒方法。
4. 中药毒理学研究的主要内容。
5. 中药的主要毒性物质和主要的毒作用机制。
6. 影响中药毒性的因素，临床常用防止毒性的方法和中毒的解救原则。

单元测试题

一、单项选择题（请从 5 个备选答案中选出 1 个最佳答案）

1. 中药毒理学主要分为（　　）三个研究领域
   A. 描述毒理学、管理毒理学、生态毒理学
   B. 描述毒理学、机制毒理学、生态毒理学
   C. 生态毒理学、机制毒理学、管理毒理学
   D. 描述毒理学、机制毒理学、管理毒理学
   E. 描述毒理学、环境毒理学、生态毒理学

2. 传统中医药将中药毒性分为（　　）三级
   A. 剧毒、大毒、小毒
   B. 大毒、中毒、小毒
   C. 大毒、有毒、小毒
   D. 剧毒、有毒、无毒
   E. 大毒、小毒、无毒

3. "药以治病，以毒为能"是出自以下哪位医家（　　）
   A. 东汉·张仲景
   B. 东晋·陶弘景
   C. 元·刘完素
   D. 明·张景岳
   E. 明·李时珍

4. 雷公藤长期服用导致肝、肾功能损害和生殖系统毒性属于（　　）
   A. 毒性反应
   B. 后遗效应
   C. 副作用
   D. 过敏反应
   E. 依赖性

5. 甘草长期大量使用，停药后出现低血钾、高血压、浮肿、乏力等，该毒性表现属于（　　）
   A. 毒性反应
   B. 后遗效应
   C. 副作用
   D. 过敏反应
   E. 依赖性

6. 长期服用牛黄解毒片、应用风油精等出现精神依赖，属于中药毒性反应中的（　　）
   A. 依赖性
   B. 特异质反应
   C. 副作用
   D. 过敏反应
   E. 毒性反应

7. 以下属于有机生物碱毒性成分的是（　　）

A. 巴豆苷 B. 雷公藤二萜 C. 芫花苷

D. 天仙子碱 E. 水苏碱

8. 苦杏仁、桃仁含的氰苷类物质引起呼吸毒性的机制是(　　)

A. 引起呼吸道急性炎症 B. 引起肺水肿

C. 抑制呼吸中枢 D. 诱导支气管痉挛

E. 代谢为氢氰酸与细胞线粒体上的三价铁结合，使细胞窒息

9. 临床上常将半夏配伍生姜使用，体现了中药毒理学控毒方法体系中的(　　)

A. 合理配伍，控制毒性 B. 选用正品药材，控制毒性

C. 依法炮制，控制毒性 D. 对证用药，控制毒性

E. 掌握煎服方法，控制毒性

10. 对中药进行LD_{50}测定或最大耐受量测定，是属于(　　)

A. 特殊毒性实验 B. 急性毒性实验 C. 长期毒性实验

D. 局部毒性实验 E. 一般药理实验

11. 中药长期毒性实验一般需要设的剂量组是(　　)

A. 一组 B. 两组 C. 三组

D. 四组 E. 五组

12. 皮肤过敏性实验常选用的实验动物是(　　)

A. 豚鼠 B. 小鼠 C. 大鼠

D. 家兔 E. 小型猪

13. 巴豆、蓖麻子、苍耳子等植物毒蛋白引起的毒性主要是(　　)

A. 溶血性

B. 对胃肠黏膜有强烈刺激性和腐蚀作用，可引起广泛内脏出血

C. 可引起呼吸抑制

D. 引起生殖毒性

E. 引起肾毒性

14. 细辛"入散剂不可过钱，入汤剂较安全"的原因是(　　)

A. 细辛毒性很大，安全窗小

B. 细辛入散剂口感太差

C. 细辛挥发油入汤剂煎煮时其挥发油挥发，毒性成分黄樟醚明显减少，而散剂不会减少

D. 汤剂有配伍，散剂没有

E. 古人的经验之谈，无科学依据

15. 以下中西药合用后毒性增强的是(　　)

A. 黄连与木香与呋喃唑酮合用治疗痢疾

B. 甘草和水杨酸合用

C. 延胡索与阿托品合用治疗腹痛

D. 枳实与庆大霉素合用治疗胆囊炎

E. 珍珠母粉与氯丙嗪合用

16. 以下不含有毒蛋白类的有毒中药是(　　)

　　A. 巴豆　　　　　　　　　B. 蜈蚣　　　　　　　　C. 大黄

　　D. 苍耳子　　　　　　　　E. 蓖麻子

17. 急性毒性是(　　)

　　A. 机体连续多次接触化学物所引起的中毒效应

　　B. 机体一次大剂量接触化学物后引起快速而猛烈的中毒效应

　　C. 机体一次大剂量或 24 小时多次给予动物受试药物（中药、复方、提取物等）短期内产生的毒性效应，甚至死亡效应

　　D. 瞬间给予动物一定量化学物后快速出现的中毒效应

　　E. 机体一周内接触化学物所引起的中毒效应

18. 以下不属于长期毒性试验剂量设定的原则的是(　　)

　　A. 一般应设定三个剂量

　　B. 高剂量应使动物全部死亡

　　C. 高剂量应使动物出现明显毒性或严重的毒性反应或个别动物出现死亡

　　D. 中剂量应使动物出现轻微或中等程度的毒性反应且其剂量在高低剂量之间并与二者成倍数关系

　　E. 低剂量应高于药效学试验的最佳有效剂量且动物不出现毒性反应

19. 动物死亡率的测定属于中药毒理学的(　　)方面内容

　　A. 描述毒理学　　　　　　B. 机制毒理学　　　　　　C. 管理毒理学

　　D. 环境毒理学　　　　　　E. 遗传毒理学

20. 下列不属于中药毒理学的基本特点的是(　　)

　　A. 毒性成分复杂　　　　　B. 毒性表现多样　　　　　C. 毒性可以控制

　　D. 毒性难以避免　　　　　E. 毒性影响因素较多

21. 关于中药毒性的理解错误的是(　　)

　　A. 毒是古代药的代称　　　B. 毒是药性的偏性

　　C. 毒仅指毒副作用　　　　D. 狭义是指毒副作用

　　E. 毒可指代药性峻猛

22. 中药的副作用是指在(　　)剂量下产生的与治疗无关的效应

　　A. 极量　　　　　　　　　B. 大剂量　　　　　　　　C. 常用量

　　D. 小剂量　　　　　　　　E. 微量

23. 中药长期反复用药，导致患者的治疗效应逐渐减弱，称为(　　)

　　A. 超敏性　　　　　　　　B. 低敏性　　　　　　　　C. 耐药性

　　D. 耐受性　　　　　　　　E. 脱敏

24. 下列中药中具有心脏毒性的是(　　)

　　A. 半夏　　　　　　　　　B. 川乌　　　　　　　　　C. 马钱子

　　D. 常山　　　　　　　　　E. 斑蝥

25. 下列不属于中药毒性成分的是( )
    A. 苦参中的苦参碱　　　　　B. 川乌的酯性生物碱
    C. 猪苓中的猪苓多糖　　　　D. 天花粉中天花粉蛋白
    E. 杏仁中的氰苷

二、多项选择题（每题至少有1个正确答案，多选或错选不得分）

1. 中药的毒性类型有( )
   A. 副作用　　　　　　　B. 毒性反应　　　　　　C. 过敏性反应
   D. 依赖性　　　　　　　E. 特异质反应
2. 以下属于小毒中药的有( )
   A. 天仙子　　　　　　　B. 艾叶　　　　　　　　C. 半夏
   D. 草乌叶　　　　　　　E. 附子
3. 中药毒理学的基本特点是( )
   A. 毒性可控　　　　　　B. 毒性成分清楚　　　　C. 毒性成分复杂
   D. 毒性表现多样　　　　E. 毒性表现特点突出
4. 中药毒性的影响因素中药物因素包括( )
   A. 品种　　　　　　　　B. 产地　　　　　　　　C. 炮制
   D. 制剂　　　　　　　　E. 采收加工
5. 刺激性实验包括( )
   A. 皮肤刺激试验　　　　B. 黏膜刺激试验　　　　C. 血管刺激试验
   D. 结膜刺激试验　　　　E. 溶血试验
6. 以下具有生殖毒性的中药有( )
   A. 川乌、草乌　　　　　B. 牵牛子　　　　　　　C. 甘草
   D. 芫花　　　　　　　　E. 半夏
7. 中药毒理学的主要研究内容包括( )
   A. 描述毒理学　　　　　B. 机制毒理学　　　　　C. 管理毒理学
   D. 生殖毒理学　　　　　E. 遗传毒理学
8. 下列控制中药毒性描述正确的是( )
   A. 选用正品药材，控制毒性　　B. 依法炮制，控制毒性
   C. 对证用药，控制毒性　　　　D. 合理配伍，控制毒性
   E. 掌握煎服方法，控制毒性
9. 中药毒理学的危险性分析主要包括( )
   A. 危险度评定　　　　　B. 危险度管理　　　　　C. 危险度交流
   D. 危险度出版　　　　　E. 危险度机制
10. 有毒中药临床应用中杜绝严重不良反应的方法，描述正确的是( )
    A. 依法应用　　　　　　B. 辨证使用　　　　　　C. 合理配伍
    D. 严格剂量和疗程　　　E. 用法恰当

三、名词解释题

1. 中药毒理学
2. 描述毒理学
3. 机制毒理学
4. 管理毒理学
5. 毒性反应
6. 副作用
7. 过敏反应
8. 后遗效应
9. 特异质反应
10. 中药毒理学的危险性分析
11. 中药毒理学的安全性评价
12. 中药毒理学的危险度交流

四、填空题

1. 《中国药典》2020 年版把有毒中药分为_____、_____、_____三级。

2. 中药中常见的有机类毒性物质有_____、_____、_____、_____，及其他有机类毒性物质。

3. 临床应用中，中西药合用可能出现的主要结果有：_____、_____、_____。

4. 特殊毒性实验包括_____、_____、_____。

5. 中药局部毒性实验包括_____、_____、_____等。

6. 毒理学动物实验的 3Rs 原则是指_____、_____、_____。

7. 含砷类有毒中药有_____、_____等；含铅类有毒中药有_____、_____等。

8. 为保证用药安全，临床应用中药应树立_____、_____的正确态度。

9. 长期毒性试验研究，一般情况下应至少设_____个剂量组和_____个溶媒或赋形剂对照组。

10. _____中记载了"天雄、乌喙最为凶毒，但良医以活人"。

五、判断题 (请在正确题后括号中打√，错误题后括号中打×)

1. 《素问》"毒药攻邪，五谷为养，五果为助……"中提到的"毒药"即指药。（　　）

2. 有毒中药分为传统有毒中药和现代有毒中药。（　　）

3. 管理毒理学是采用管理学的方法研究中药毒性。（　　）

4. 中药古籍对中药毒性的分级有大毒、有毒、常毒、小毒、微毒等。（　　）

5. 川乌、附子都属于大毒中药。（　　）

6. 副作用是指大剂量或长期用药而引起的机体形态结构、生理机能、生化代谢的病理变化。（　　）

7. 特殊毒性一般是指致畸、致癌和致突变毒性。（　　）

8. 过敏性反应只存在于中药注射剂。（　　）

9. 中药毒性成分复杂的原因之一是在不同病理状态下，毒性物质基础和药效物质基础之间可能发生转换。（　　）

10. 中药毒性表现多样，常可累及多个系统。（　　）

11. 马钱子的毒性主要表现在中枢神经系统。（　　）

12. 附子生物碱可引起明显的心血管系统和神经系统毒性。（　　）

13. 应用最大耐受量法若动物未出现毒性，则说明受试物无任何毒性。（　　）

14. 急性毒性试验即是 LD_{50} 试验。（　　）

15. 一般药理实验主要观察药物对中枢神经系统、心血管系统和消化系统的影响。（　　）

16. 鼠伤寒沙门菌营养缺陷型回复突变实验（Ames 实验）是观察 DNA 损伤的实验，属于中药致突变实验。（　　）

17. 吴茱萸的肝毒性与其产地有关。（　　）

18. "十八反""十九畏"的配伍在临床上绝对不能使用。（　　）

19. 亚健康或疾病状态可加剧或加速有毒中药毒性反应的发现。（　　）

20. 有毒中药中的大毒中药，应严格按照《医疗用毒性药品管理办法》的要求来管理和使用。（　　）

六、简答题

1. 中药"毒"的含义有哪些？
2. 中药毒理学的基本概念和主要内容是什么？
3. 中药毒理学的特点有哪些？
4. 影响中药毒性的因素有哪些？

七、拓展题

以附子为例阐述对中药的控毒方法的理解。

参考答案

一、单项选择题

1. D　2. C　3. D　4. A　5. B　6. A　7. A　8. E　9. A　10. B　11. C　12. A　13. B
14. C　15. B　16. C　17. C　18. B　19. A　20. D　21. C　22. C　23. D　24. B　25. C

二、多项选择题

1. ABCDE　2. BD　3. ACD　4. ABCDE　5. ABCD　6. ABDE　7. ABC　8. ABCDE 9. ABC　10. ABCDE

三、名词解释题

1. 中药毒理学：指研究一定条件下中药对生物体的有害效应、机制、安全性评价和危险度评定的科学。

2. 描述毒理学：是研究有毒中药对机体可能发生的危害的剂量（浓度）、接触时间、接触途径及危害的程度，即研究有毒中药的毒性结果。

3. 机制毒理学：指研究有毒中药经皮肤、黏膜和各种生物膜进入靶部位，在体内分布，经生物转化成活性物质，与体内靶分子发生反应而引起生物体危害的过程。即研究有毒中药对生物体毒作用的细胞、分子和生化机制。

4. 管理毒理学：指依据描述毒理学和机制毒理学提供的资料和临床用药经验，研究有毒中药或有毒中药组成的药品，按规定使用是否具有足够低的危险性，为临床安全合理用药提供依据。

5. 毒性反应：是指剂量过大或用药时间过长所引起的机体形态结构、生理功能、生化代谢的病理变化。包括急性毒性、慢性毒性和特殊毒性。

6. 副作用：是指在治疗剂量下所出现的与治疗目的无关的作用。

7. 过敏反应：又叫变态反应，不仅常见，而且类型多样，是指机体受到中药或中药成分的抗原或半抗原刺激后，体内产生了抗体，当该药再次进入机体时，发生抗原抗体结合反应，造成损伤。

8. 后遗效应：是指停药后血药浓度已降至最低有效浓度以下时残存的药物效应。

9. 特异质反应：是指少数人应用某些中药后，所产生作用性质与常人不同的损害性反应。

10. 中药毒理学的危险性分析：中药毒理学危险性分析是指对机体、系统或人群可能暴露于某一危害的控制过程。包括危险度评定、危险性管理、危险性交流。

11. 中药毒理学的安全性评价：是指通过动物实验和对人群的观察，阐明待评物质的毒性及其潜在的危害，决定其能否进入市场或阐明安全使用的条件，以达到最大限度减小其危害作用、保护人民身体健康的目的。

12. 中药毒理学的危险度交流：指评估者、管理者、消费者和其他有关各方之间进行有关危险性和危险性相关因素的信息和观点的交流过程。

四、填空题

1. 大毒；有毒；小毒　2. 生物碱类；糖苷类；二萜类；毒蛋白类　3. 协同增效；减轻或消除西药的毒副作用；毒性增加　4. 致突变实验；生殖毒性实验；致癌实验 5. 刺激性实验；溶血性实验；过敏性实验；光敏性实验　6. 减少；优化；替代　7. 砒霜；雄黄；密陀僧；铅粉　8. 有毒观念；无毒用药　9. 3；1　10.《淮南子》

五、判断题

1. √　2. √　3. ×　4. √　5. ×　6. ×　7. √　8. ×　9. √　10. √　11. √

12. √   13. ×   14. ×   15. ×   16. √   17. √   18. ×   19. √   20. √

六、简答题

1. 答：中药"毒"的含义主要有三种：一是"毒"即是药，凡治病之药皆为毒药；二是"毒"指中药的偏性；三是"毒"指中药的毒副作用。

2. 答：中药毒理学是中药药理学的分支学科，是研究中药对生物体有害效应、机制、安全性评价与危险度评定的科学。简言之，是研究有毒中药与机体相互关系的科学。中药毒理学的主要研究内容包括三个方面：一是描述毒理学，主要是研究有毒中药对人体可能发生危害的剂量（浓度）、接触时间、接触途径等，以及危害的程度，即研究有毒中药的毒性结果，为安全性评价和管理法规制订提供毒理学信息。二是机制毒理学，主要是研究有毒中药经皮肤、黏膜和各种生物膜进入靶部位，在体内分布，经生物转化成活性物质，与体内靶分子发生反应而引起生物体危害的过程，就是研究有毒中药对生物体毒作用的细胞、分子及生化机制。三是管理毒理学，主要是依据描述毒理学和机制毒理学提供的资料和临床应用的经验，研究有毒中药或有毒中药组成的药品，按规定使用，是否具有足够低的危险性，为临床安全合理用药提供依据。

3. 答：中药毒理学的特点体现在三个方面：一是毒性成分复杂，有毒中药品种多、成分复杂，毒性物质基础多样，且在不同的病理（病证）状态下，毒性物质基础与药效物质基础的角色可以发生转换，主要包括有机类毒性物质和无机类毒性物质；二是毒性表现多样，有毒中药、中药毒性物质引起的毒性反应多种多样；三是毒性可以控制，形成了控毒方法体系。

4. 答：影响中药毒性的因素包括药物、机体和应用三大方面。药物因素包括所有影响中药质量的因素，包括品种、产地、炮制、制剂等；机体因素包括物种差异、个体差异和机体状态；应用因素指临床应用，包括依法应用、辨证使用、合理配伍、剂量疗程、用法恰当和中西合用。

七、拓展题

答案要点：中医药在长期的临床应用和生产实践过程中，积累并形成了大量减毒增效或控毒增效的方法，主要包括选用正品药材、控制毒性，依法炮制、控制毒性，对证用药、控制毒性，合理配伍、控制毒性，掌握煎服方法、控制毒性。对附子而言，不同产地附子、不同亚型附子的化学成分和毒性、药效存在差异，应选择川产道地附子，才能保证安全有效；附子需炮制后才能使用，因为炮制过程中可以降低毒性物质酯型生物碱、乌头碱的含量，使毒性减轻；但炮制方法应规范，否则可导致毒性增强或疗效降低；对证用药，控制毒性，是指在辨证准确的前提下，要根据附子回阳救逆、补火助阳、散寒止痛的功效，用于其对应的适应证；合理配伍是指附子在临床应用时，根据不同适应病证应配伍不同的中药，如治疗厥脱证应与人参配伍，治疗心律失常应与甘草配伍；掌握煎服方法是指，附子在加热煎煮过程中，其毒性物质双酯型生物碱会发生水解，毒性降低，在临床应用时应延长煎煮时间，以保证用药安全。

第七章 中成药学 ▷▷▷▷

目的要求

1. 掌握中成药和中成药学的概念。
2. 熟悉中成药学的基本特点。
3. 了解中成药学研究方法和影响因素及合理应用。

知识导航

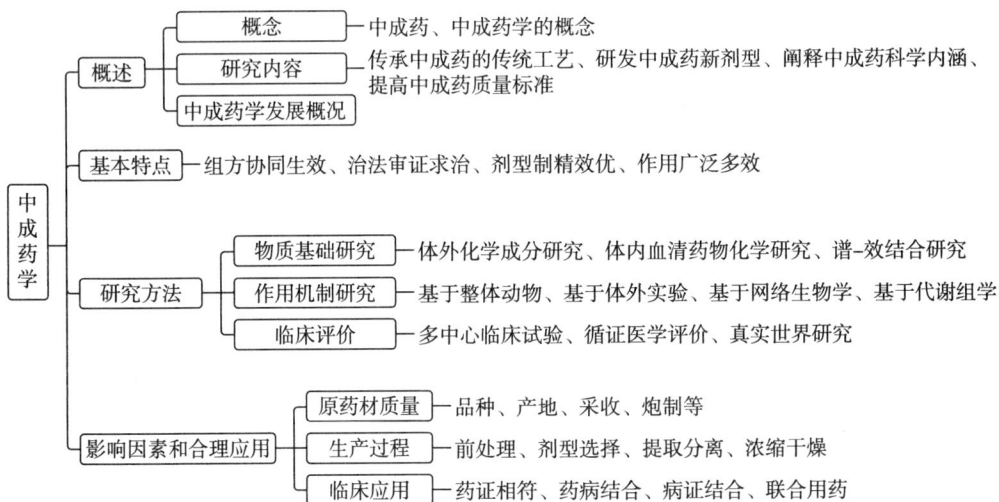

重点难点

1. 中成药及中成药学的概念及中成药学的研究内容。
2. 中成药学的基本特点。
3. 影响中成药的因素。

单元测试题

一、单项选择题（请从 5 个备选答案中选出 1 个最佳答案）

1. 首先将中成药专章论著的是(　　　)

　　A.《五十二病方》　　　　　B.《黄帝内经》　　　　　C.《伤寒杂病论》

D. 《肘后备急方》　　　　　　E. 《本草纲目》

2. 我国历史上第一部由国家刊行的成药药典是(　　)

　　A. 《圣济总录》　　　　　　B. 《太平惠民和剂局方》

　　C. 《备急千金要方》　　　　D. 《外台秘要》

　　E. 《肘后备急方》

3. 中成药是获得(　　)药品管理部门的批准，按照规定的处方和生产工艺制成的一定剂型

　　A. 国家　　　　　　　　B. 省级　　　　　　　　C. 直辖市

　　D. 市级　　　　　　　　E. 县级

4. 在中医药理论指导下，在辨证论治的基础上，根据证而立法选药，按照"君臣佐使"相互配伍，协同生效，发挥整合调节作用的是(　　)

　　A. 中药配伍　　　　　　B. 中药组方　　　　　　C. 中成药组方

　　D. 联合用药　　　　　　E. 辨证论治

5. 保证中成药临床用药安全、有效、稳定、可控的关键是(　　)

　　A. 制作工艺　　　　　　B. 新剂型　　　　　　　C. 作用机制

　　D. 质量标准　　　　　　E. 配伍规律

6. 当归龙荟丸治疗慢性粒细胞白血病的有效成分是(　　)

　　A. 芦荟多糖　　　　　　B. 青蒿素　　　　　　　C. 靛玉红

　　D. 藁本内酯　　　　　　E. 阿魏酸

7. 中医益气养阴的中成药是(　　)

　　A. 桃红四物汤　　　　　B. 复方丹参滴丸　　　　C. 柏子养心丸

　　D. 参苓白术散　　　　　E. 生脉饮口服液

8. 治疗风热表证的中成药是(　　)

　　A. 银翘解毒片　　　　　B. 小青龙合剂　　　　　C. 荆防败毒散

　　D. 川芎茶调散　　　　　E. 藿香正气水

9. 适宜提取量较小、脂溶性较强中成药理想的剂型是(　　)

　　A. 注射剂　　　　　　　B. 喷雾剂　　　　　　　C. 凝胶剂

　　D. 颗粒剂　　　　　　　E. 滴丸剂

10. 复方丹参滴丸的研发，减少了(　　)的用量，体现了现代新制剂的精小效优

　　A. 丹参　　　　　　　　B. 冰片　　　　　　　　C. 三七

　　D. 人参　　　　　　　　E. 附子

11. 复方丹参滴丸中酚酸类成分的作用不包括(　　)

　　A. 提高机体抗凝和纤溶活性　B. 抑制血小板聚集

　　C. 改善微循环障碍　　　　　D. 保护心脏微血管内皮细胞

　　E. 促进血栓形成

12. 中药血清药物化学是研究血清中移行成分与(　　)的相关性，以阐明中药的物质基础。

A. 毒性作用　　　　　　　B. 时效关系　　　　　　　C. 药理活性

D. 量效关系　　　　　　　E. 作用机制

13. 将中药指纹图谱或特征图谱中化学成分的变化与其疗效变化相结合，研究其相关性，找出与药效活性相关的药效物质群的研究是（　　　）

A. 谱效关系　　　　　　　B. 时效关系　　　　　　　C. 量效关系

D. 量 – 时 – 效关系　　　　E. PK-PD 关系

14. 与中医的"司外揣内"理论体系相近似的学科是（　　　）

A. 蛋白质组学　　　　　　B. 代谢组学　　　　　　　C. 网络生物学

D. 转录组学　　　　　　　E. 基因组学

15. 目前多中心临床试验主要采用的研究设计是（　　　）

A. 两中心、随机、单盲、对照

B. 两中心、非随机、双盲、平行

C. 多中心、非随机、单盲、对照

D. 多中心、随机、双盲、对照

E. 多中心、非随机、双盲、平行

二、多项选择题（每题至少有 1 个正确答案，多选或错选不得分）

1. 中成药是中医药学的重要组成部分，其具有的优点有（　　　）

A. 疗效可靠　　　　　　　B. 适应急需　　　　　　　C. 服用方便

D. 合理配伍　　　　　　　E. 增效减毒

2. 中成药学是研究和阐述中成药的（　　　）、临床运用等各方面专门知识的一门综合性学科。

A. 基本理论　　　　　　　B. 组方原理　　　　　　　C. 剂型工艺

D. 功效主治　　　　　　　E. 药理毒理

3. 中成药需要全方位深入系统研究的理由有（　　　）

A. 中成药作为现代中药应用的主要形式之一

B. 传承中医药的优势和特色

C. 体现现代科学技术的进步

D. 符合国际通行的药品规范

E. 中医药现代化、标准化、国际化的发展需要

4. 中成药学的基本特点包括（　　　）

A. 中成药的组方协同生效　　　B. 中成药的治法审证求治

C. 中成药的剂型制精效优　　　D. 中成药的标准质量可控

E. 中成药的作用广泛多效

5. 复方丹参滴丸中多种成分整合起效发挥防治动脉粥样硬化的作用包括（　　　）

A. 调节机体脂质代谢　　　B. 抗炎　　　　　　　　　C. 抗氧化

D. 改善血管功能　　　　　E. 抑制血栓形成

6. 中成药的物质基础研究包括（　　）

    A. 体外化学成分研究　　　　　　B. 体内血清药物化学研究

    C. 整体动物的作用机制研究　　　D. 谱 – 效关系结合研究

    E. 代谢组学的作用机制研究

7. 中成药的作用机制研究包括（　　）

    A. 基于体内血清药物化学研究

    B. 基于整体动物的作用机制研究

    C. 基于体外实验的作用机制研究

    D. 基于网络生物学的中成药作用机制研究

    E. 基于代谢组学的作用机制研究

8. 连花清瘟胶囊缓解 LPS 所致急性肺损伤的机制有（　　）

    A. 抑制炎症细胞浸润

    B. 改善肺泡上皮细胞和肺血管内皮细胞连接蛋白的表达

    C. 抑制 IKK/IκB/NF-κB 信号转导系统

    D. 减少炎症因子的表达

    E. 干预 PKB/AKT-eNOS 信号转导途径

9. 目前中成药临床评价方法主要有（　　）

    A. 多中心临床试验　　　　　B. 两中心临床试验　　　　　C. 循证医学评价

    D. 虚拟世界研究　　　　　　E. 真实世界研究

10. 影响中成药的质量和疗效的中药材因素有（　　）

    A. 品种　　　　　　　　　　B. 产地　　　　　　　　　　C. 采收时间

    D. 炮制　　　　　　　　　　E. 贮藏

三、名词解释题

1. 中成药

2. 中成药学

3. 中成药组方

四、填空题

1. _____中记载医方 283 个，药方的用法既有内服，也有外用，内服还有汤、丸、饮、散的区别。

2. _____是临床选用中成药的主要原则。

3. 中成药的化学成分是其发挥_____的物质基础。

4. 中成药中有效成分的"质"和"量"是_____的物质基础。

5. 研究中成药物质基础最经典的方法_____。

6. 谱效关系是指将中药指纹图谱或特征图谱中化学成分的变化与其疗效变化相结合，研究其相关性，找出与药效活性相关的_____。

7. _____是最适合开展中成药治疗性或预防性临床疗效的常用方法。

8. 真实世界证据是中成药_____和_____评价证据链的重要组成部分。

五、判断题 （请在正确题后括号中打√，错误题后括号中打×）

1. 中成药是指在中医药理论指导下，按照中药材的生产工艺制成的一定剂型。（　　）

2. 中成药的制剂形式只包括丸、散、膏、丹等传统剂型。（　　）

3. 中成药学涉及多个学科的交叉渗透和综合运用。（　　）

4. 中成药质量的优劣直接影响患者的身体健康。（　　）

5. 临证处方应用中成药，可以不结合具体病证，就可达到治疗效果。（　　）

6. 中成药的临床运用能有病治病，无病强身。（　　）

7. 血清药物化学法是研究中成药物质基础最经典的方法。（　　）

8. 中成药含有多种化学成分，但只有进入血液的成分才有可能发挥作用。（　　）

9. 使用或混入未经研究确认的"新"药材，不会影响中成药的有效性和安全性。（　　）

10. 藿香正气水治疗外感风寒、内伤湿邪所致恶寒、发热、头痛、胸膈满闷等症疗效优于藿香正气软胶囊。（　　）

11. 中成药超临界萃取等现代工艺应用，相对于传统工艺（水煎煮）来说，必然会引起中成药疗效的变化。（　　）

12. 中成药剂型不同，则其药动学特性相同，不会造成中成药临床疗效差异。（　　）

六、简答题

1. 中成药学的研究内容有哪些？

2. 中成药的特点有哪些？

3. 中成药学的基本特点有哪些？

七、拓展题

如何理解真实世界研究模式？

参考答案

一、单项选择题

1. D　2. B　3. A　4. C　5. D　6. C　7. E　8. A　9. E　10. B　11. E　12. C　13. A　14. B　15. D

二、多项选择题

1. ABC　2. ABCDE　3. ABCDE　4. ABCE　5. ABCDE　6. ABD　7. BCDE　8. ABCD

9. ACE　10. ABCDE

三、名词解释题

1. 中成药：是指在中医药理论指导下，以中药材为原料，经过药学和临床研究，获得国家药品管理部门的批准，按照规定的处方和生产工艺制成的一定剂型。

2. 中成药学：是以中医药理论为指导，研究和阐述中成药的基本理论、组方原理、剂型工艺、功效主治、药理毒理、临床应用等各方面专门知识的一门综合性学科。

3. 中成药组方：是在中医药理论指导下，在辨证论治的基础上，根据证而立法选药，按照"君臣佐使"相互配伍，协同生效，发挥整合调节作用。

四、填空题

1.《五十二病方》　2. 治法　3. 药效　4. 临床疗效　5. 化学成分分离法　6. 药效物质群　7. 随机对照试验　8. 有效性；安全性

五、判断题

1. ×　2. ×　3. √　4. √　5. ×　6. ×　7. ×　8. √　9. ×　10. √　11. √　12. ×

六、简答题

1. 答：传承中成药传统工艺、研发中成药新剂型、阐释中成药科学内涵、提高中成药质量标准。

2. 答：组方固定、配伍合理、药性平和、主治明确、疗效确切、质量可控、用量准确、服用方便等。

3. 答：中成药的组方协同生效、中成药的治法审证求治、中成药的剂型制精效优、中成药的作用广泛多效。

七、拓展题

答案要点：在真实医疗环境下诊疗过程的记录数据，经严格和规范的设计、测量、评价后，获取高质量的真实临床证据，为临床应用提供科学依据。

第八章 解表方药 ▷▷▷

目的要求

1. 掌握解表方药的主要药理作用和常用药物麻黄、柴胡、葛根的主要药理作用及机制、有效成分。

2. 熟悉桑叶、菊花、桂枝的主要药理作用、药效物质以及麻黄配伍桂枝的药理研究和麻黄汤的主要药理作用。

3. 了解桂枝配伍白芍、桑菊饮、九味羌活丸、桑菊感冒片的药理作用和临床应用。

知识导航

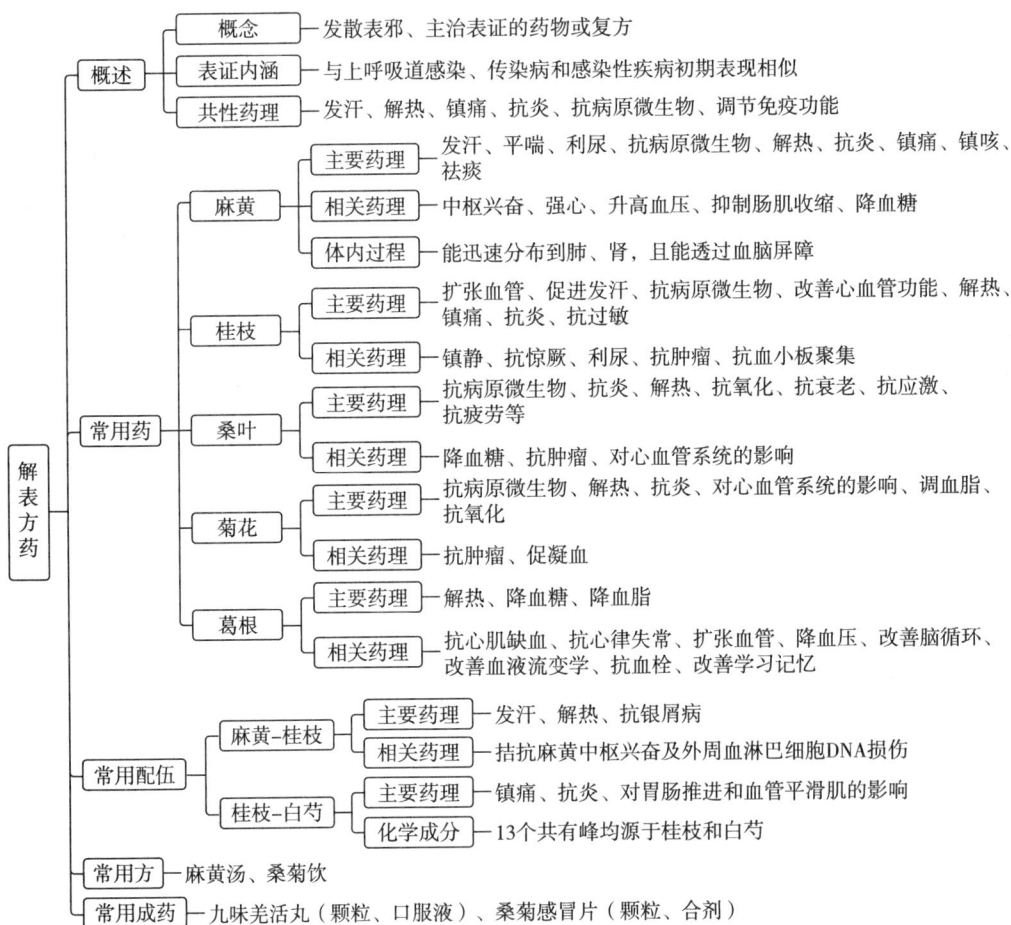

	概述	概念 —— 发散表邪、主治表证的药物或复方
		表证内涵 —— 与上呼吸道感染、传染病和感染性疾病初期表现相似
		共性药理 —— 发汗、解热、镇痛、抗炎、抗病原微生物、调节免疫功能
解表方药	常用药	麻黄 主要药理 —— 发汗、平喘、利尿、抗病原微生物、解热、抗炎、镇痛、镇咳、祛痰
		麻黄 相关药理 —— 中枢兴奋、强心、升高血压、抑制肠肌收缩、降血糖
		麻黄 体内过程 —— 能迅速分布到肺、肾，且能透过血脑屏障
		桂枝 主要药理 —— 扩张血管、促进发汗、抗病原微生物、改善心血管功能、解热、镇痛、抗炎、抗过敏
		桂枝 相关药理 —— 镇静、抗惊厥、利尿、抗肿瘤、抗血小板聚集
		桑叶 主要药理 —— 抗病原微生物、抗炎、解热、抗氧化、抗衰老、抗应激、抗疲劳等
		桑叶 相关药理 —— 降血糖、抗肿瘤、对心血管系统的影响
		菊花 主要药理 —— 抗病原微生物、解热、抗炎、对心血管系统的影响、调血脂、抗氧化
		菊花 相关药理 —— 抗肿瘤、促凝血
		葛根 主要药理 —— 解热、降血糖、降血脂
		葛根 相关药理 —— 抗心肌缺血、抗心律失常、扩张血管、降血压、改善脑循环、改善血液流变学、抗血栓、改善学习记忆
	常用配伍	麻黄-桂枝 主要药理 —— 发汗、解热、抗银屑病
		麻黄-桂枝 相关药理 —— 拮抗麻黄中枢兴奋及外周血淋巴细胞DNA损伤
		桂枝-白芍 主要药理 —— 镇痛、抗炎、对胃肠推进和血管平滑肌的影响
		桂枝-白芍 化学成分 —— 13个共有峰均源于桂枝和白芍
	常用方	麻黄汤、桑菊饮
	常用成药	九味羌活丸（颗粒、口服液）、桑菊感冒片（颗粒、合剂）

重点难点

1. 解表方药的概念和表证的现代科学内涵。

2. 解表方药的主要药理作用，包括发汗、解热、镇痛、抗炎、抗病原微生物和对免疫功能的影响。

3. 麻黄的发汗作用、药效物质基础、主要作用机制和影响因素；麻黄的平喘作用及主要作用机制；麻黄利尿的特点和主要作用机制。

4. 桂枝发汗作用的特点和主要物质基础及机制；桂枝改善心血管功能及镇静和抗惊厥作用。

5. 桑叶、菊花的抗氧化、降血脂作用及主要物质基础；桑叶的降血糖作用及主要物质基础和作用机制。

6. 柴胡的解热作用特点、药效物质基础和机制；柴胡的抗炎作用及主要作用机制；柴胡保肝作用及主要作用机制；柴胡的利胆、降血脂和抗抑郁作用。

7. 葛根的降血糖和降血脂作用；葛根的抗心肌缺血、抗心律失常、扩血管的药理作用特点、机制和药效物质基础及主要临床应用。

8. 麻黄配伍桂枝以及麻黄汤与功效相关的主要药理作用。

单元测试题

一、单项选择题（请从 5 个备选答案中选出 1 个最佳答案）

1. 解表方药发汗的主要药效物质基础是(　　)
   A. 鞣质　　　　　　　　　B. 有机酸　　　　　　　　C. 黏液质
   D. 挥发油　　　　　　　　E. 香豆素

2. 具有降血脂作用的有效成分是(　　)
   A. 葛根素　　　　　　　　B. 葛根黄酮　　　　　　　C. 大豆苷元
   D. 柴胡皂苷　　　　　　　E. 柴胡挥发油

3. 能改善高血压病症的药物是(　　)
   A. 荆芥　　　　　　　　　B. 防风　　　　　　　　　C. 柴胡
   D. 细辛　　　　　　　　　E. 葛根

4. 葛根治疗偏头痛的主要药理依据是(　　)
   A. 抗心律失常　　　　　　B. 镇静
   C. 扩张脑血管、改善脑循环　　D. 改善血液流变性、抗血栓形成
   E. 改善学习记忆能力

5. 以下哪种药物成分既有降糖作用，又有保护心肌的作用(　　)
   A. 麻黄碱　　　　　　　　B. 葛根素　　　　　　　　C. 黄芩苷
   D. 丹参酮　　　　　　　　E. 柴胡皂苷

6. 柴胡防止肝纤维化的主要有效成分是(　　)

A. 柴胡甾醇　　　　　　B. 柴胡皂苷　　　　　　C. 柴胡挥发油

D. 柴胡多糖　　　　　　E. 生物碱

7. 下列哪种药物的水煎剂对中枢神经系统有明显的抑制作用，能够延长动物的睡眠时间(　　)

A. 柴胡水煎剂　　　　　B. 桑叶水煎剂　　　　　C. 菊花水提液

D. 桂枝水煎液　　　　　E. 麻黄水煎液

8. 下列哪项不是柴胡的作用(　　)

A. 抗细菌内毒素　　　　B. 抗肿瘤　　　　　　　C. 抗凝血

D. 抗抑郁　　　　　　　E. 抗炎

9. 下列哪项是桑叶抗凝血的主要作用机制(　　)

A. 抑制凝血酶水解纤维蛋白原转化为纤维蛋白

B. 抑制血管内皮细胞增殖、迁移和管腔形成

C. 抑制电压依赖性钙通道和受体依赖性钙通道开放

D. 抑制脂肪肝形成

E. 促进胰岛素β细胞分泌胰岛素

10. 下列属于桑叶黄酮类作用的是(　　)

A. 抗氧化　　　　　　　B. 抗应激　　　　　　　C. 抗疲劳

D. 抗凝血　　　　　　　E. 抗病原微生物

11. 下列对桑叶药理作用的叙述正确的是(　　)

A. 降低 SOD 的活性

B. 抑制腹腔毛细血管通透性

C. 降低血清 HDL-C/TC 和 HDL-C/LDL-C 的比值

D. 抑制 PPARα 受体

E. 抑制胰岛素 β 细胞分泌胰岛素

12. 菊花抗肿瘤的主要药效物质基础是(　　)

A. β-榄香烯　　　　　　B. 木犀草素　　　　　　C. 氨基酸

D. 腺嘌呤　　　　　　　E. 刺槐素

13. 菊花中抑制逆转录病毒最强的成分是(　　)

A. 菊花总黄酮　　　　　B. 维生素 A　　　　　　C. 刺槐素

D. 维生素 B　　　　　　E. 木犀草素

14. 下列哪一项不是菊花的作用(　　)

A. 抗肿瘤　　　　　　　B. 抗氧化　　　　　　　C. 抗凝血

D. 抗炎　　　　　　　　E. 抗病原微生物

15. 下列关于柴胡解热作用的描述错误的是(　　)

A. 对寒热往来的半表半里之热有确切疗效

B. 只有柴胡煎剂、注射液、醇浸膏具解热作用

C. 对多种原因引起的动物实验性发热均有解热作用，且能使正常动物体温降低

D. 柴胡皂苷服用剂量较大才有解热降温之效，小剂量对发热体温无明显影响

E. 柴胡挥发油的解热作用具有用量小、作用强、毒性小的特点

16. 下列哪项具有抗细菌内毒素作用（　　）

　　A. 桂枝　　　　　　　　　B. 桑叶　　　　　　　　C. 菊花

　　D. 柴胡　　　　　　　　　E. 葛根

17. 以下哪位中药具有发汗、平喘、利尿的作用特点（　　）

　　A. 桂枝　　　　　　　　　B. 芍药　　　　　　　　C. 麻黄

　　D. 葛根　　　　　　　　　E. 柴胡

18. 以下哪项符合麻黄升压作用机制（　　）

　　A. 兴奋心肌 β_1 受体和血管平滑肌 α_1 受体

　　B. 兴奋心肌 M 受体和血管平滑肌 β_2 受体

　　C. 兴奋心肌 β_1 受体和血管平滑肌 α_2 受体

　　D. 兴奋心肌 M 受体和血管平滑肌 M 受体

　　E. 兴奋心肌 β_1 受体和血管平滑肌 β_2 受体

19. 人口服过量麻黄碱会出现的不良反应有（　　）

　　A. 瞳孔缩小　　　　　　　B. 血压降低　　　　　　C. 加速排尿

　　D. 水肿　　　　　　　　　E. 心肌梗死或死亡

20. 麻黄中利尿作用最明显的成分是（　　）

　　A. 甲基麻黄碱　　　　　　B. 去甲基麻黄碱　　　　C. d-伪麻黄碱

　　D. 麻黄次碱　　　　　　　E. 麻黄碱

21. 桂枝扩张血管、促进发汗作用的主要成分为（　　）

　　A. 鞣质　　　　　　　　　B. 树脂　　　　　　　　C. 桂皮油

　　D. 香豆素　　　　　　　　E. 桂皮酸

22. 麻黄常与下列哪味药配伍增强发汗解表之功（　　）

　　A. 葛根　　　　　　　　　B. 桂枝　　　　　　　　C. 柴胡

　　D. 桑叶　　　　　　　　　E. 菊花

23. 麻黄与桂枝的配伍关系属于（　　）

　　A. 相恶　　　　　　　　　B. 相杀　　　　　　　　C. 相须

　　D. 相使　　　　　　　　　E. 相畏

24. 麻黄汤最早来源于以下哪种文献记载（　　）

　　A.《神农本草经》　　　　 B.《左传》　　　　　　 C.《伤寒论》

　　D.《本草纲目》　　　　　 E.《黄帝内经》

25. 下列哪项是麻黄配伍桂枝的药理作用（　　）

　　A. 显著增强麻黄的中枢兴奋作用

　　B. 增强麻黄导致的焦虑反应

　　C. 增强麻黄所致的额叶皮层氧化应激损伤

　　D. 提高谷氨酸和天冬氨酸水平

E. 减少麻黄碱在体内的蓄积

26. 柴胡抗抑郁作用与下列选项有关的是(　　　)

　　A. 兴奋脑垂体分泌 ACTH

　　B. 影响脑内单胺类神经代谢及抗氧化

　　C. 刺激肾上腺引起皮质激素的合成和分泌

　　D. 对病原微生物的抑制和杀灭作用

　　E. 抑制 Na^+-K^+-ATP 酶

27. 以下选项中麻黄哪种成分具有祛痰作用(　　　)

　　A. 麻黄水煎液　　　　　　B. 麻黄醇提取物　　　　　　C. 麻黄总生物碱

　　D. 麻黄碱　　　　　　　　E. 麻黄挥发油

28. 麻黄中平喘作用的主要成分是(　　　)

　　A. 甲基麻黄碱　　　　　　B. 去甲基麻黄碱　　　　　　C. l-麻黄碱

　　D. d-伪麻黄碱　　　　　　E. 麻黄次碱

29. 桂枝醇提取物对下列哪种菌没有抑制效果(　　　)

　　A. 大肠埃希菌　　　　　　B. 金黄色葡萄球菌　　　　　C. 肺炎球菌

　　D. 炭疽杆菌　　　　　　　E. 白色念珠菌

30. 下列哪项不是葛根改善学习记忆能力的作用机制(　　　)

　　A. 抑制肾素 – 血管紧张素系统

　　B. 下调脑组织 $A\beta_{1-40}$ 表达

　　C. 下调脑组织 Bax 表达

　　D. 抑制 β-淀粉样肽的神经毒性

　　E. 减轻脑皮层和海马神经元凋亡

31. 下列解表药中具有镇静作用的中药是(　　　)

　　A. 麻黄　　　　　　　　　B. 桂枝　　　　　　　　　　C. 桑叶

　　D. 菊花　　　　　　　　　E. 葛根

32. 关于麻黄药理作用叙述错误的是(　　　)

　　A. 生麻黄发汗作用强于清炒麻黄

　　B. 麻黄平喘作用最强的是麻黄碱

　　C. 麻黄具有一定的利尿作用

　　D. 麻黄具有镇咳、祛痰作用

　　E. 麻黄能抑制心脏

二、多项选择题 (每题至少有 1 个正确答案,多选或错选不得分)

1. 以下属于葛根药理作用的是(　　　)

　　A. 解热　　　　　　　　　B. 镇静　　　　　　　　　　C. 降血脂、降血糖

　　D. 改善学习记忆力　　　　E. 抗心肌缺血

2. 葛根对心血管系统的作用有(　　　)

A. 增强心肌收缩力　　　　　B. 抗心肌缺血　　　　　C. 抗心律失常

D. 扩张血管，降低血压　　　E. 改善血液流变性、抗血栓

3. 下列与葛根治疗冠心病心绞痛有关的药理作用有(　　　)

  A. 具有类似β受体阻断作用

  B. 对缺血再灌注心肌具有保护作用

  C. 减轻脂质过氧化反应

  D. 降低心肌兴奋性

  E. 扩张皮肤血管、促进血液循环

4. 柴胡解热的主要有效成分是(　　　)

  A. 柴胡皂苷　　　　　　　　B. 柴胡煎液　　　　　　C. 柴胡挥发油

  D. 柴胡皂苷元 A　　　　　　E. 柴胡多糖

5. 影响柴胡脂质代谢的主要成分有(　　　)

  A. 皂苷 a　　　　　　　　　B. 皂苷 d　　　　　　　C. 皂苷元 A

  D. 皂苷元 D　　　　　　　　E. 柴胡醇

6. 桑叶对哪种菌群有明显的抑制作用(　　　)

  A. 大肠埃希菌　　　　　　　B. 革兰阴性菌　　　　　C. 革兰阳性菌

  D. 霉菌　　　　　　　　　　E. 金黄色葡萄球菌

7. 下列解表药中具有降血糖作用的是(　　　)

  A. 麻黄　　　　　　　　　　B. 桂枝　　　　　　　　C. 桑叶

  D. 菊花　　　　　　　　　　E. 葛根

8. 桑叶、菊花、柴胡都具有的药理作用有(　　　)

  A. 抗炎　　　　　　　　　　B. 抗凝血　　　　　　　C. 抗病原微生物

  D. 抗抑郁　　　　　　　　　E. 降血脂

9. 菊花对心血管系统的作用有(　　　)

  A. 增加冠脉流量　　　　　　B. 减轻心肌缺血状态　　C. 增加耗氧量

  D. 提高缺氧的耐受性　　　　E. 加强心肌收缩力

10. 解表方药的主要药理作用有(　　　)

  A. 抗炎　　　　　　　　　　B. 镇痛　　　　　　　　C. 镇咳

  D. 抗病原微生物　　　　　　E. 平喘

11. 下列具有发汗作用的药物有(　　　)

  A. 柴胡　　　　　　　　　　B. 麻黄　　　　　　　　C. 菊花

  D. 桂枝　　　　　　　　　　E. 葛根

12. 麻黄的药理作用有(　　　)

  A. 中枢兴奋　　　　　　　　B. 发汗、利尿、平喘　　C. 镇咳、祛痰

  D. 降血糖　　　　　　　　　E. 降低血压

13. 麻黄兴奋中枢神经系统的特点有(　　　)

  A. 易通过血脑屏障

B. 治疗剂量麻黄碱能拮抗戊巴妥钠的催眠作用

C. 治疗剂量麻黄碱兴奋大脑皮质和皮质下中枢

D. 治疗剂量麻黄碱兴奋中脑、延脑呼吸系统和血管运动中枢

E. 伪麻黄碱水杨酸盐能协同戊四氮、烟碱、印防己毒素的中枢兴奋作用

14. 以下选项中符合麻黄平喘作用特点的是（   ）

A. 麻黄平喘作用由强至弱依次为蜜炙麻黄、生品麻黄和清炒麻黄

B. 直接兴奋支气管平滑肌细胞的 β_2 受体和 α_1-肾上腺素受体

C. 促进肾上腺髓质嗜铬细胞和去甲肾上腺素能神经末梢合成和释放递质

D. 抑制炎症介质的生成和释放

E. 与肾上腺素相比起效快、维持时间长

15. 柴胡挥发油发挥解热作用可能是通过（   ）

A. 作用于体温调节中枢

B. 抑制中枢 cAMP 的产生或释放

C. 抑制体温调定点上移

D. 抑制血小板活性因子

E. 抑制胰蛋白酶活性

16. 以下选项中关于桂枝药理作用叙述正确的有（   ）

A. 扩张血管、促进发汗   B. 抗病原微生物   C. 利尿

D. 降血压   E. 抗过敏

17. 以下选项中与桂枝抗炎机理相关的有（   ）

A. 抑制组胺生成   B. 抑制 PGE 的合成和释放

C. 清除自由基   D. 抑制 κB 信号通路

E. 抑制蛋白酪氨酸激酶活性

18. 以下关于麻黄桂枝配伍后药理作用相关叙述正确的选项有（   ）

A. 解热、发汗

B. 桂枝拮抗麻黄所致的额叶皮层氧化应激损伤

C. 抗银屑病

D. 桂枝能显著拮抗麻黄的中枢兴奋作用

E. 桂枝能够增强麻黄的利尿作用

19. 下列关于柴胡抗病原微生物描述正确的是（   ）

A. 对结核杆菌、钩端螺旋体有一定的抑制作用

B. 对流感病毒、单纯疱疹病毒具有较强的抑制作用

C. 能对抗 I 型脊髓灰质炎病毒导致细胞突变的作用

D. 对流行性出血热病毒有一定抑制作用

E. 对鸡胚内流感病毒有显著的抑制作用

20. 柴胡抗肝纤维化的作用机制是（   ）

A. 清除自由基

B. 抑制脂质过氧化

C. 抑制肝星状细胞分泌胶原蛋白

D. 抑制肝星状细胞增殖

E. 合成肝内细胞外基质

21. 下列关于麻黄发汗作用描述正确的是（　　）

A. 麻黄发汗作用明显，但不同活性成分发汗作用强度不同

B. 生品麻黄、蜜炙麻黄、清炒麻黄，发汗作用依次递减

C. 麻黄发汗作用在高温状态下增强

D. 动物在麻醉状态下，麻黄发汗作用减弱

E. 发汗作用与中枢神经系统功能状态有关

22. 麻黄碱与肾上腺相比，其平喘特点是（　　）

A. 起效缓慢　　　　　　B. 作用温和　　　　　　C. 维持时间长

D. 口服有效　　　　　　E. 口服无效

23. 麻黄汤的平喘机制有（　　）

A. 直接和间接兴奋支气管平滑肌细胞膜上的 β 受体和 α 受体

B. 阻止过敏介质的释放

C. 抑制抗体的产生

D. 降低嗜酸性粒细胞百分数

E. 降低血小板数量

24. 麻黄哪些提取部位有显著的发汗作用（　　）

A. 挥发油　　　　　　　B. 水提部位　　　　　　C. 醇提部位

D. 生物碱部位　　　　　E. 麻黄多糖

25. 麻黄对下列哪些菌有不同程度的抑制作用（　　）

A. 流感嗜血杆菌　　　　B. 甲型链球菌　　　　　C. 肺炎双球菌

D. 奈瑟双球菌　　　　　E. 枯草杆菌

26. 与麻黄利尿机制相关的有（　　）

A. 扩张肾血管　　　　　　B. 增加肾血流

C. 增加肾小球滤过率　　　D. 阻碍肾小管对钠离子的重吸收

E. 通过 α 受体松弛膀胱体部

27. 与麻黄发汗作用相关的环节有（　　）

A. 通过影响下丘脑体温调节中枢，引起体温调定点下移

B. 兴奋中枢的有关部位

C. 兴奋外周 α_1 受体

D. 加速汗腺导管对钠离子的重吸收

E. 阻碍汗腺导管对钠离子的重吸收

28. 桂枝蒸馏液对下列哪些菌有抑制作用（　　）

A. 大肠埃希菌　　　　　B. 白色念珠菌　　　　　C. 金黄色葡萄球菌

D. 枯草芽孢杆菌　　　　　　　　E. 肺炎球菌

29. 桂枝改善心血管功能的作用机理有(　　)

A. 抑制心肌缺血再灌注时冠脉流量的减少

B. 抑制心肌细胞乳酸脱氢酶的释放

C. 减少心肌脂质过氧化产物的生成

D. 提高 SOD 的活力

E. 抑制磷酸肌酸激酶的释放

30. 麻黄与桂枝发汗的物质基础有(　　)

A. 麻黄挥发油　　　　　　B. 麻黄碱　　　　　　　　C. 桂皮油

D. 桂皮醛　　　　　　　　E. 桂皮酸

31. 具有抗惊厥和癫痫的解表药是(　　)

A. 麻黄　　　　　　　　　B. 桂枝　　　　　　　　　C. 桑叶

D. 菊花　　　　　　　　　E. 柴胡

32. 与柴胡"疏肝解郁"功效密切相关的药理作用有(　　)

A. 保肝　　　　　　　　　B. 利胆　　　　　　　　　C. 降血脂

D. 抗抑郁　　　　　　　　E. 解热

三、名词解释题

1. 解表方药

2. 发汗

3. 表证

4. 发散风寒方药

5. 发散风热方药

四、填空题

1. 凡以_____为主要作用,主治_____的药物或复方称为解表方药。

2. 发汗分为_____和_____两类,目前认为解表方药的发汗多属_____。

3. 解表方药大多有不同程度的解热作用,可使实验性发热动物模型体温_____,部分药物还能使正常动物的体温_____。

4. 炎症反应是贯穿表证始终的病理环节,主要以_____和_____的早期炎症反应为主。

5. 麻黄利尿的主要药效物质基础是_____。

6. 麻黄主要含生物碱类、_____、黄酮、多糖等。

7. 麻黄发汗作用在高温状态下_____,高温环境下人服用麻黄碱,其出汗量和出汗速度均_____非高温环境下的服药者。

8. 麻黄的_____和_____部位有显著的平喘作用。

9. 桂枝对体温有_____调节作用。

10. 桂枝发汗作用主要是通过_____血管实现的，主要物质基础是_____。

11. 麻黄碱、伪麻黄碱反复或交叉使用容易产生_____。

12. 麻黄发汗解表宜_____，止咳平喘宜_____。

13. 麻黄有一定的镇痛作用，主要活性部位为_____。

14. 桂枝有效成分_____有抗肿瘤作用，_____为其抗过敏有效组分，_____有利胆作用。

15. 桑叶汁对大多数_____和革兰阴性菌及部分酵母菌有良好的_____作用，对霉菌无明显的抑制作用。

16. 桑叶酸性蛋白多糖可清除形成的_____，抑制该体系中脂质过氧化物 MDA 的形成和积累，减轻自由基诱导的肝线粒体的肿胀和脏器中_____的降低。

17. 桑叶水提物、_____、桑叶总黄酮均具有调血脂作用。

18. 桑叶中具有抑制 α-糖苷酶作用的主要活性成分是_____。

19. 菊花水煎醇沉制剂对离体兔心脏有显著_____、_____的作用。

20. 菊花中的木犀草素和木犀草素-7-葡萄糖苷对病毒的_____有抑制作用，菊花脂溶性部分具有_____的作用。

21. 柴胡挥发油解热作用可能是作用于_____，通过抑制中枢_____的产生或释放，抑制体温调定点上移，使体温_____。

22. 柴胡抗炎的主要成分_____对炎症过程中的毛细血管通透性升高、炎症介质释放、_____、结缔组织增生和多种变态反应均有_____作用。

23. 柴胡体外对金黄色葡萄球菌、_____、霍乱弧菌、_____、钩端螺旋体有一定的抑制作用。

24. 柴胡通过降低_____活性，减少肝细胞坏死，促_____再生；_____脱氢酶的辅酶细胞色素 C 还原酶的活性，降低激素样副作用的反应。

25. 葛根中葛根素有类似_____阻断剂作用。

26. 葛根解热机制可能与扩张皮肤血管，_____，加强呼吸运动，从而增加散热有关，亦与葛根素阻断中枢 β 受体而使_____生成_____有关。

27. 葛根素注射给药可明显_____血清胆固醇；葛根口服液可显著对抗大鼠饮酒所致血清载脂蛋白 A_1 降低及_____升高。

28. 葛根可以减少缺血引起的_____的产生，降低缺血与再灌流时心肌的_____与心肌水含量，改善缺血再灌注后心肌超微结构。

29. 葛根抗心律失常机制可能是通过影响心肌细胞膜对 K^+、Na^+、Ca^{2+} 的_____，降低心肌_____、自律性及_____实现的。

30. 麻黄配伍桂枝能够抗银屑病，与其_____作用有关。

五、判断题（请在正确题后括号中打√，错误题后括号中打×）

1. 葛根所含葛根素是其解热作用的有效成分。（　　　）

2. 葛根既可以降血糖，又可以降血脂。（　　　）

3. 葛根降压机制可能与β受体阻断效应和抑制肾素-血管紧张素系统有关。（　　）

4. 葛根含有降压和升压的不同物质，故降压作用不强。（　　）

5. 葛根抗心肌缺血可能与增加缺血引起的心肌乳酸的产生，升高缺血与再灌流时心肌的耗氧量与心肌水含量有关。（　　）

6. 葛根解热、抗心律失常、扩张外周血管、降低血压等药理作用均与β受体阻断作用有关。（　　）

7. 桑叶水提物对枯草芽孢杆菌有抑制作用。（　　）

8. 桑叶既能抑制病毒的吸附和生物合成，又能直接杀灭病毒。（　　）

9. 桑叶多糖没有抗凝血作用。（　　）

10. 桑叶过量服用可引起胃肠道刺激症状和出血性肠炎。（　　）

11. 桑叶生物碱有显著的抗逆转录酶病毒活性作用，且随剂量的增加，抑制作用增强。（　　）

12. 桑叶降血脂作用与抑制 PPAR α受体和激活 NADPH 氧化酶有关。（　　）

13. 菊花中的木犀草素-7-葡萄糖苷对病毒的逆转录酶抑制作用最强。（　　）

14. 菊花既能抑制胆固醇的合成，又能促进其分解。（　　）

15. 菊花挥发油具有广谱的抗肿瘤作用，β-榄香烯是其主要药效物质基础。（　　）

16. 菊花的不良反应有上腹痛、腹泻及过敏反应。（　　）

17. 柴胡皂苷与挥发油的解热作用比较，具有用量小、作用强和毒性小特点。（　　）

18. 柴胡皂苷能兴奋腺垂体分泌 ACTH，刺激肾上腺合成和分泌肾上腺素。（　　）

19. 柴胡既可以抑制排尿又可以促进排尿。（　　）

20. 柴胡能够减少肠肌的收缩作用。（　　）

21. 柴胡能够抑制葡萄糖的利用和脂肪的分解。（　　）

22. 柴胡皂苷通过清除自由基和抑制脂质过氧化等作用保护肝细胞。（　　）

23. 柴胡挥发油和麻黄挥发油均具有解热作用。（　　）

24. 解表药的抗炎机制可能与抑制炎性介质的合成和释放、提高花生四烯酸代谢有关。（　　）

25. 柴胡、葛根在一定剂量下可增强巨噬细胞的吞噬能力，提高机体的抗病能力。（　　）

26. 桂枝和柴胡均具有镇静作用。（　　）

27. 麻黄挥发油、柴胡挥发油、桂皮醛等分别为麻黄、柴胡、桂枝镇痛的物质基础。（　　）

28. 麻黄为麻黄科植物草麻黄、中麻黄或木贼麻黄的干燥草茎部。（　　）

29. 麻黄有一定的镇痛作用，其主要活性部位是生物碱。（　　）

30. 桂枝单用发汗力弱，与麻黄配伍，则发汗力增强。（　　）

31. 麻黄碱与伪麻黄碱不易通过血脑屏障进入脑组织。（　　）

32. 生品麻黄、蜜炙麻黄、清炒麻黄，发汗作用依次递减。（　　）

33. 桂枝白芍配伍可用于营卫不和所致的自汗、盗汗、发热等症。（　　）

34. 桂枝的主要成分是生物碱。（　　　）

35. 麻黄挥发油、麻黄碱、l-甲基麻黄碱发汗作用较强。（　　　）

36. 麻黄升压作用的特点是作用缓慢、温和、持久，且不易产生快速耐受性。（　　　）

37. 麻黄水煎液、麻黄总生物碱、麻黄挥发油、麻黄碱均有镇咳作用。（　　　）

38. 麻黄提取物和 l-麻黄碱具有抑制高血压的作用。（　　　）

39. 柴胡抗抑郁作用是其"疏肝解郁"功效的主要药理作用之一。（　　　）

40. 葛根改善心肌缺血作用主要是通过兴奋 M 受体实现的。（　　　）

六、简答题

1. 简述解表方药的共性药理作用。
2. 简述解表方药的解热作用主要物质基础和解热机理。
3. 简述麻黄发汗作用的特点和作用机理。
4. 简述麻黄平喘作用的特点和作用机理。
5. 简述麻黄利尿的主要药效物质基础及其利尿机制。
6. 简述桂枝的药理作用。
7. 简述桂枝改善心血管功能的作用机理。
8. 简述桑叶降血糖的主要物质基础及其作用机理。
9. 简述菊花与功效相关的主要药理作用。
10. 简述柴胡抗炎的主要成分和作用机理。
11. 简述柴胡的保肝作用机制。
12. 简述柴胡抗肝纤维化的主要有效成分和作用机制。
13. 简述葛根抗心肌缺血的主要成分和作用机制。
14. 简述葛根对心脑血管系统的作用。

七、拓展题

1. 如何理解表证的现代内涵？
2. 如何理解解表方药的发汗作用？
3. 如何理解麻黄、桂枝、柴胡和葛根的解热作用机制？
4. 详述柴胡的功效主治、主要药理作用及临床应用。

参考答案

一、单项选择题

1. D　2. A　3. E　4. C　5. B　6. B　7. A　8. C　9. A　10. A　11. B　12. A　13. E　14. C　15. B　16. D　17. C　18. A　19. E　20. C　21. C　22. B　23. C　24. C　25. E　26. B　27. E　28. C　29. E　30. A　31. B　32. E

二、多项选择题

1. ACDE　2. BCDE　3. ABD　4. ACD　5. ABCDE　6. ABCE　7. ACE　8. ACE
9. ABCDE　10. ABD　11. BD　12. ABCD　13. ABCDE　14. ABCD　15. ABC　16. ABCE
17. ABCDE　18. ABCD　19. ABCDE　20. ABCDE　21. ABCDE　22. ABCD　23. ABCDE
24. AC　25. ABCDE　26. ABCD　27. ABCE　28. ABCD　29. ABCDE　30. ABCDE
31. BE　32. ABCD

三、名词解释题

1. 解表方药：凡以发散表邪为主要作用，主治表证的药物或者复方。

2. 发汗：是中药药理学特有的药理作用，指药物通过扩张肌表血管或兴奋汗腺分泌或促进排汗使邪气从表而解的药理作用。

3. 表证：系指六淫邪气或疫疠之气（外界的各种致病因素）客于肌表或内犯于肺，侵犯人体的浅表部位（皮肤、肌肉、经络、肺卫）所出现的一组症候群。

4. 发散风寒方药：以辛温解表为主，又称辛温解表方药。

5. 发散风热方药：以辛凉解表为主，又称辛凉解表方药。

四、填空题

1. 发散表邪；表证　2. 温热性发汗；精神性发汗；温热性发汗　3. 降低；下降
4. 炎性渗出；白细胞游走　5. d-伪麻黄碱　6. 挥发油　7. 增强；大于　8. 生物碱；挥发油　9. 双向　10. 扩张；桂皮油　11. 快速耐受性　12. 生用；蜜炙用　13. 麻黄挥发油　14. 桂皮醛；缩合类单宁；桂皮酸　15. 革兰阳性菌；抑制生长　16. 氧自由基；SOD 活性　17. 桑叶醇提物　18. 1-脱氧野尻霉素　19. 扩张冠脉；增加冠脉流量
20. 逆转录酶；抗人类免疫缺陷病毒　21. 体温调节中枢；cAMP；降低　22. 挥发油；白细胞游走；抑制　23. 溶血性链球菌；结核杆菌　24. 细胞色素 P450；肝细胞；降低
25. β 受体　26. 促进血液循环；cAMP；减少　27. 降低；甘油三酯　28. 心肌乳酸；耗氧量　29. 通透性；兴奋性；传导性　30. 发汗

五、判断题

1. √　2. √　3. √　4. ×　5. ×　6. √　7. ×　8. √　9. ×　10. √　11. √
12. ×　13. ×　14. √　15. √　16. √　17. ×　18. ×　19. √　20. ×　21. ×　22. √
23. √　24. ×　25. √　26. ×　27. ×　28. √　29. ×　30. √　31. √　32. √　33. √
34. ×　35. √　36. ×　37. ×　38. ×　39. √　40. ×

六、简答题

1. 答：解表方药一般均具有不同程度的发汗、解热、镇痛、抗炎、抗病原微生物和免疫调节作用。

2. 答：解热作用物质基础主要是柴胡挥发油、柴胡皂苷、麻黄挥发油、葛根素、桂皮油、荆芥油等。解表方药解热机制可能与多环节有关，或是多环节的协同效应：如通过扩张皮肤血管，促进发汗而增加散热；抑制中枢 cAMP 或 PGE_2 等的合成使致热原减少，使体温调定点下移而解热；通过抗炎、抗病原微生物等作用而消除病因，促使体温下降等。

3. 答：发汗特点：（1）麻黄发汗作用明显，但不同炮制品、不同提取部位、不同活性成分发汗作用强度不同。（2）麻黄发汗作用在高温状态下增强，高温环境下人服用麻黄碱，其出汗量和出汗速度均大于非高温环境下的服药者。（3）动物在麻醉状态下，麻黄的发汗作用减弱，提示与中枢神经系统功能状态有关。发汗机理：（1）通过影响下丘脑体温调节中枢，引起体温调定点下移，启动散热过程，引起汗腺分泌，促进发汗。（2）兴奋中枢的有关部位和外周 α_1 受体及阻碍了汗腺导管对钠离子的重吸收，导致汗液分泌增加而发汗等。

4. 答：麻黄平喘作用的特点：起效较慢、作用温和、维持时间长、口服有效。机理：（1）化学结构似肾上腺素，可直接兴奋支气管平滑肌细胞的 β_2 受体和 α_1-肾上腺素受体，直接产生拟肾上腺素作用。（2）促进肾上腺髓质嗜铬细胞和去甲肾上腺素能神经末梢合成和释放递质（肾上腺素和去甲肾上腺素），间接发挥拟肾上腺素作用。（3）促进肺部 PGE 的释放，直接活化腺苷酸环化酶抑制该酶的分解，使细胞内 cAMP 含量增加而达到松弛支气管平滑肌的作用。（4）抑制炎症介质的生成和释放。

5. 答：麻黄利尿的主要药效物质基础是 d-伪麻黄碱。麻黄利尿作用机制与扩张肾血管、增加肾血流和肾小球滤过率、阻碍肾小管对钠离子的重吸收以及通过 β 受体松弛膀胱体部、通过 α_1 受体收缩尿道近端有关。

6. 答：（1）与功效相关的主要药理作用：扩张血管、促进发汗，抗病原微生物，改善心血管功能，解热、镇痛，抗炎、抗过敏。（2）其他药理作用：镇静、抗惊厥，利尿，抗肿瘤，利胆。

7. 答：桂枝改善心血管功能的作用机理与抑制心肌缺血再灌注时冠脉流量的减少及心肌细胞乳酸脱氢酶（LDH）和磷酸肌酸激酶（CPK）的释放，减少心肌脂质过氧化产物的生成，提高超氧化物歧化酶（SOD）的活力有关。

8. 答：桑叶降血糖的主要物质基础是生物碱、黄酮和多糖。其降血糖的机制有：（1）生物碱（尤其是 l-脱氧野尻霉素）具有显著的 α-糖苷酶抑制作用，能阻碍二糖与酶的结合，使二糖不能水解为葡萄糖而直接进入大肠，导致葡萄糖吸收减少而降低了血糖值。（2）桑叶中含有两种黄酮，能抑制双糖酶活性，延缓碳水化合物的消化，减少餐后血糖升高，从而降低血糖值。（3）桑叶多糖能促进胰岛素 β 细胞分泌胰岛素，增加肝糖原而降低血糖。（4）可通过调节 JNK 信号通路改善胰岛素抵抗。（5）桑叶改善糖尿病肾病的肾保护作用与调节 TGF-β_1 基因表达有关。

9. 答：菊花与功效相关的主要药理作用包括抗病原微生物、解热、抗炎、对心血管系统的作用、调血脂和抗氧化。

10. 答：柴胡抗炎的主要成分为柴胡皂苷和挥发油。机理：（1）柴胡挥发油对炎症过程中的毛细血管通透性升高、炎症介质释放、白细胞游走、结缔组织增生和多种变态反应炎症均有抑制作用。（2）柴胡皂苷能兴奋脑垂体分泌 ACTH，刺激肾上腺引起皮质激素的合成和分泌。（3）柴胡皂苷 d 是血小板活性因子的抑制剂，通过抑制血小板活性因子达到抗炎作用。（4）抑制炎症反应的多个环节（如渗出、毛细血管通透性增加、炎症介质的释放、白细胞游走、结缔组织增生）达到抗炎的目的。（5）柴胡皂苷抑制胰蛋白酶活性而达到治疗急性胰腺炎的作用。

11. 答：柴胡保肝作用机制：（1）柴胡皂苷对生物膜（如线粒体膜）有直接保护作用。（2）柴胡皂苷能促进脑垂体分泌 ACTH，进而升高血浆皮质醇，并能拮抗外源性甾体激素对肾上腺的萎缩作用，提高机体对非特异性刺激的抵抗力。（3）降低细胞色素 P_{450} 活性，减少肝细胞坏死，促肝细胞再生；降低脱氢酶的辅酶细胞色素 C 还原酶的活性，降低激素样副作用的反应。（4）活化巨噬细胞，促进抗体、干扰素的产生。（5）增强自然杀伤细胞和淋巴因子激活细胞的活性。（6）促进蛋白质和肝糖原合成，降低过氧化脂质，促进肝细胞再生。

12. 答：柴胡抗肝纤维化的作用主要有效成分为柴胡皂苷，其作用机制有：（1）通过清除自由基和抑制脂质过氧化等作用保护肝细胞。（2）抑制肝星状细胞（FSC）分泌胶原蛋白进而抑制 FSC 的增殖。（3）合成肝内细胞外基质（ECM）。

13. 答：葛根抗心肌缺血的主要有效成分为葛根素。机理：（1）改善微循环，减少血栓素 A_2（TXA_2）生成。（2）抑制心肌细胞河豚毒素不敏感性钠内流（TT_{xr}）和 I_{KI} 瞬间电流。（3）减少缺血引起的心肌乳酸的产生，降低缺血与再灌流时心肌的氧消耗量和心肌水含量，改善缺血再灌后心肌超微结构。（4）抑制心肌组织丙二醛（MDA）和髓过氧化物酶（MPO）的生成。

14. 答：葛根对心脑血管系统的作用包括抗心肌缺血，抗心律失常，扩张外周血管、降低血压，扩张脑血管、改善脑循环，改善血液流变性、抗血栓形成，改善学习记忆能力。

七、拓展题

1. 答案要点：中医表证指六淫邪气或疫疠之气（外界的各种致病因素）客于肌表或内犯于肺，侵袭机体的浅表部位所致的一组症候群，与西医的急性上呼吸道感染（包括普通感冒、流感）和多种传染性疾病及感染性疾病初期具有相似性。恶寒是其特征性症状，恶寒是外邪侵袭，导致皮肤血管收缩，皮肤血流量减少，肌表温度下降刺激冷觉感受器，信息传入中枢所致。

2. 答案要点：解表方药具有不同程度的发汗或促进汗腺分泌的作用。一般而言，发散风寒方药的发汗作用强于发散风热方药。发汗分为温热性发汗和精神性发汗，解表方药的发汗多属温热性发汗。影响解表方药发汗的主要因素有环境温度、中枢神经系统和周围神经系统的功能状态，其中环境温度对其有较大的影响，环境温度升高可增强解表方药的发汗作用，如麻黄碱可使处于高温环境中的人发汗快且多，故麻黄汤、桂枝汤等发散风寒方药使用时很强调"温服"和"温覆"或喝"热粥"。温热刺激一则可使肌表血管扩张，汗腺兴奋而发汗，一则有利于解除寒冷刺激引起的上呼吸道黏膜血管收缩，改善局部血液循环，恢复局部抗病能力。

解表方药的发汗作用机制可能是多环节综合作用的结果：麻黄通过抑制汗腺导管对钠离子的重吸收而促进汗液分泌，该作用与中枢状态、外周神经有关；桂枝、生姜的辛辣成分通过刺激外周扩张血管，促进肌表血液循环而促进发汗；也可能与兴奋外周 α 受体有关。

3. 答案要点：（1）麻黄通过影响下丘脑体温调节中枢，引起体温调定点下移，启动散热过程。（2）桂枝解热作用可能是由于皮肤血管扩张，促进发汗使散热增加所致。（3）柴胡挥发油解热的部位可能为体温调节中枢，通过抑制中枢 cAMP 的产生或释放，从而抑制体温调定点上移，使体温降低；柴胡对病原微生物的抑制/杀灭作用也是其解热的作用环节之一。（4）葛根解热机制可能与扩张皮肤血管，促进血液循环，加强呼吸运动，从而增加散热有关，亦与葛根素阻断中枢 β 受体而使 cAMP 生成减少有关。

4. 答案要点：（1）柴胡具有疏散退热、疏肝解郁、升举阳气的功效。（2）主治感冒发热，寒热往来，胸胁胀痛，月经不调，子宫脱垂，脱肛等。（3）主要药理作用有：解热、抗炎、抗病原微生物、抗细菌内毒素、促进免疫功能、镇静、镇痛、镇咳、抗癫痫、保肝、利胆、降血脂、抗抑郁和对内脏平滑肌的作用。（4）临床应用：常用于治疗外感风寒，郁而化热证，常用柴葛解肌汤；少阳半表半里或妇女热入血室证，常用小柴胡汤；肝气郁滞或肝郁脾虚证，常用柴胡疏肝散、逍遥散；脾虚气陷证或气虚发热证，常用补中益气汤。

第九章 清热方药 ▷▷▷▷

1. 掌握清热药的主要药理作用及代表药黄芩、黄连、青蒿的主要药理作用和药效物质基础。

2. 熟悉知母、苦参、连翘、金银花、栀子、板蓝根、鱼腥草及常用配伍石膏与知母、金银花与连翘的药理作用。

3. 了解白虎汤、黄连解毒汤、清营汤及中成药牛黄解毒片的药理作用与临床应用。

知 识 导 航

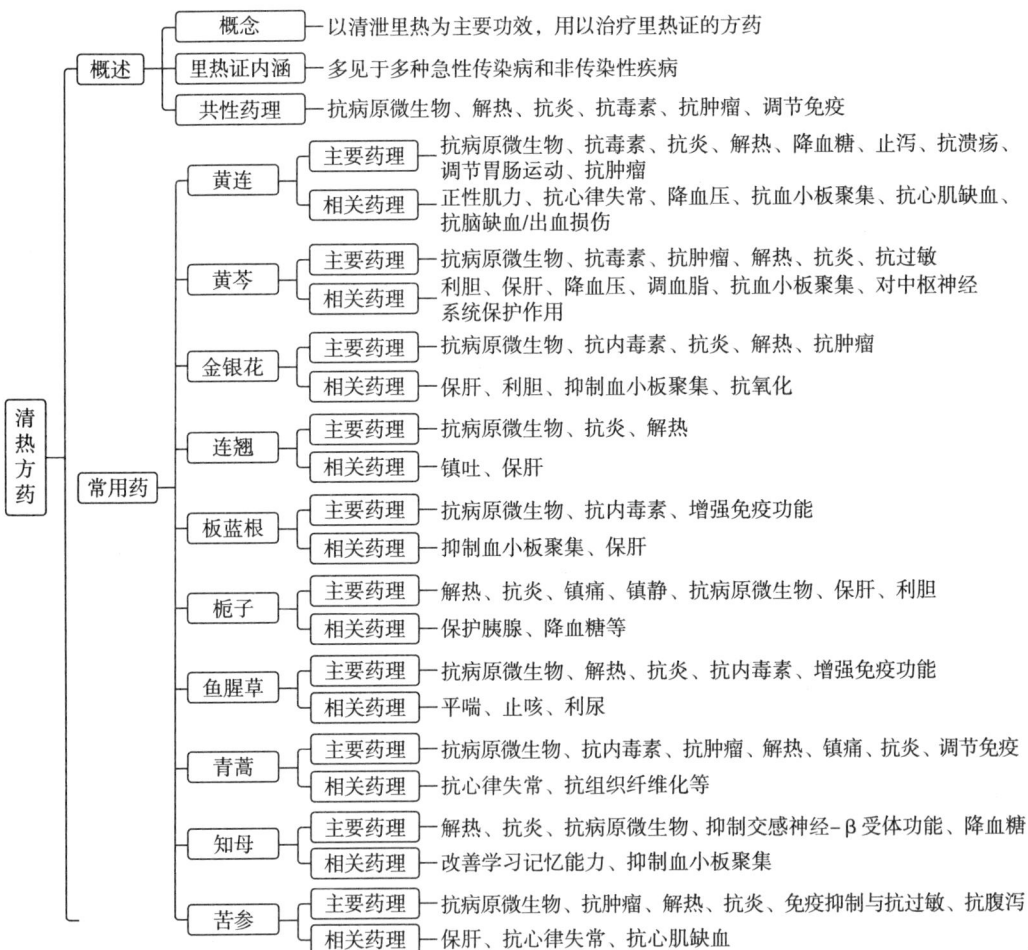

概述	概念	以清泄里热为主要功效，用以治疗里热证的方药
	里热证内涵	多见于多种急性传染病和非传染性疾病
	共性药理	抗病原微生物、解热、抗炎、抗毒素、抗肿瘤、调节免疫

清热方药 — 常用药:

黄连
- 主要药理：抗病原微生物、抗毒素、抗炎、解热、降血糖、止泻、抗溃疡、调节胃肠运动、抗肿瘤
- 相关药理：正性肌力、抗心律失常、降血压、抗血小板聚集、抗心肌缺血、抗脑缺血/出血损伤

黄芩
- 主要药理：抗病原微生物、抗毒素、抗肿瘤、解热、抗炎、抗过敏
- 相关药理：利胆、保肝、降血压、调血脂、抗血小板聚集、对中枢神经系统保护作用

金银花
- 主要药理：抗病原微生物、抗内毒素、抗炎、解热、抗肿瘤
- 相关药理：保肝、利胆、抑制血小板聚集、抗氧化

连翘
- 主要药理：抗病原微生物、抗炎、解热
- 相关药理：镇吐、保肝

板蓝根
- 主要药理：抗病原微生物、抗内毒素、增强免疫功能
- 相关药理：抑制血小板聚集、保肝

栀子
- 主要药理：解热、抗炎、镇痛、镇静、抗病原微生物、保肝、利胆
- 相关药理：保护胰腺、降血糖等

鱼腥草
- 主要药理：抗病原微生物、解热、抗炎、抗内毒素、增强免疫功能
- 相关药理：平喘、止咳、利尿

青蒿
- 主要药理：抗病原微生物、抗内毒素、抗肿瘤、解热、镇痛、抗炎、调节免疫
- 相关药理：抗心律失常、抗组织纤维化等

知母
- 主要药理：解热、抗炎、抗病原微生物、抑制交感神经-β受体功能、降血糖
- 相关药理：改善学习记忆能力、抑制血小板聚集

苦参
- 主要药理：抗病原微生物、抗肿瘤、解热、抗炎、免疫抑制与抗过敏、抗腹泻
- 相关药理：保肝、抗心律失常、抗心肌缺血

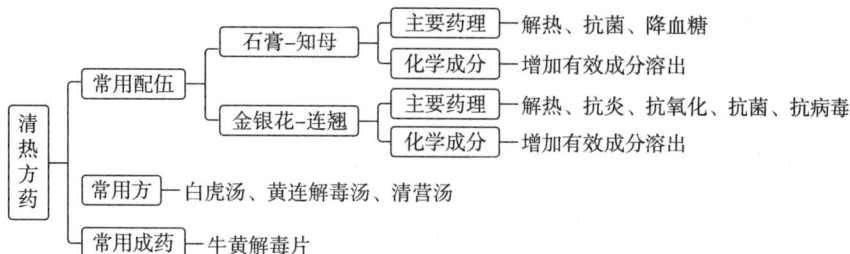

```
                              ┌─ 主要药理 ─── 解热、抗菌、降血糖
                  ┌─ 石膏-知母 ─┤
                  │             └─ 化学成分 ─── 增加有效成分溶出
        ┌─ 常用配伍 ─┤
清        │         │             ┌─ 主要药理 ─── 解热、抗炎、抗氧化、抗菌、抗病毒
热        │         └─ 金银花-连翘 ─┤
方 ───────┤                       └─ 化学成分 ─── 增加有效成分溶出
药        │
        ├─ 常用方 ─── 白虎汤、黄连解毒汤、清营汤
        │
        └─ 常用成药 ─── 牛黄解毒片
```

重点难点

1. 清热方药的功效分类、主治证候、代表药、代表方及主要药理作用。

2. 黄连的药理作用、小檗碱体内过程、安全性评价、临床应用及临床不良反应，重点讲述黄连与功效相关的主要药理作用（抗病原微生物、抗毒素、抗炎、解热、止泻、抗溃疡等）及主要的其他相关药理作用（心脑血管药理等）特点、机制和药效物质基础。

3. 黄芩的药理作用、黄芩苷及黄芩素体内过程、安全性评价、临床应用及临床不良反应，重点讲述黄芩解热、抗炎、抗病原微生物、抗毒素、抗肿瘤、保肝、利胆等药理作用特点、机制和药效物质基础。

4. 青蒿的药理作用、青蒿素体内过程、安全性评价、临床应用及临床不良反应，重点讲述青蒿抗疟原虫、解热、抗炎、镇痛、调节免疫等药理作用特点、机制和药效物质基础。

5. 金银花（抗内毒素）、连翘（镇吐、保肝）、板蓝根（抗病毒）、栀子（镇静镇痛、保肝利胆）、鱼腥草（止咳平喘）、知母（抑制交感神经-β 受体功能）、苦参（抗炎、抗肿瘤、抗心律失常）的相关药理作用特点。

6. 石膏与知母、金银花与连翘配伍对药理效应与化学成分的影响。

单元测试题

一、单项选择题 （请从 5 个备选答案中选出 1 个最佳答案）

1. 下列哪项不是清热药的主要药理作用(   )
   A. 解热 　　　　　　　　　 B. 抗菌 　　　　　　　　　 C. 抗炎
   D. 抗毒素 　　　　　　　　 E. 发汗

2. 下列哪项不属于清热药抗菌有效成分(   )
   A. 小檗碱 　　　　　　　　 B. 苦参碱 　　　　　　　　 C. 绿原酸
   D. 原儿茶酸 　　　　　　　 E. 癸酰乙醛

3. 下列哪项不是黄连的药理作用(   )
   A. 抗病原微生物作用 　　　 B. 解热作用 　　　　　　　 C. 抗炎作用

D. 抗缓慢型心律失常作用　　　E. 抗胃溃疡作用

4. 小檗碱对心血管系统的作用，以下哪项是错误的(　　)
　　A. 正性肌力　　　　　　　　B. 正性频率　　　　　C. 抗心律失常
　　D. 扩张血管　　　　　　　　E. 减轻心脏负荷

5. 下列哪种清热药具有正性肌力作用(　　)
　　A. 金银花　　　　　　　　　B. 黄芩　　　　　　　C. 板蓝根
　　D. 鱼腥草　　　　　　　　　E. 黄连

6. 黄连抗病原体范围不包括(　　)
　　A. 痢疾杆菌　　　　　　　　B. 肿瘤细胞　　　　　C. 白色念珠菌
　　D. 流感病毒　　　　　　　　E. 阿米巴原虫

7. 黄连中含量最高的生物碱是(　　)
　　A. 黄连碱　　　　　　　　　B. 药根碱　　　　　　C. 小檗碱
　　D. 木兰花碱　　　　　　　　E. 甲基黄连碱

8. 与黄连功效相关的药理作用不包括(　　)
　　A. 抗炎　　　　　　　　　　B. 解热　　　　　　　C. 中枢兴奋
　　D. 抗细菌毒素　　　　　　　E. 抗溃疡

9. 黄连常用于治疗(　　)
　　A. 细菌性痢疾　　　　　　　B. 病毒性肝炎　　　　C. 滴虫性阴道炎
　　D. 心力衰竭　　　　　　　　E. 高热惊厥

10. 具有抗阿米巴原虫作用的药物是(　　)
　　A. 黄芩　　　　　　　　　　B. 黄连　　　　　　　C. 金银花
　　D. 栀子　　　　　　　　　　E. 知母

11. 关于黄芩的抗肿瘤机制，下列哪项是错误的(　　)
　　A. 影响肿瘤细胞的运动侵袭能力
　　B. 抑制肿瘤细胞增殖
　　C. 诱导肿瘤细胞分化
　　D. 促进肿瘤血管生成
　　E. 诱导肿瘤细胞凋亡

12. 具有抗变态反应的清热药是(　　)
　　A. 黄芩　　　　　　　　　　B. 黄连　　　　　　　C. 金银花
　　D. 板蓝根　　　　　　　　　E. 栀子

13. 具有抗过敏作用的药物是(　　)
　　A. 黄芩　　　　　　　　　　B. 黄连　　　　　　　C. 金银花
　　D. 栀子　　　　　　　　　　E. 知母

14. 黄芩不具有的药理作用是(　　)
　　A. 稳定肥大细胞膜，减少变态反应介质释放
　　B. 影响花生四烯酸代谢，抑制炎症介质的生成

   C. 镇静作用

   D. 抗氧化

   E. 增加毛细血管通透性

15. 黄芩的主要有效成分是(　　)

   A. 生物碱　　　　　　　　B. 挥发油　　　　　　C. 有机酸

   D. 黄酮　　　　　　　　　E. 氨基酸

16. 金银花的主要抗菌有效成分是(　　)

   A. 绿原酸　　　　　　　　B. 木犀草素　　　　　C. 忍冬苷

   D. 挥发油　　　　　　　　E. 皂苷

17. 金银花抗病原微生物作用的有效成分是(　　)

   A. 苦参碱　　　　　　　　B. 绿原酸　　　　　　C. 栀子苷

   D. 癸酰乙醛　　　　　　　E. 靛蓝

18. 具有镇吐作用的是(　　)

   A. 板蓝根　　　　　　　　B. 金银花　　　　　　C. 连翘

   D. 栀子　　　　　　　　　E. 鱼腥草

19. 板蓝根药理作用不包括(　　)

   A. 抗病毒　　　　　　　　B. 抗菌

   C. 提高机体免疫功能　　　D. 抗心律失常

   E. 保肝

20. 板蓝根常用于治疗(　　)

   A. 溃疡病　　　　　　　　B. 急性肠炎

   C. 急性上呼吸道感染　　　D. 急性胰腺炎

   E. 糖尿病

21. 板蓝根抗病原微生物作用的有效成分是(　　)

   A. 苦参碱　　　　　　　　B. 绿原酸　　　　　　C. 栀子苷

   D. 癸酰乙醛　　　　　　　E. 靛蓝

22. 具有镇静作用的清热药是(　　)

   A. 板蓝根　　　　　　　　B. 金银花　　　　　　C. 连翘

   D. 栀子　　　　　　　　　E. 鱼腥草

23. 既能解热、抗炎,又具有平喘作用的是(　　)

   A. 知母　　　　　　　　　B. 苦参　　　　　　　C. 鱼腥草

   D. 黄芩　　　　　　　　　E. 板蓝根

24. 下列哪项是鱼腥草的抗菌有效成分(　　)

   A. 小檗碱　　　　　　　　B. 黄芩素　　　　　　C. 绿原酸

   D. 癸酰乙醛　　　　　　　E. 色胺酮

25. 鱼腥草常用于治疗(　　)

   A. 急性呼吸道感染　　　　B. 急性肠道感染　　　C. 急性传染性肝炎

D. 急性胰腺炎　　　　　　　E. 急性胃炎

26. 关于青蒿截疟，下列哪项是错误的（　　）

　　A. 抗疟有效成分为青蒿素

　　B. 用菊科植物青蒿的地上部分

　　C. 对疟原虫的红细胞内期有杀灭作用

　　D. 主要影响疟原虫膜结构

　　E. 有效成分可以透过血脑屏障，因而可用于脑型疟

27. 青蒿素抗疟作用发生在（　　）

　　A. 红细胞内期　　　　　　B. 红细胞前期　　　　　　C. 红细胞外期

　　D. 疟原虫配子体　　　　　E. 各期均有效

28. 青蒿抗疟有效成分是（　　）

　　A. 青蒿素　　　　　　　　B. 青蒿酸甲素　　　　　　C. 青蒿乙素

　　D. 青蒿酸　　　　　　　　E. 青蒿酸甲酯

29. 关于知母的解热作用，下列哪项是错误的（　　）

　　A. 解热特点是起效慢，但作用持久

　　B. 抑制细胞膜上 Na^+-K^+-ATP 酶，使产热减少

　　C. 抑制单胺氧化酶活性，减少 5-HT 的代谢，进而影响体温调节中枢

　　D. 抑制 COX，减少 PG 的合成

　　E. 解热的主要有效成分是芒果苷

30. 既能解热、抗炎，又具有降血糖作用的是（　　）

　　A. 知母　　　　　　　　　B. 苦参　　　　　　　　　C. 鱼腥草

　　D. 黄芩　　　　　　　　　E. 板蓝根

31. 与知母生津润燥功效相关的药理作用是（　　）

　　A. 降血糖　　　　　　　　B. 降血脂　　　　　　　　C. 降血压

　　D. 抗惊厥　　　　　　　　E. 抗癌

32. 具有改善学习记忆作用的清热药是（　　）

　　A. 黄芩　　　　　　　　　B. 鱼腥草　　　　　　　　C. 知母

　　D. 栀子　　　　　　　　　E. 板蓝根

33. 具有降血糖作用的清热药（　　）

　　A. 黄芩　　　　　　　　　B. 知母　　　　　　　　　C. 鱼腥草

　　D. 栀子　　　　　　　　　E. 板蓝根

34. 既能解热、抗炎，又具有抗心律失常作用的清热药是（　　）

　　A. 知母　　　　　　　　　B. 苦参　　　　　　　　　C. 鱼腥草

　　D. 黄芩　　　　　　　　　E. 板蓝根

35. 抗皮肤癣菌作用较为显著的清热药是（　　）

　　A. 栀子　　　　　　　　　B. 苦参　　　　　　　　　C. 知母

　　D. 板蓝根　　　　　　　　E. 青蒿

36. 苦参的药理作用不包括(　　)
    A. 抗病原体　　　　　　　B. 抗炎　　　　　　　　C. 抗过敏
    D. 抗溃疡　　　　　　　　E. 抗肿瘤

37. 苦参抗肿瘤作用环节不包括(　　)
    A. 诱导癌细胞凋亡　　　　B. 抑制肿瘤血管生成
    C. 抑制癌细胞 DNA 合成　　D. 干扰转录过程阻止 RNA 合成
    E. 直接细胞毒作用

38. 苦参的主要临床应用不包括(　　)
    A. 急慢性肠炎　　　　　　B. 滴虫性阴道炎　　　　C. 高血压
    D. 心律失常　　　　　　　E. 急慢性湿疹

39. 具有抗过敏作用的药物是(　　)
    A. 黄连　　　　　　　　　B. 栀子　　　　　　　　C. 苦参
    D. 知母　　　　　　　　　E. 鱼腥草

40. 与清营汤功效相关的主要药理作用不包括(　　)
    A. 解热　　　　　　　　　B. 抗炎　　　　　　　　C. 抗菌
    D. 促凝血　　　　　　　　E. 抗凝血

二、多项选择题（每题至少有1个正确答案，多选或错选不得分）

1. 清热方药的主要药理作用是(　　)
    A. 抗病原微生物　　　　　B. 解热　　　　　　　　C. 抗炎
    D. 抑制免疫　　　　　　　E. 抗毒素

2. 清热方药抗菌机制主要涉及如下方面(　　)
    A. 破坏菌体结构　　　　　B. 影响细菌细胞膜　　　C. 拮抗细菌毒素
    D. 抑制核酸、蛋白质合成　E. 影响叶酸代谢

3. 具有抗心律失常作用的清热药有(　　)
    A. 栀子　　　　　　　　　B. 黄连　　　　　　　　C. 金银花
    D. 青蒿　　　　　　　　　E. 苦参

4. 具有保肝利胆作用的清热药有(　　)
    A. 栀子　　　　　　　　　B. 鱼腥草　　　　　　　C. 金银花
    D. 知母　　　　　　　　　E. 黄芩

5. 下列各项，那些是清热药抗菌作用有效成分(　　)
    A. 小檗碱　　　　　　　　B. 知母皂苷　　　　　　C. 苦参碱
    D. 板蓝根多糖　　　　　　E. 癸酰乙醛

6. 哪些属于清热方药抗菌作用和抗病毒作用(　　)
    A. 体外多种细菌、真菌具有抑制作用
    B. 抑制病毒对鸡胚胎的感染
    C. 降低感染细菌小鼠的病死率

D. 降低感染病毒小鼠的病死率

E. 减轻细菌内毒素对细胞膜结构的损伤

7. 清热方药抗肿瘤机制主要包括(　　)

　　A. 抑制肿瘤细胞　　　　　　B. 调整机体免疫力

　　C. 阻断致癌基因突变　　　　D. 诱导肿瘤细胞凋亡

　　E. 抑制癌基因转录、调控基因表达

8. 黄连的抗菌成分包括(　　)

　　A. 小檗碱　　　　　　　B. 黄连碱　　　　　　　C. 药根碱

　　D. 阿魏酸　　　　　　　E. 巴马汀

9. 基于小檗碱的药理活性，现代临床可用于(　　)

　　A. 细菌性痢疾　　　　　B. 慢性胆囊炎　　　　　C. 心律失常

　　D. 糖尿病　　　　　　　E. 胃及十二指肠溃疡

10. 黄连抗菌作用特点是(　　)

　　A. 低浓度抑菌，高浓度杀菌

　　B. 金黄色葡萄球菌等对黄连不易产生耐药性

　　C. 对阿米巴原虫无明显抑制作用

　　D. 小檗碱对多种病毒有抑制作用

　　E. 抗菌谱广，对 G^+ 菌、G^- 菌、结核杆菌、真菌有抑制或杀灭作用

11. 下列哪些是黄芩的药理作用(　　)

　　A. 保肝　　　　　　　　B. 利胆　　　　　　　　C. 升高血压

　　D. 抗血小板聚集　　　　E. 降血脂

12. 黄芩的现代临床应用包括(　　)

　　A. 呼吸道感染　　　　　B. 急性菌痢　　　　　　C. 病毒性肝炎

　　D. 糖尿病　　　　　　　E. 室性早搏

13. 黄芩抗炎作用的特点(　　)

　　A. 对角叉菜胶致大鼠足肿胀（急性炎症）有抑制作用

　　B. 对大鼠佐剂性关节炎继发足肿胀（慢性炎症）有抑制作用

　　C. 抗炎作用与抑制环加氧酶活性有关

　　D. 抗炎作用与促进脂加氧酶活性有关

　　E. 能抑制炎性介质 PGs 和 LTs 的生成和释放

14. 黄芩抑菌成分主要是(　　)

　　A. 黄芩素　　　　　　　B. 汉黄芩素　　　　　　C. 黄芩苷

　　D. 汉黄芩苷　　　　　　E. 千层纸素

15. 黄芩治疗肺热咳嗽的药理学基础包括(　　)

　　A. 抗菌　　　　　　　　B. 抗肿瘤　　　　　　　C. 抗毒素

　　D. 抗病毒　　　　　　　E. 抗炎

16. 金银花的抗菌成分包括(　　)

    A. 绿原酸   B. 木犀草素   C. 异绿原酸

    D. 忍冬苷   E. 齐墩果酸

17. 基于金银花的药理作用，临床可用于(　　)

    A. 上呼吸道感染   B. 急性支气管炎   C. 流感

    D. 慢性病毒性肝炎   E. 急性乙型脑炎

18. 金银花治疗上呼吸道感染的药理学基础包括(　　)

    A. 抗病毒   B. 抗菌   C. 抗炎

    D. 抗外毒素   E. 解热

19. 连翘的抗菌有效成分包括(　　)

    A. 连翘酯苷   B. 齐墩果酸   C. 连翘苷

    D. 连翘酚   E. 挥发油

20. 连翘为"疮家圣药"，其治疗痈肿疮疡的药理基础是(　　)

    A. 抗菌   B. 抗肿瘤   C. 抗炎

    D. 抗内毒素   E. 解热

21. 板蓝根药理作用包括(　　)

    A. 抗菌   B. 抗病毒   C. 抗内毒素

    D. 增强血小板聚集   E. 免疫抑制功能

22. 板蓝根治疗流行性感冒的主要药理学基础为(　　)

    A. 抗菌   B. 抗病毒   C. 抗炎

    D. 抗内毒素   E. 增强免疫功能

23. 栀子的主要化学成分为(　　)

    A. 生物碱类   B. 环烯醚萜苷类   C. 藏红花苷类

    D. 有机酸酯类   E. 黄酮类

24. 栀子治疗"湿热黄疸"的药理学基础包括(　　)

    A. 抗病原微生物   B. 解热抗炎   C. 镇痛镇静

    D. 保肝   E. 利胆

25. 鱼腥草治疗"肺痈吐脓，肺热喘咳"的药理学基础包括(　　)

    A. 抗菌   B. 解热   C. 抗外毒素

    D. 止咳平喘   E. 抗炎

26. 青蒿抗疟疾作用特点包括(　　)

    A. 抗疟有效成分是青蒿素

    B. 青蒿素对疟原虫红细胞外期有杀灭作用

    C. 青蒿素对疟原虫红细胞内期有杀灭作用

    D. 可用于耐氯喹或多药耐药的恶性疟疾及脑型疟疾

    E. 抗疟作用可能与铁介导的过氧桥裂解所产生的自由基有关

27. 青蒿用于暑热外感证的药理学基础为(　　)

    A. 抗疟原虫   B. 抗菌   C. 抗病毒

D. 解热　　　　　　　　　　　E. 抗炎

28. 基于知母的药理作用，临床可用于(　　)

A. 急性感染性疾病　　　　　B. 甲状腺功能减退　　　　C. 糖尿病

D. 肺结核潮热　　　　　　　E. 消化性溃疡

29. 关于知母解热作用，哪些是正确的(　　)

A. 解热作用缓慢而持久

B. 解热作用快速而短暂

C. 能抑制细胞膜上 Na^+-K^+-ATP 酶，使产热减少

D. 能抑制单胺氧化酶活性，减少 5-HT 的代谢，进而影响体温调节中枢

E. 能抑制 COX，减少 PG 的合成

30. 苦参的主要药理作用包括(　　)

A. 抗菌、抗病毒　　　　　　B. 抗肿瘤　　　　　　　　C. 解热、抗炎

D. 促进免疫功能　　　　　　E. 抗心律失常

31. 苦参所含主要药理活性成分包括(　　)

A. 苦参碱　　　　　　　　　B. 氧化苦参碱　　　　　　C. 槐果碱

D. 小檗碱　　　　　　　　　E. 槐胺碱

32. 苦参碱型生物碱抗心律失常作用特点包括(　　)

A. 减慢心率　　　　　　　　B. 加快心率

C. 延长心室有效不应期　　　D. 阻断钙通道

E. 提高心室舒张期兴奋阈值

33. 苦参及其成分抗肿瘤环节可能涉及哪些环节(　　)

A. 诱导癌细胞凋亡　　　　　B. 促进癌细胞分化

C. 抑制癌细胞 DNA 合成　　 D. 直接细胞毒作用

E. 抑制肿瘤血管生成

34. 苦参用于菌痢的药理学基础为(　　)

A. 抗菌　　　　　　　　　　B. 抗病毒　　　　　　　　C. 抗炎

D. 抗腹泻　　　　　　　　　E. 解热

35. 石膏、知母药对，药理作用呈现如下特点(　　)

A. 单味石膏解热起效快，但作用弱且时间短

B. 单味知母的解热起效虽慢，但作用强且时间长

C. 石膏、知母相伍则体温下降快且持久

D. 石膏与知母合用，抗菌作用增强

E. 石膏与知母同用，降糖作用更加显著

36. 金银花与连翘配伍物质基础与药理效应呈现如下特点(　　)

A. 解热作用优于单味金银花或连翘

B. 抗炎作用优于单味金银花或连翘

C. 金银花、连翘具有抗氧化、抗自由基损伤活性，二者配伍作用更优

D. 金银花、连翘配伍使用对耐甲氧西林金黄色葡萄球菌等耐药菌抑菌作用优
于单味药

E. 金银花、连翘等量配伍及合煎方式有利于有效成分溶出

37. 白虎汤主要药理作用包括(　　　)

    A. 解热　　　　　　　　　　B. 抗炎　　　　　　　　　C. 抗病原微生物

    D. 降血压　　　　　　　　　E. 降血糖

38. 与黄连解毒汤泻火解毒功效相关的药理作用包括(　　　)

    A. 解热　　　　　　　　　　B. 抗炎　　　　　　　　　C. 抗病原微生物

    D. 抗毒素　　　　　　　　　E. 抗心律失常

39. 清营汤主要药理作用包括(　　　)

    A. 解热　　　　　　　　　　B. 抗炎　　　　　　　　　C. 抗菌

    D. 抗氧化　　　　　　　　　E. 促凝血

40. 牛黄解毒片主要药理作用包括(　　　)

    A. 解热　　　　　　　　　　B. 抗炎　　　　　　　　　C. 抗菌

    D. 止泻　　　　　　　　　　E. 镇痛

三、名词解释题

1. 清热方药

2. 里热证

3. 细菌耐药性

4. 内生致热原

5. 多药耐药性

6. 侵袭力

7. 变态反应

8. 花生四烯酸代谢

9. 慢反应物质

四、填空题

1. 清药方药一般具有_____、_____、_____和_____等药理
作用。

2. 黄连的主要有效成分是_____。

3. 小檗碱降压作用机制主要是通过_____、_____及
_____所致。

4. 黄连对霍乱毒素有明显对抗作用的成分是_____。

5. 黄连及其有效成分对心脑血管的作用包括：_____、_____、_____、
_____、_____等。

6. 黄连为治痢要药，其治痢效果除与_____有关外，还与_____作用有关。

7. 黄芩主要有效成分为黄芩苷、黄芩素、汉黄芩素、汉黄芩苷、千层纸素 A 等_____类成分。

8. 黄芩的抑菌成分主要为_____与_____。

9. 黄芩苷和黄芩素可抑制 AA 代谢途径中_____和_____活性，从而抑制 PGs 和 LTs 的合成。

10. 金银花的主要有效成分为_____，即_____。金银花的主要药理作用包括_____、_____、_____等。

11. 连翘中抗菌有效成分为连翘酯苷、连翘苷、连翘酚和挥发油等，其中抗菌活性最强的是_____。

12. 板蓝根有效成分中，吲哚类化合物主要有_____、_____，喹唑酮类化合物主要有_____等。

13. 板蓝根中具有增强免疫功能的有效成分主要为_____。

14. 栀子有降血压作用，切断两侧迷走神经或给予阿托品则降血压作用减弱或消失，推测其降血压作用部位可能是在_____。

15. 栀子苷大鼠灌胃给药后血液浓度呈双峰现象，表明可能存在_____。

16. 鱼腥草多种提取物的抗炎作用可能与阻断_____、_____等有关。

17. 青蒿为菊科蒿属植物_____的干燥地上部分。

18. _____是青蒿中主要抗疟成分，其对疟原虫_____有杀灭作用。

19. 知母及其皂苷元能降低_____证患者血、脑、肾上腺中多巴胺 β 羟化酶活性，使_____合成和释放减少；抑制_____蛋白合成。

20. 知母具有改善学习记忆功能的主要成分为_____。

21. 苦参抗菌主要活性成分包括_____，如苦参碱、氧化苦参碱等；_____，如苦参酮。

22. 石膏、知母配伍可用于治疗消渴证，相当于西医学的_____。

23. 金银 – 连翘药对配伍后化学成分的溶出也发生了较为明显的改变，指标性成分绿原酸、连翘酯苷及挥发油成分含量均有所升高，这可能是_____的物质基础。

24. 白虎汤解热物质基础可能与复方知母中的_____和_____相关。

五、判断题（请在正确题后括号中打√，错误题后括号中打×）

1. 细菌对清热方药一般不易产生耐药性，部分中药尚具有延缓甚至清除细菌耐药性的作用。（   ）

2. 清热方药解热机制多与抑制内生致热原的产生以及阻断发热的病理环节有关。（   ）

3. 清热方药均能提高机体的免疫功能，增强机体的抗病能力。（   ）

4. 黄连和小檗碱对细菌内毒素和外毒素均具拮抗作用。（   ）

5. 黄连具降糖作用且对糖尿病并发症有改善作用。（   ）

6. 黄连素口服吸收良好。（   ）

7. 黄连抗菌作用弱，只有抑菌而无杀菌作用。（　　）

8. 黄连或小檗碱单用时，金黄色葡萄球菌、溶血性链球菌、福氏痢疾杆菌易产生抗药性。（　　）

9. 小檗碱对细菌及细菌毒素引起的腹泻有对抗作用，但对非感染性腹泻无效。（　　）

10. 黄芩解热效应与抑制脂加氧酶，使前列腺素合成减少有关。（　　）

11. 黄芩没有抗变态反应作用。（　　）

12. 黄芩苷抗炎作用与抑制 PGE 生成有关。（　　）

13. 金银花抗菌作用的主要有效成分是所含生物碱。（　　）

14. 连翘对四氯化碳诱导的急性肝损伤保护作用与抑制肝组织中抗氧化酶的活性、降低脂质过氧化水平有关。（　　）

15. 板蓝根多糖对非特异性免疫功能均有一定促进作用。（　　）

16. 栀子对麻醉或清醒大鼠有降血压作用，切断两侧迷走神经则降血压作用减弱或消失，推测其降血压作用部位可能是在外周。（　　）

17. 鱼腥草抗菌有效成分为挥发油中的癸酰乙醛，其性质不稳定，故鱼腥草鲜品抗菌优于干品。（　　）

18. 青蒿素是青蒿中主要抗疟成分，青蒿素对疟原虫红细胞内期有杀灭作用，但对红细胞外期和红细胞前期无效。（　　）

19. 知母解热作用特点是作用出现慢而持续时间久。（　　）

20. 苦参对滴虫性阴道炎有较好的疗效。（　　）

21. 石膏、知母相伍解热作用快，药效更持久。（　　）

22. 金银花、连翘配伍，抗病原微生物、解热、抗炎作用均优于各单味药。（　　）

六、简答题

1. 清热药的主要药理作用有哪些？
2. 清热方药抗毒素的方式主要有哪些？
3. 清热方药抗病毒的机制一般涉及哪些环节？
4. 清热方药抗菌机制一般涉及哪些环节？
5. 清热方药可能通过哪些机制延缓或清除细菌耐药性？
6. 清热方药的抗炎机制主要有哪些？
7. 清热方药的抗肿瘤机制主要有哪些？
8. 与黄连清热燥湿、泻火解毒功效相关的药理作用有哪些？
9. 黄连的抗菌机制主要涉及哪些环节？
10. 小檗碱对心血管系统的作用有哪些？
11. 黄芩清热燥湿、泻火解毒功效的药理学基础有哪些？
12. 黄芩的抗炎机制主要包括什么？
13. 黄芩抗过敏作用机制是什么？

14. 黄芩抗肿瘤机制有哪些?

15. 与金银花清热解毒、疏散风热功效相关的药理作用有哪些?

16. 与连翘清热解毒、消肿散结、疏散风热功效相关的药理作用有哪些?

17. 与板蓝根清热解毒、凉血利咽功效相关的药理作用有哪些?

18. 板蓝根抗病毒作用特点有哪些?

19. 与栀子泻火除烦、清热利湿、凉血解毒功效相关的药理作用有哪些?

20. 与鱼腥草清热解毒、消痈排脓、利尿通淋功效相关的药理作用有哪些?

21. 与青蒿清虚热、除骨蒸、解暑热、截疟、退黄功效相关的药理作用有哪些?

22. 目前有关青蒿素抗疟机制主要包括哪些?

23. 青蒿素抗肿瘤作用机制有哪些?

24. 与知母清热泻火、滋阴润燥功效相关的药理作用有哪些?

25. 知母解热作用的特点和作用机理有哪些?

26. 与苦参清热燥湿功效相关的药理作用有哪些?

27. 苦参及其成分抗肿瘤作用主要涉及哪些环节?

28. 石膏－知母药对与金银花－连翘药对在解热效应方面有何特点?

29. 与白虎汤清热生津、除烦止渴功效相关的药理作用有哪些?

30. 与黄连解毒汤泻火解毒功效相关的药理作用有哪些?

31. 与清营汤清营解毒、透热养阴功效相关的药理作用有哪些?

32. 与牛黄解毒片清热解毒功效相关的药理作用有哪些?

七、拓展题

1. 如何理解在体内难以达到有效抑制浓度的清热方药,也可以有很好的抗感染疗效?

2. 如何从西医学角度理解清热方药的主治证候?

3. 与清热方药清泄里热功效相关的药理作用有哪些?

4. 如何看待"清热方药相当于西药的抗生素"?

参考答案

一、单项选择题

1. E　2. D　3. D　4. B　5. E　6. B　7. C　8. C　9. A　10. B　11. D　12. A　13. A
14. E　15. D　16. A　17. B　18. C　19. D　20. C　21. E　22. D　23. C　24. D　25. A
26. B　27. A　28. A　29. E　30. A　31. A　32. C　33. B　34. B　35. B　36. D　37. D
38. C　39. C　40. D

二、多项选择题

1. ABCE　2. ABDE　3. BDE　4. ACE　5. ABCE　6. ABCD　7. ABCDE　8. ABCE
9. ABCDE　10. ADE　11. ABDE　12. ABC　13. ABCE　14. AC　15. ACDE　16. AC

17. ABC　18. ABCE　19. ACDE　20. ACDE　21. ABC　22. BCE　23. BCDE　24. ABDE
25. ABDE　26. ACDE　27. BCDE　28. ACD　29. ACDE　30. ABCE　31. ABCE　32. ACE
33. ABCDE　34. ACDE　35. ABCDE　36. ABCDE　37. ABCE　38. ABCD　39. ABCD
40. ABCE

三、名词解释题

1. 清热方药：凡以清泄里热为主要功效，用以治疗里热证的方药称清热方药。

2. 里热证：里热证是由于外感六淫，入里化热，或因五志过激，脏腑偏盛，郁久化热所致的一类证候，如温热病高热烦渴、湿热泻痢、温毒发斑、痈肿疮毒及阴虚发热等，多见于多种急性传染病及非传染感染性疾病。

3. 细菌耐药性：细菌耐药性又称抗药性，系指细菌对于抗菌药物不敏感的现象。根据其发生原因可分为获得耐药性和天然耐药性。天然耐药性是由细菌染色体基因决定、代代相传，不会改变。获得耐药性是由于细菌与抗菌药物接触后，由质粒介导，通过改变自身的代谢途径，使其不被抗菌药物杀灭。获得性耐药可因不再接触抗菌药物而消失，也可由质粒将耐药基因转移至染色体而代代相传，成为天然耐药。

4. 内生致热原：是指在发热激活物的作用下，由产致热原细胞产生和释放的致热物质。目前已经证实的内生致热原主要有：白细胞介素-1（IL-1），白细胞介素-6（IL-6），肿瘤坏死因子（TNF），干扰素（IFN），巨噬细胞炎症蛋白（MIP-1）。内生致热原的特点是相对分子质量很小（10000～20000Da），可通过血脑屏障，作用于体温调节中枢，从而引起体温升高。

5. 多药耐药性：是指对一种药物具有耐药性的同时，对其他结构不同、作用靶点不同的抗肿瘤药物也具有耐药性。多药耐药性是导致肿瘤化疗和抗感染药物治疗失败的重要原因之一。多药耐药性的产生是由于细胞解除药物活性的分子发生变异或过度表达。肿瘤细胞的多药耐药性是由于细胞膜上过度表达外排抗肿瘤药物的蛋白引起的，如P-糖蛋白的过度表达。

6. 侵袭力：指病原微生物能突破宿主皮肤、黏膜等生理防御屏障，进入机体并在体内定殖，繁殖和扩散的能力。

7. 变态反应：是指免疫系统对一些物质如花粉、动物皮毛等过于敏感，发生免疫应答，对机体造成伤害。当机体被某种抗原致敏，再次接触相同抗原时则二次免疫应答增强，导致组织损伤（免疫病理变化）。变态反应可分为四型，即：Ⅰ型——速发型，由IgE介导，发生快，消退亦快；常表现为生理功能紊乱，而无严重的组织损伤；Ⅱ型——细胞毒型/细胞溶解型，抗体（多数为IgG、少数为IgM、IgA）首先同细胞本身抗原成分或吸附于膜表面成分相结合，然后通过四种不同的途径杀伤靶细胞；Ⅲ型——免疫复合物型，又称血管炎型超敏反应；Ⅳ型——迟发型或细胞介导型，是由特异性致敏效应T细胞介导的。

8. 花生四烯酸代谢：细胞中的花生四烯酸一般不游离存在，而是以磷脂的形式酯化在细胞膜中。多种刺激因子或组织损伤可激活磷脂酶A2，使花生四烯酸从膜磷脂中游离出来。游离的花生四烯酸可以与乙酰辅酶A结合成乙酰辅酶A酯，再结合到膜磷脂中（再脂化），也可以经环氧化酶途径代谢为前列腺素，或经脂氧化酶途径代谢为白三烯。

9. 慢反应物质：是一类可使平滑肌缓慢而持久收缩的物质。主要为细胞膜花生四烯酸脂氧化酶代谢途径的产物，如白三烯 C4、D4、E4 等。

四、填空题

1. 抗病原微生物；解热；抗炎；抗毒素　2. 小檗碱　3. 竞争性阻断血管壁 α 受体；减慢心率；降低外周血管阻力　4. 小檗碱　5. 正性肌力；抗心律失常；抗心肌缺血；降血压；抗脑缺血/出血损伤　6. 抗菌作用；抗腹泻　7. 黄酮　8. 黄芩素；黄芩苷　9. 环加氧酶；脂加氧酶　10. 绿原酸类；绿原酸；异绿原酸　11. 连翘酯苷 12. 靛蓝；靛玉红；色胺酮　13. 板蓝根多糖　14. 中枢　15. 肝肠循环　16. NF-κB 信号通路激活；抑制趋化因子及其受体表达　17. 黄花蒿　18. 青蒿素；红细胞内期 19. 阴虚；去甲肾上腺素；β 受体　20. 知母皂苷　21. 生物碱类；黄酮类　22. 糖尿病 23. 配伍增效　24. 菝葜皂苷元；知母皂苷

五、判断题

1. √　2. √　3. ×　4. √　5. √　6. ×　7. ×　8. √　9. ×　10. ×　11. × 12. √　13. ×　14. ×　15. ×　16. ×　17. √　18. √　19. √　20. √　21. √　22. √

六、简答题

1. 答：清热药的主要药理作用有：抗病原微生物（抗菌谱、有效成分、机理）、解热、抗炎、抗毒素、抗肿瘤、调节机体免疫功能等作用，并举例说明。

2. 答：清热方药抗毒素的方式主要有：（1）中和、降解内毒素。（2）拮抗外毒素。（3）降低病原微生物侵袭力。

3. 答：清热方药抗病毒的机制一般涉及如下环节：（1）直接杀灭病毒。（2）抑制和阻滞病毒在细胞内的复制。（3）延缓病毒引起的细胞病变。（4）增强机体免疫功能，保护机体免受病毒更大的伤害。

4. 答：清热方药的抗菌机制可能涉及多个环节，包括：（1）破坏菌体结构。（2）影响细菌细胞膜。（3）抑制核酸、蛋白质合成。（4）影响叶酸代谢。

5. 答：作用机制可能与清除传递性耐药质粒（R 质粒）、抑制 β-内酰胺酶活性、抑制耐药基因、抑制耐药菌主动外排泵及抑制细菌生物被膜形成有关。

6. 答：清热方药抗炎机制主要有：兴奋垂体 – 肾上腺皮质系统，抑制炎症反应；抑制各种炎症介质如前列腺素 PGE、白细胞三烯 LTB4 等的合成与释放。

7. 答：抗肿瘤的机制主要通过抑制肿瘤细胞、调整机体免疫力、阻断致癌基因突变、诱导肿瘤细胞凋亡、抑制癌基因转录、调控基因表达等来实现。此外，某些清热方药具有逆转肿瘤多药耐药性、增强肿瘤细胞对化疗药物的敏感性作用。

8. 答：黄连清热燥湿、泻火解毒功效的发挥，主要与黄连抗病原微生物、抗毒素、抗炎、解热、降血糖、调节胃肠运动、抗消化性溃疡、抗腹泻、抗肿瘤等药理作用相关。

9. 答：黄连的抗菌机制主要涉及以下环节：（1）影响细菌糖代谢中间环节——丙

酮酸的氧化脱羧过程。（2）破坏细菌结构，能引起金黄色葡萄球菌中隔变形，在细胞质和拟核中染色体颗粒消失，核糖体出现高电子密度的团块。（3）抑制细菌 DNA 的复制。（4）干扰细菌蛋白质的合成。

10. 答：小檗碱对心血管系统的作用包括：（1）正性肌力作用。（2）负性频率作用。（3）对心肌电生理的影响：降低自律性、减慢传导、延长不应期、消除折返冲动等。（4）抗心律失常。（5）降压。（6）抗心肌缺血。

11. 答：黄芩解热、抗炎、抗病原微生物、抗毒素、抗肿瘤、抗过敏等作用为其清热燥湿、泻火解毒功效的药理学基础。

12. 答：黄芩的抗炎作用机制与抑制 AA 的代谢有关。黄芩苷和黄芩素可抑制血小板 AA 代谢途径中环加氧酶和脂加氧酶活性，从而抑制炎症介质 PGE 和白三烯的合成。

13. 答：黄芩抗过敏作用机制主要是：抑制抗原 – 抗体反应诱导的肥大细胞化学介质的释放，能够稳定肥大细胞膜，减少组织胺、慢反应物质等变态反应介质的释放。

14. 答：黄芩抗肿瘤机制主要有：影响细胞的运动侵袭能力、抑制肿瘤细胞增殖、诱导细胞分化与凋亡、抑制肿瘤血管生成等。

15. 答：与金银花清热解毒、疏散风热功效相关的药理作用包括：广谱抗菌作用；抗病毒；抗内毒素；抗炎；解热；增强机体免疫功能等。

16. 答：连翘清热解毒、消肿散结、疏散风热功效相关的药理作用包括：广谱抗菌作用，抗病毒，抗内毒素，抗炎，解热，抗肿瘤等。

17. 答：板蓝根清热解毒、凉血利咽功效的发挥，与其抗菌、抗病毒、抗内毒素、抗炎、增强免疫等药理作用有关。

18. 答：板蓝根通过其不同化学成分、不同作用靶点综合实现对病毒的抑制和灭活，保护正常细胞免受病毒侵染，抑制病毒诱导的炎症应答。

19. 答：栀子泻火除烦、清热利湿、凉血解毒功效的发挥，与栀子解热、抗炎、镇痛、镇静、抗菌、抗病毒、抗内毒素、保肝、利胆等药理作用有关。

20. 答：鱼腥草清热解毒、消痈排脓、利尿通淋功效的发挥，与鱼腥草抗菌、抗病毒、解热、抗炎、抗内毒素、止咳、利尿、增强免疫等药理作用有关。

21. 答：青蒿清虚热、除骨蒸、解暑热、截疟、退黄功效的发挥，与青蒿抗疟原虫、抗菌、抗病毒、抗内毒素、解热、镇痛、抗炎、抗肿瘤、调节免疫等药理作用有关。

22. 答：目前有关青蒿素抗疟机制主要有：（1）青蒿素结构中均具有过氧桥（C-O-O-C），其抗疟作用可能与铁介导的过氧桥裂解所产生的自由基有关。当血红蛋白被疟原虫吞噬后，在虫体血红蛋白酶催化下，降解释放血红素和少量游离 Fe^{2+}，Fe^{2+} 催化裂解青蒿素过氧桥，产生大量自由基和活性氧，抑制疟原虫生长或破坏疟原虫膜系结构，导致疟原虫死亡。（2）与抑制疟原虫的 PfATTP6 酶（plasmodium falciparum Ca^{2+} – ATPase6）有关。PfATTP6 酶表达产物是膜转运蛋白，其基本功能是通过将 Ca^{2+} 排出细胞，调节钙平衡。青蒿素在不影响其他正常细胞 Ca^{2+} 排出的情况下，通过抑制疟原虫 PfATTP6 酶活动，使细胞内 Ca^{2+} 水平升高，引起细胞死亡，达到治疗疟疾作用。

23. 答：青蒿素抗肿瘤作用机制主要涉及：（1）抑制血管新生。（2）诱导细胞凋亡。（3）阻滞细胞周期。（4）通过 Fe^{2+} 介导的细胞毒作用。

24. 答：知母清热泻火、滋阴润燥功效的发挥，与知母解热、抗炎、抗病原微生物、抑制交感神经 β 受体功能、降血糖等药理作用有关。

25. 答：解热作用缓慢而持久。解热机理：（1）抑制细胞膜上 Na^+-K^+-ATP 酶，使产热减少。（2）抑制单胺氧化酶活性，减少 5-HT 的代谢，进而影响体温调节中枢。（3）抑制 COX，减少 PG 的合成。

26. 答：苦参清热燥湿功效的发挥，与苦参抗菌、抗病毒、解热、抗炎、免疫抑制、抗肿瘤、抗腹泻等药理作用有关。

27. 答：苦参及其成分抗肿瘤作用主要涉及以下环节：诱导癌细胞凋亡；促进癌细胞分化；抑制癌细胞 DNA 合成；直接细胞毒作用；抑制肿瘤血管生成。

28. 答：四药对实验性发热动物均有解热作用。石膏起效快，作用弱且时间短；知母起效虽慢，作用强且时间长。石膏、知母相伍则体温下降快且持久。金银花与连翘配伍解热效应明显优于单味金银花或连翘。

29. 答：白虎汤清热生津、除烦止渴功效的发挥，与白虎汤解热、抗炎、抗菌、抗病毒、降血糖等药理作用有关。

30. 答：黄连解毒汤泻火解毒功效的发挥，与其解热、抗炎、抗菌、抗病毒、抗肿瘤、降血糖、调节免疫、调节肠道菌群、保护胃肠黏膜等药理作用有关。

31. 答：清营汤清营解毒、透热养阴功效的发挥，与其解热、抗炎、抗菌、抗凝血、抗氧化、抗内毒素等药理作用有关。

32. 答：牛黄解毒片清热解毒功效的发挥，与其抗菌、抗炎、解热、镇痛等药理作用有关。

七、拓展题

1. 答案要点：清热方药治疗感染性疾病，大体通过如下途径：（1）针对病因。多数清热方药对引起各种感染性疾病的病原微生物如细菌、真菌、病毒等有不同程度的抑制作用。（2）针对病理过程。炎症及免疫功能紊乱是感染性疾病发展的重要病理过程，清热方药多具有抗炎及免疫调节作用。此外，病原微生物常通过毒素及侵袭力危害机体，清热方药亦可通过抗毒素及降低侵袭力发挥抗感染作用。（3）针对临床症状。清热方药能缓解感染性疾病症状，如发热、疼痛等。综上，清热方药治疗感染性疾病，不单是抗病原体，而是针对病原体引起的疾病证候，是多途径发挥综合治疗效应的。

2. 答案要点：凡以清泄里热为主要功效，用以治疗里热证的方药称为清热方药。里热证见于西医学的多种急性传染病和非传染感染性疾病，也包括一些非感染性疾病，如某些肿瘤、白血病等。从西医学角度看，里热证是一个很广泛的临床症候群概念。气分热证常与感染性疾病急性期的临床表现相似；血分热证典型的症状有斑疹、出血，多见于感染性疾病伴有凝血系统功能紊乱者；湿热证多见于一些慢性感染性疾病及真菌感染，如肝炎、胆囊炎、胆石症、皮肤真菌病及真菌性阴道炎等；热毒炽盛证多见于感染性疾病所引起的高热以及所伴随的病理变化，包括各种毒血症、菌血症性反应，多种化脓性感染（如疮疡、肺痈、肠痈等）、痢疾和部分病毒感染（流脑、乙脑）等；虚热多见于感染性疾病的后期或慢性消耗性疾病。

3. 答案要点：着重从清热方药的抗病原微生物、抗毒素、解热、抗炎、调节免疫及抗肿瘤等方面药理作用进行阐述。

4. 答案要点：清热方药与西药的抗生素都是治疗感染性疾病的重要手段；清热方药的作用强度和作用方式与抗生素不同，前者抗菌谱广，抗菌强度较弱，后者抗菌谱有明确针对性，抗菌强度较强；清热方药的抗感染作用是多环节、多途径的综合效应，而抗生素多主要具抗菌活性。

第十章 泻下方药 ▷▷▷▷

目的要求

1. 掌握泻下方药的主要药理作用；大黄的主要有效成分、药理作用及机制。
2. 熟悉芒硝的主要有效成分、药理作用、机制及临床应用。
3. 了解火麻仁、芫花、大黄配芒硝、大承气汤的药理作用与临床应用。

知识导航

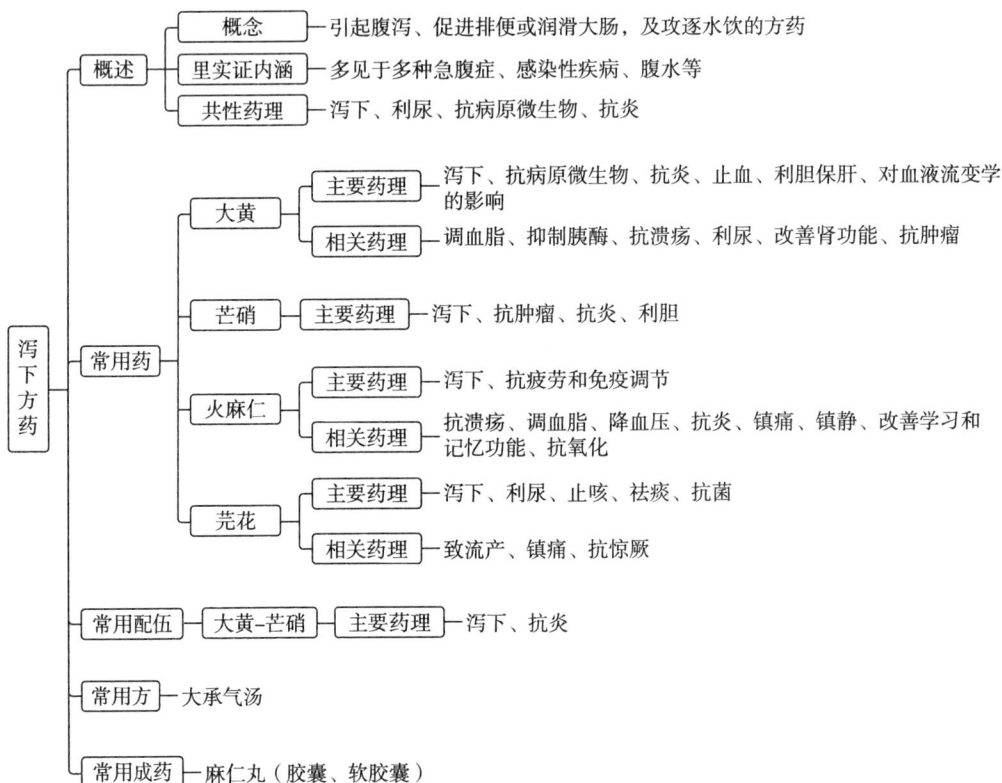

重点难点

1. 泻下方药的功效分类、主治证候、代表药、代表方及主要药理作用。
2. 代表药物大黄、芒硝、火麻仁与功效相关的药理作用特点、机制和药效物质基础，尤其重点掌握大黄刺激性泻下、芒硝容积性泻下、火麻仁润滑性泻下的机理。

单元测试题

一、单项选择题（请从 5 个备选答案中选出 1 个最佳答案）

1. 泻下药的主要药理作用不包括（　　）
   A. 泻下作用　　　　　　　　B. 抗炎作用　　　　　　　C. 解热作用
   D. 抗病原微生物作用　　　　E. 利尿作用

2. 下列泻下药有利尿作用的是（　　）
   A. 芒硝　　　　　　　　　　B. 番泻叶　　　　　　　　C. 火麻仁
   D. 大黄　　　　　　　　　　E. 郁李仁

3. 下述除哪项外，均是大黄止血的作用机理（　　）
   A. 促进血小板黏附和聚集　　B. 增加血小板数和纤维蛋白原含量
   C. 收缩损伤的局部血管　　　D. 补充维生素 K
   E. 降低凝血酶Ⅲ的活性

4. 大黄降低血中尿素氮和肌酐作用可用于（　　）
   A. 利尿消肿　　　　　　　　B. 抗肿瘤　　　　　　　　C. 降血脂
   D. 治疗氮质血症　　　　　　E. 抗炎

5. 大黄产生泻下作用的机理是（　　）
   A. 含结合型蒽醌苷，使肠道蠕动增加
   B. 口服不吸收，因高渗透压使肠容积增大
   C. 含脂肪油，使肠道润滑
   D. 强烈刺激肠黏膜，产生剧烈泻下作用
   E. 以上均无关

6. 大黄泻下作用的主要部位是（　　）
   A. 大肠　　　　　　　　　　B. 小肠　　　　　　　　　C. 全肠管
   D. 回肠　　　　　　　　　　E. 直肠

7. 大黄经炮制后其（　　）
   A. 抗肿瘤作用增强　　　　　B. 降血脂作用增强　　　　C. 泻下作用增强
   D. 泻下作用减弱　　　　　　E. 抗炎作用增强

8. 大黄泻下作用的有效成分之一是（　　）
   A. 大黄素　　　　　　　　　B. 大黄酸　　　　　　　　C. 番泻苷
   D. 鞣质　　　　　　　　　　E. 大黄酚

9. 大黄提高血浆渗透压，降低血黏度的机理是（　　）
   A. 抑制细胞膜 Na^+-K^+-ATP 酶活性
   B. 抑制血小板聚集
   C. 增加血中蛋白质合成

    D. 扩张血管

    E. 保肝、利胆

10. 大黄抗炎作用机理主要是(　　　)

    A. 抑制花生四烯酸代谢　　　　B. 兴奋垂体－肾上腺皮质系统

    C. 本身具有 ACTH 样作用　　　D. 本身具有皮质激素样作用

    E. 以上均非

11. 大黄致泻的主要成分是(　　　)

    A. 结合型蒽醌苷　　　　B. 游离型蒽醌　　　　C. 大黄素

    D. 大黄酸　　　　E. 芦荟大黄素

12. 芒硝泻下作用的主要成分是(　　　)

    A. 氯化钠　　　　B. 硫酸钠　　　　C. 硫酸钙

    D. 硫酸镁　　　　E. 氯化钙

13. 泻下药中具有改善肾功能作用的药物是(　　　)

    A. 芒硝　　　　B. 番泻叶　　　　C. 火麻仁

    D. 大黄　　　　E. 郁李仁

14. 因含脂肪油润滑肠道而致泻的药物是(　　　)

    A. 番泻叶　　　　B. 巴豆　　　　C. 火麻仁

    D. 芫花　　　　E. 芒硝

15. 芒硝泻下作用的部位在(　　　)

    A. 大肠　　　　B. 空肠　　　　C. 回肠

    D. 全肠管　　　　E. 直肠

16. 大黄保护胃黏膜作用机理是(　　　)

    A. 直接中和胃酸　　　　B. 抑制细胞坏死因子的产生

    C. 促进胃黏膜 PGE_2 生成　　　D. 抑制抗体生成

    E. 抑制胃黏膜 PGE_2 生成

17. 芒硝泻下作用速度与哪一因素有关(　　　)

    A. 进食量　　　　B. 饮水量　　　　C. 性别

    D. 体重　　　　E. 机体功能状态

18. 使实验性高氮质血症动物血中尿素氮和肌酐的含量明显降低，治疗高氮质血症和尿毒症的药物是(　　　)

    A. 芒硝　　　　B. 火麻仁　　　　C. 芫花

    D. 金银花　　　　E. 大黄

19. 属于容积性泻下的药物是(　　　)

    A. 大黄　　　　B. 火麻仁　　　　C. 巴豆

    D. 芒硝　　　　E. 芦荟

20. 芒硝泻下的机制为(　　　)

    A. 刺激肠黏膜　　　　B. 肠道润滑

C. 兴奋肠平滑肌上的 M-受体　D. 抑制肠细胞膜上 Na^+-K^+-ATP 酶

E. 使肠内渗透压升高

二、多项选择题（每题至少有1个正确答案，多选或错选不得分）

1. 泻下药的主要药理作用包括(　　)

   A. 泻下　　　　　　　　　B. 利尿　　　　　　　　　C. 抗病原微生物

   D. 抗炎　　　　　　　　　E. 解热

2. 大黄泻下的作用机制包括(　　)

   A. 刺激肠壁神经丛

   B. 使肠平滑肌 M 受体兴奋

   C. 抑制肠平滑肌 Na^+-K^+-ATP 酶

   D. 刺激肠壁组织分泌 5-HT

   E. 提高胃动素、P 物质含量、降低血管活性肠肽水平

3. 大黄的临床应用包括(　　)

   A. 便秘　　　　　　　　　B. 急性胰腺炎　　　　　　C. 急性肠梗阻

   D. 关节炎　　　　　　　　E. 急性胆囊炎

4. 芒硝的主要药理作用包括(　　)

   A. 泻下　　　　　　　　　B. 抗病原微生物　　　　　C. 抗肿瘤

   D. 抗炎　　　　　　　　　E. 利胆

5. 大黄止血的作用机制包括(　　)

   A. 促进血小板黏附和聚集　　　B. 增加血小板数和纤维蛋白原含量

   C. 收缩损伤的局部血管　　　　D. 补充维生素 K

   E. 降低凝血酶Ⅲ的活性

三、名词解释题

1. 泻下方药
2. 里实证
3. 刺激性泻下
4. 容积性泻下
5. 润滑性泻下

四、填空题

1. 大黄止血的有效成分主要有_____、_____、_____等。
2. 大黄抗菌作用的成分是_____、_____、_____。
3. 芒硝泻下作用速度与_____有关。
4. 大黄致泻的主要成分为_____，其中以_____作用最强。
5. 芒硝致泻的主要成分是_____。

6. 泻下药根据作用机制可以分为_____、_____和_____三类。

7. 大黄致泻的主要部位是_____。

五、判断题（请在正确题后括号中打√，错误题后括号中打×）

1. 芒硝主要成分是硫酸钠，可直接刺激肠壁产生泻下作用。（　　）

2. 芒硝泻下作用的主要部位在小肠。（　　）

3. 生大黄泻下作用比制大黄强。（　　）

4. 大黄致泻的主要成分是游离型蒽醌。（　　）

5. 火麻仁属于刺激性泻药。（　　）

6. 芫花属于润滑性泻药。（　　）

7. 大黄可使实验性高氮质血症动物血中尿素氮和肌酐的含量明显降低，能用于治疗高氮质血症和尿毒症。（　　）

8. 大黄抗炎作用机理主要是兴奋垂体-肾上腺皮质系统。（　　）

9. 芒硝泻下作用速度与饮水量有关。（　　）

10. 醋制能降低芫花的毒性。（　　）

六、简答题

1. 简述泻下方药的主要药理作用。

2. 简述大黄泻下的主要有效成分及机理。

3. 简述大黄改善血液流变性作用的机理。

4. 简述大黄止血的作用机理。

5. 简述大黄抗炎的作用机理。

6. 简述芒硝泻下的主要有效成分及机理。

七、拓展题

1. 如何理解里实证？

2. 如何理解泻下药泻下导滞的药理学基础？

参考答案

一、单项选择题

1. C　2. D　3. D　4. D　5. A　6. A　7. D　8. C　9. A　10. A　11. A　12. B　13. D　14. C　15. D　16. C　17. B　18. E　19. D　20. E

二、多项选择题

1. ABCD　2. ABCDE　3. ABCE　4. ACDE　5. ABCE

三、名词解释题

1. 泻下方药：凡能引起腹泻、促进排便或润滑大肠，以及攻逐水饮的方药称泻下方药。

2. 里实证：是对疾病深入于里（脏腑、气血、骨髓），体内病理产物蓄积而产生的多种临床表现的病理概括。西医学的多种急腹症、多种感染性疾病、腹水等均有里实证表现。

3. 刺激性泻下：指药物致泻成分刺激肠黏膜而产生泻下作用，如大黄、番泻叶、芦荟等致泻成分均为结合型蒽醌苷，口服抵达大肠后在细菌酶的作用下水解为苷元，刺激大肠黏膜下神经丛，使肠管蠕动增加而排便；牵牛子中所含牵牛子苷，巴豆所含巴豆油以及芫花中芫花酯均能强烈刺激肠黏膜，产生强烈的泻下作用，以上均为刺激性泻下。

4. 容积性泻下：药物（如芒硝、硫酸镁）致泻成分口服后在肠腔内不能被吸收，发挥高渗作用，使肠腔保留大量水分，肠容积增大，刺激肠壁，促进肠蠕动而泻下，为容积性泻下。

5. 润滑性泻下：药物（如火麻仁、郁李仁等）含有大量的脂肪油，使肠道润滑，粪便软化，同时脂肪油在碱性肠液中能分解产生脂肪酸，可对肠壁产生温和的刺激而促进排便，为润肠性泻下。

四、填空题

1. 大黄酚；儿茶素；没食子酸　2. 大黄酸；大黄素；芦荟大黄素　3. 饮水量　4. 结合型蒽醌苷；番泻苷　5. 硫酸钠　6. 刺激性泻药；容积性泻药；润滑性泻药　7. 大肠

五、判断题

1. ×　2. ×　3. √　4. ×　5. ×　6. ×　7. √　8. ×　9. √　10. √

六、简答题

1. 答：泻下方药的主要药理作用包括：泻下、利尿、抗病原微生物、抗炎。

2. 答：（1）泻下的主要成分为结合型蒽醌苷类，其中以番泻苷作用最强。（2）大黄泻下作用机理可能包括：①大黄口服后，结合型蒽醌苷大部分未经小肠吸收而抵达大肠，在大肠被细菌酶（主要为 β 葡萄糖苷酶）水解生成苷元，苷元刺激肠黏膜及肠壁肌层内的神经丛，促进肠蠕动而发挥致泻作用；②蒽酮具有胆碱样作用，可兴奋平滑肌上 M 胆碱受体，加快肠蠕动；③大黄抑制肠平滑肌上 Na^+-K^+-ATP 酶，抑制 Na^+ 从肠腔转移至细胞内，使肠腔内渗透压升高，肠腔容积增大，机械性刺激肠壁，使肠蠕动加快；④大黄蒽醌苷刺激肠壁组织分泌 5-HT，并通过其介导促进肠道收缩和肠液分泌；⑤大黄番泻苷可提高血液及空肠组织中胃动素（MTL）、P 物质（SP）含量，降低血管活性肠肽（VIP）水平。

3. 答：大黄能提高血浆渗透压，使组织水分向血管内转移，血液稀释，血液黏稠度降低，改善微循环障碍。机理是抑制细胞膜 Na^+-K^+-ATP 酶活性。

4. 答：大黄止血的作用机理包括：（1）收缩损伤局部血管，降低局部毛细血管通透性。（2）促进血小板黏附和聚集，增加血小板数量。（3）降低抗凝血酶Ⅲ（AT-Ⅲ）的活性。（4）降低纤溶酶活性，加速血液凝固。

5. 答：大黄抗炎的作用机理包括：（1）抑制 AA 代谢，减少 PG 和 LT 生成。（2）抑制 NF-κB 活化。（3）抑制黏附因子的表达。

6. 答：（1）芒硝泻下的主要成分为硫酸钠。（2）泻下机理：①口服后，硫酸钠水解产生大量硫酸根离子，在肠道难被吸收，滞留于肠腔内，使肠内容物形成高渗状态，抑制肠内水分的吸收，使肠内容物容积增大，扩张肠道，机械性刺激肠壁，反射性引起肠蠕动增加而致泻。②硫酸钠本身也刺激肠黏膜，使其蠕动增加。

七、拓展题

1. 答案要点：可从如下方面加以阐述：（1）中医认识：里实证是对疾病深入于里（脏腑、气血、骨髓），体内病理产物蓄积而产生的各种临床表现的病理概括。由于外邪性质与病理产物不同，里实证的证候表现也不同，常见症状如大便秘结、腹胀痛拒按、烦躁，甚至神昏谵语、苔黄、脉实等。（2）西医学的多种急腹症、多种感染性疾病、腹水等均有里实证的病理表现。

2. 答案要点：泻下药泻下导滞的药理学基础主要为泻下、利尿、抗病原微生物、抗炎等。可以从通过泻下作用解除腹部胀满、大便燥结，通过利尿作用消除水肿、胸腹积水，通过抗病原微生物及抗炎等作用而荡涤实热等方面加以阐述。

第十一章 祛风湿方药 ▷▷▷▷

目 的 要 求

1. 掌握祛风湿药的基本药理作用；秦艽、独活、川乌、五加皮的药理作用及作用机制。

2. 熟悉秦艽的抗炎、镇痛、调节免疫功能等作用；雷公藤的不良反应。

3. 了解雷公藤的药理作用、现代应用；本章节药物的其他药理作用。

知 识 导 航

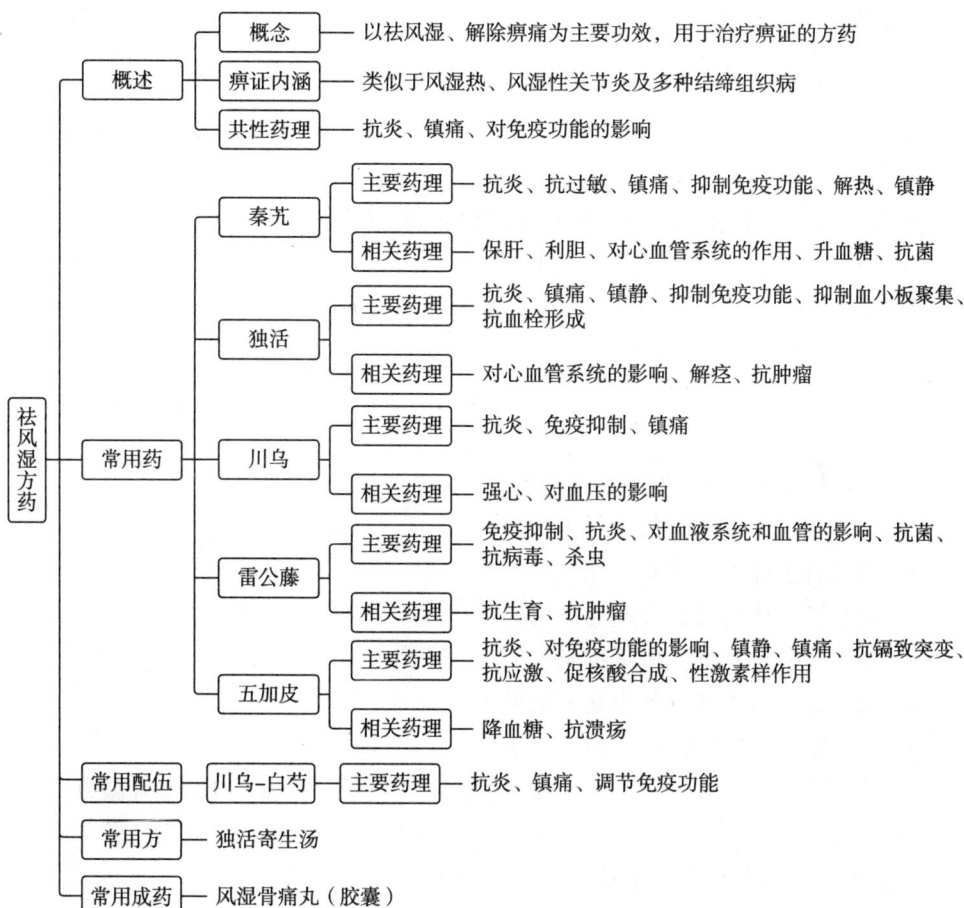

重点难点

1. 祛风湿方药的功效分类、主治证候、代表药、代表方及主要药理作用。

2. 秦艽、独活、川乌、雷公藤、五加皮的主要成分，与功效相关的药理作用及应用。

3. 川乌的心血管作用与机制、雷公藤抗生育作用与机制。

4. 痹证的西医学的本质。

单元测试题

一、单项选择题 （请从 5 个备选答案中选出 1 个最佳答案）

1. 独活具有的功效是（　　）

　　A. 祛风湿，止痛，解表　　　　　B. 祛风湿，通络止痛，退虚热，清湿热

　　C. 祛风湿，止痛，利水　　　　　D. 祛风湿，通经络

　　E. 祛风湿，补肝肾，强筋骨，安胎

2. 具有抗生殖作用的中药是（　　）

　　A. 雷公藤　　　　　　　　B. 防己　　　　　　　　C. 臭梧桐

　　D. 青风藤　　　　　　　　E. 大黄

3. 对机体多个器官和系统均呈现毒副作用的药是（　　）

　　A. 青风藤　　　　　　　　B. 独活　　　　　　　　C. 秦艽

　　D. 雷公藤　　　　　　　　E. 知母

4. 具有抑制免疫功能的中药是（　　）

　　A. 雷公藤　　　　　　　　B. 厚朴　　　　　　　　C. 金银花

　　D. 秦艽　　　　　　　　　E. 苍术

5. 有关秦艽抗炎作用，叙述错误的是（　　）

　　A. 用戊巴比妥钠麻醉的大鼠无抗炎作用

　　B. 降低肾上腺维生素 C 含量

　　C. 对切除垂体的大鼠有抗炎作用

　　D. 对切除肾上腺的大鼠无抗炎作用

　　E. 抗炎作用的主要成分为秦艽碱甲

6. 秦艽抗炎作用的主要成分是（　　）

　　A. 多糖类　　　　　　　　B. 挥发油　　　　　　　C. 秦艽碱甲

　　D. 秦艽碱乙　　　　　　　E. 秦艽碱丙

7. 雷公藤抗肿瘤作用的主要成分是（　　）

　　A. 雷公藤辛碱　　　　　　B. 雷公藤春碱　　　　　C. 雷公藤晋碱

　　D. 雷公藤甲素　　　　　　E. 雷公藤定碱

8. 导致痹证的主要病因是（　　）

  A. 物理损伤   B. 疼痛   C. 血栓形成

  D. 免疫紊乱   E. 发热

9. 以下哪种药物属于祛风湿散寒药(　　)

  A. 秦艽   B. 川乌   C. 五加皮

  D. 雷公藤   E. 金银花

10. 治疗风湿热痹，应选用的药物是(　　)

  A. 桑寄生   B. 独活   C. 羌活

  D. 防己   E. 五加皮

11. 下列关于祛风湿药说法错误的是(　　)

  A. 有祛除风寒湿邪、解除痹痛的作用

  B. 适用于风寒湿邪所致的肌肉、经络、筋骨和关节等疼痛、麻木和关节肿痛等

  C. 祛风湿药不可用于风湿热痹

  D. 本类药物药性多燥，易耗伤阴血

  E. 酒剂能增强祛风湿药的功效

12. 雷公藤的不良反应是(　　)

  A. 中毒后出现严重的心律失常

  B. 可引起中毒性神经炎和多发性神经炎

  C. 大剂量出现水肿

  D. 育龄女性可以出现月经紊乱或闭经，男性病人精子浓度和活性指数达不育水平

  E. 停药后可引起继发性便秘

13. 以下药物具有抗生育作用，且属于祛风湿药的是(　　)

  A. 雷公藤   B. 防己   C. 防风

  D. 秦艽   E. 黄芩

14. 以下哪项是秦艽抗炎的作用机理(　　)

  A. 抑制白细胞的游走和吞噬能力

  B. 促进炎性渗出的吸收

  C. 调节免疫

  D. 兴奋下丘脑、垂体，增强肾上腺皮质的功能

  E. 收缩血管

15. 祛风湿药的代表药理作用是(　　)

  A. 祛痰   B. 增强或调节机体免疫功能

  C. 抗炎   D. 抗过敏   E. 泻下

16. 雷公藤抗炎作用机理与下列哪个药作用相似(　　)

  A. 秦艽   B. 臭梧桐   C. 威灵仙

  D. 独活   E. 青风藤

17. 下列哪项是五加皮抗炎作用的机理(　　)

　　A. 抑制中性白细胞游走　　　　B. 抑制溶酶体酶释放

　　C. 抑制炎症介质释放　　　　　　D. 抑制垂体-肾上腺皮质系统

　　E. 收缩血管减少渗出

18. 秦艽抗炎作用的成分主要是(　　)

　　A. 多糖类　　　　　　B. 挥发油　　　　　　C. 秦艽碱甲

　　D. 秦艽碱乙　　　　　E. 秦艽碱丙

19. 独活抗炎作用的主要成分是(　　)

　　A. 东莨菪素　　　　　B. 二氢欧山芹醇　　　C. 甲氧基欧芹酚

　　D. 花椒毒素　　　　　E. 欧芹酚甲醚

20. 下列哪项不是五加皮的药理作用(　　)

　　A. 抗炎　　　　　　　B. 抗镉致突变　　　　C. 抗应激

　　D. 性激素样作用　　　E. 升血糖

21. 雷公藤抗肿瘤作用的成分是(　　)

　　A. 雷公藤春碱　　　　B. 雷公藤甲素　　　　C. 雷公藤晋碱

　　D. 雷公藤辛碱　　　　E. 雷公藤定碱

22. 秦艽升高血糖的作用机理是(　　)

　　A. 促进糖吸收　　　　B. 促进肾上腺素的释放　C. 抑制糖酵解

　　D. 抑制组织对糖的利用　E. 促进糖的异生

23. 下列主要表现为免疫抑制作用的药物是(　　)

　　A. 活血化瘀药　　　　B. 止血药　　　　　　C. 祛风湿药

　　D. 清热药　　　　　　E. 温里药

24. 秦艽具有的功效是(　　)

　　A. 祛风湿，止痛，解表

　　B. 祛风湿，通络止痛，退虚热，清湿热

　　C. 祛风湿，止痛，利水

　　D. 祛风湿，通经络

　　E. 祛风湿，补肝肾，强筋骨，安胎

25. 治疗肝肾不足，腰腿疼痛，应选用的药物是(　　)

　　A. 羌活　　　　　　　B. 独活　　　　　　　C. 木瓜

　　D. 防己　　　　　　　E. 五加皮

26. 治疗证兼复感风寒感冒夹湿，头身酸痛沉重者，最宜选用(　　)

　　A. 独活　　　　　　　B. 威灵仙　　　　　　C. 防己

　　D. 木瓜　　　　　　　E. 藿香

27. 川乌的药理作用不包括(　　)

　　A. 抗炎　　　　　　　B. 免疫抑制　　　　　C. 增强免疫

　　D. 镇痛　　　　　　　E. 强心

28. 川乌有毒成分中毒性最强的是(　　)
    A. 异乌头碱　　　　　　B. 中乌头碱　　　　　　C. 乌头碱
    D. 次乌头碱　　　　　　E. 乌头原碱

二、多项选择题（每题至少有1个正确答案，多选或错选不得分）

1. 祛风湿散寒药具有(　　)之功效
   A. 祛风除湿　　　　　　B. 散寒止痛　　　　　　C. 舒经活络
   D. 清热解毒　　　　　　E. 回阳救逆

2. 具有镇痛作用的药物有(　　)
   A. 秦艽　　　　　　　　B. 防己　　　　　　　　C. 独活
   D. 厚朴　　　　　　　　E. 延胡索

3. 秦艽碱甲的中枢作用表现在(　　)
   A. 镇静作用　　　　　　B. 镇痛作用　　　　　　C. 解热作用
   D. 抗精神病作用　　　　E. 镇咳作用

4. 祛风湿药的主要药理作用(　　)
   A. 发汗作用　　　　　　B. 免疫抑制或促进　　　C. 镇痛作用
   D. 抗炎作用　　　　　　E. 解热作用

5. 哪些实验证明秦艽抗炎作用主要与兴奋肾上腺皮质功能有关(　　)
   A. 血中PG的含量减少　　　　　B. 降低大鼠肾上腺中维生素C含量
   C. 肾上腺重量增加　　　　　　D. 切除双侧肾上腺后抗炎作用消失
   E. 血中PG的含量不变

6. 独活对心血管系统的作用是(　　)
   A. 降低血压　　　　　　B. 扩张冠脉　　　　　　C. 增强心肌收缩力
   D. 抑制血小板聚集　　　E. 抗心律失常

7. 五加皮具有哪些药理作用(　　)
   A. 抗炎　　　　　　　　B. 性激素样作用　　　　C. 降血糖
   D. 升血糖　　　　　　　E. 抗应激

8. 雷公藤的活性成分有(　　)
   A. 生物碱，如雷公藤春碱、雷公藤晋碱、雷公藤定碱等
   B. 二萜类，如雷公藤甲素、雷公藤乙素、雷公藤丙素、雷公藤氯内醇酯等
   C. 三萜类，如雷公藤内酯甲、雷公藤红素等
   D. 倍半萜类，如雷藤碱等
   E. 多糖类

9. 通过兴奋下丘脑-垂体-肾上腺皮质内分泌轴，促进ACTH分泌，而发挥抗炎作用的药物为(　　)
   A. 麻黄　　　　　　　　B. 柴胡　　　　　　　　C. 黄芩
   D. 秦艽　　　　　　　　E. 防己

三、名词解释题

1. 祛风湿方药

2. 痹证

3. 祛风湿散寒药

4. 祛风湿清热药

5. 祛风湿强筋骨药

6. 行痹

7. 痛痹

四、填空题

1. 凡以_____、_____为主要功效，临床用于治疗_____的方药称为祛风湿方药。

2. 五加皮益肝肾、强筋骨功效与_____、_____、_____相关。

3. 秦艽可使血糖_____，同时肝糖原_____。

4. 秦艽的抗炎活性成分主要是_____。

5. 独活对心血管系统的作用是_____和_____。

6. 秦艽、雷公藤及其有效成分的抗炎作用与_____垂体-肾上腺皮质系统功能有关。

7. 川乌的主要有毒成分中_____毒性最强。

8. 雷公藤抗肿瘤作用的主要成分是_____。

9. 秦艽的抗炎作用必须在动物两侧_____保持完整时才能发生。

10. 五加皮抗炎作用的机理_____。

11. 羌活、独活都能_____、_____，其区别在于独活善治_____，羌活善治_____。

12. 祛风湿散寒药具有_____、_____、_____之功效。

13. 雷公藤对生殖系统的毒性是_____；_____。

14. 独活抗炎作用主要成分是_____。

五、判断题 (请在正确题后括号中打√，错误题后括号中打×)

1. 祛风湿药与有效成分均对机体免疫功能有抑制作用。（   ）

2. 秦艽、五加皮、雷公藤的抗炎作用机理相似。（   ）

3. 秦艽碱甲的抗炎作用与结构有关，侧链上的双键加氢饱和后抗炎作用增强。（   ）

4. 祛风湿药不可用于风湿热痹。（   ）

5. 祛风湿药适用于风寒湿邪所致的肌肉、经络、筋骨和关节等疼痛、麻木和关节肿痛等。（   ）

6. 羌活、独活都能祛风解表、胜湿止痛，其区别在于独活善治半身以下的寒湿痹

痛，羌活善治半身以上的寒湿痹痛。（　　　）

　　7. 川乌可以久服。（　　　）

　　8. 秦艽被称为"风药中之润剂"。（　　　）

　　9. 治疗风湿痹证，腰膝酸痛，下肢痿软无力，遇劳更甚者，应首选五加皮。（　　　）

　　10. 尤善治少阴伏风头痛及下半身风寒湿痹的药物是独活。（　　　）

　　11. 秦艽对切除垂体的大鼠具有抗炎作用。（　　　）

　　12. 雷公藤具有抗生殖作用。（　　　）

　　13. 秦艽碱乙是秦艽抗炎的主要成分。（　　　）

　　14. 祛风湿药的代表药理作用是抗炎。（　　　）

　　15. 雷公藤抗炎作用机理与秦艽作用相似。（　　　）

　　16. 五加皮抗炎作用机理是抑制炎症介质释放。（　　　）

　　17. 乌头碱的镇痛作用部位在心血管系统。（　　　）

　　18. 独活抗炎作用主要成分是甲氧基欧芹酚。（　　　）

　　19. 秦艽升高血糖的作用机理是抑制肾上腺素的释放。（　　　）

　　20. 五加皮的药理作用有升血糖。（　　　）

　　21. 秦艽临床用于治疗风湿性和类风湿性关节炎。（　　　）

　　22. 雷公藤抗肿瘤作用的成分是雷公藤甲素。（　　　）

　　23. 独活对心血管系统的作用是抑制血小板聚集。（　　　）

　　24. 雷公藤的不良反应有出现严重水肿。（　　　）

　　25. 雷公藤对机体多个器官和系统均呈现毒副作用。（　　　）

六、简答题

　　1. 简述常用祛风湿药的抗炎作用，试举例说明其主要的作用环节。

　　2. 举例说明祛风湿药对机体免疫功能有何影响。

　　3. 分析秦艽碱甲升血糖作用的特点和作用机理。

　　4. 简述雷公藤对机体免疫功能的影响。

　　5. 试述秦艽抗炎作用及作用机理。

　　6. 简述小鼠醋酸扭体法镇痛实验的注意事项。

　　7. 简述川乌的临床不良反应。

七、拓展题

试述痹证的现代认识和祛风湿药治疗痹证的药理学基础。

参考答案

一、单项选择题

1. A　2. A　3. D　4. A　5. C　6. C　7. D　8. D　9. B　10. D　11. C　12. D　13. A

14. D 15. C 16. A 17. C 18. C 19. C 20. E 21. B 22. B 23. C 24. B 25. E
26. A 27. C 28. C

二、多项选择题

1. ABC 2. ABCE 3. ABC 4. BCD 5. BD 6. AE 7. ABCE 8. ABCD 9. BD

三、名词解释题

1. 祛风湿方药：凡以祛风湿、解除痹痛为主要功效，临床用于治疗痹证的方药称为祛风湿方药。

2. 痹证："痹"为闭塞不通之意，可因机体正气不足时感受风寒湿邪，流注经络关节发病，也可因感受风湿热之邪或风湿寒之邪，郁久化热，以致风湿热邪闭经络关节而发病。痹证的临床特征类似于西医学的风湿性疾病如风湿性关节炎、类风湿关节炎、强直性脊柱炎、骨性关节炎以及坐骨神经痛等。

3. 祛风湿散寒药：药味多辛苦，性温，具有祛风除湿、散寒止痛、舒经活络之功效，适用于疼痛麻木、关节肿大、经脉挛急、屈伸不利等。

4. 祛风湿清热药：药味辛苦，性寒，具有祛风胜湿、通络止痛、清热消肿之功效，适用于风湿热痹、关节不利、红肿热痛等。

5. 祛风湿强筋骨药：药味苦甘，性偏温，有祛风湿、补肝肾、强筋骨之功，适用于痹证日久、肝肾不足、筋骨软弱无力者。

6. 行痹：风邪偏胜，游走不定，称为"行痹"。

7. 痛痹：寒气偏胜，疼痛较甚，称为"痛痹"。

四、填空题

1. 祛风湿；解除痹痛；痹证 2. 促进 DNA 合成；性激素样作用；抗应激作用 3. 上升；下降 4. 秦艽碱甲 5. 降低血压；抗心律失常 6. 兴奋 7. 乌头碱 8. 雷公藤甲素 9. 肾上腺 10. 抑制炎症介质释放 11. 祛风解表；胜湿止痛；半身以下的寒湿痹痛；半身以上的寒湿痹痛 12. 祛风除湿；散寒止痛；舒经活络 13. 男性不育；女性月经紊乱或闭经 14. 甲氧基欧芹酚

五、判断题

1. × 2. √ 3. × 4. × 5. √ 6. √ 7. × 8. √ 9. √ 10. √ 11. ×
12. √ 13. × 14. √ 15. √ 16. √ 17. × 18. √ 19. × 20. × 21. √ 22. √
23. × 24. × 25. √

六、简答题

1. 答：（1）抗炎作用表现为抑制急性炎症和慢性增生性炎症。（2）作用环节：①兴奋垂体－肾上腺皮质系统（秦艽、五加皮、雷公藤）；②兴奋下丘脑、垂体，使 ACTH 分泌增多，产生 ACTH 样作用（秦艽）；③直接抑制炎性物质释放（雷公藤甲素、粉防己碱）。

2. 答：大多数祛风湿药（如雷公藤、五加皮、独活等）抑制机体免疫功能，少数对机体免疫功能有促进作用（如细柱五加皮总皂苷和多糖）。

3. 答：给药后血糖显著升高，同时肝糖原下降。秦艽碱甲兴奋肾上腺髓质，促进肾上腺素的释放而产生升血糖作用。

4. 答：祛风湿方药的祛风湿功效与抑制机体异常增高的免疫功能有关。雷公藤是强免疫抑制剂，雷公藤生药制剂及其所含的多种化学成分如雷公藤总苷、雷公藤甲素、雷公藤红素、雷公藤内酯等对特异性免疫功能和非特异性免疫功能均有明显的抑制作用。雷公藤能使类风湿关节炎患者血清中 IgG、IgA、IgM 水平明显下降，雷公藤多苷能直接抑制 IL-2 的基因表达；雷公藤甲素能影响环核苷酸，使细胞内 cAMP 水平降低；cGMP 水平呈剂量依赖性增高，从而抑制 NK 细胞活性等。

5. 答：（1）秦艽有明显的抗炎作用。秦艽乙醇浸出液和秦艽碱甲对二甲苯致小鼠耳肿胀、甲醛和蛋清致小鼠足跖肿胀、醋酸致小鼠腹腔毛细血管通透性增加有显著的抑制作用。（2）有效成分为秦艽碱甲。（3）机理：秦艽碱甲的双氢化合物（侧链上的双键被氢饱和）没有抗炎作用，提示双键的存在是抗炎的必要条件。抗炎作用与可的松相似，较水杨酸钠强。其对切除肾上腺的大鼠则无抗炎作用，在抗炎的同时能降低大鼠肾上腺内维生素 C 的含量。切除垂体或戊巴比妥钠麻醉的大鼠则无此作用。抗炎机理可能是通过兴奋 HPA 使 ACTH 分泌增加，从而增强肾上腺皮质功能。秦艽醇提物能显著减轻佐剂性关节炎大鼠的关节肿胀，降低关节炎指数。

6. 答：（1）正确注射药物、乙酸的剂量，减少实验误差。（2）正确识别小鼠的扭体反应次数，以免误数，影响实验结果。（3）哌替啶注射液为管制药品，必须按相关规定管理和使用。

7. 答：（1）川乌的毒性很强，临床多因误服过量，或用生药未经久煮而致中毒。（2）川乌的主要有毒成分为乌头碱、中乌头碱、次乌头碱、异乌头碱、乌头原碱等，其中乌头碱毒性最强。（3）乌头碱毒性主要是对中枢神经系统和周围神经的先兴奋后麻痹作用，对心脏除通过迷走神经抑制窦房结及房室结外，尚对心肌起直接刺激作用，提高心肌的应激性，从而可导致心律失常。（4）川乌中毒症状：轻者服药后 15～30 分钟见口舌及全身发麻，恶心，呕吐，呼吸紧迫，胸部重压感；中度者见烦躁汗出，四肢痉挛，言语障碍，呼吸困难，血压下降，体温不升，面色苍白，皮肤发冷，脉象迟弱，心律失常；重度者见神志不清或昏迷，脉微欲绝，二便失禁。心电图可见心室纤颤及室性停搏，最后可因心脏或呼吸衰竭而死亡。

七、拓展题

答题要点：中医之痹证多因感受风寒湿邪或风湿热邪而发病，临床表现似于西医学的风湿性疾病如风湿性关节炎、类风湿关节炎、强直性脊柱炎、骨性关节炎以及坐骨神经痛及多种结缔组织病。祛风湿药治疗痹证的药理学基础从抗炎、镇痛、免疫调节（主要是免疫抑制）等药理作用进行阐述。

第十二章 芳香化湿方药 ▷▷▷

目的要求

1. 掌握芳香化湿药的主要药理作用及代表药广藿香、苍术、厚朴、砂仁的主要药理作用和药效物质基础。

2. 熟悉藿香正气水（软胶囊、滴丸、口服液）的药理作用和临床应用。

3. 了解苍术 - 黄柏配伍的药理作用、芳香化湿方药的临床应用特点以及平胃散的药理作用和临床应用。

知识导航

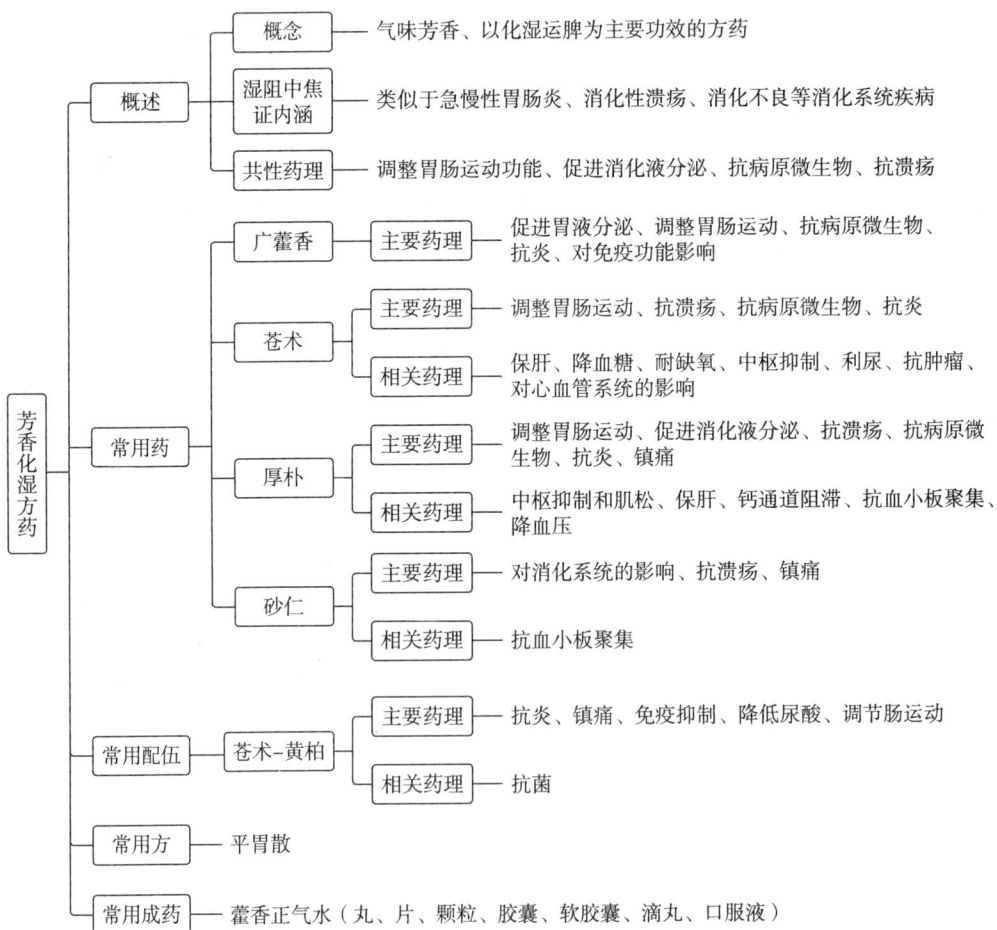

重点难点

1. 芳香化湿方药的功效、主治证候、代表药、代表方及主要药理作用。

2. 广藿香的药理作用、安全性评价、临床应用，重点讲述广藿香与功效相关的主要药理作用（促进胃液分泌，调节胃肠运动，抗病原微生物，抗炎，对免疫的影响等）。

3. 苍术的药理作用、安全性评价、临床应用，重点讲述苍术与功效相关的主要药理作用（调节胃肠运动，抗溃疡，抗病原微生物，抗炎等）及主要的其他相关药理作用（保肝，中枢抑制，降血糖）特点、机制和药效物质基础。

4. 厚朴的药理作用、安全性评价、临床应用，重点讲述厚朴与功效相关的主要药理作用（调节胃肠运动，促进消化液分泌，抗溃疡，抗病原微生物，抗炎，镇痛等）及主要的其他相关药理作用（中枢抑制和肌松，保肝，钙通道阻滞，抗血小板聚集，降血压）特点、机制和药效物质基础。

5. 砂仁的药理作用、临床应用，重点讲述砂仁与功效相关的主要药理作用（对消化系统的影响，抗溃疡，镇痛等）及主要的其他相关药理作用（抗血小板聚集）特点、机制和药效物质基础。

单元测试题

一、单项选择题（请从 5 个备选答案中选出 1 个最佳答案）

1. 芳香化湿药不具备的药理作用有（　　）
   A. 调整胃肠运动功能　　　　B. 改善肾功能　　　　C. 促进消化液分泌
   D. 抗病原微生物　　　　　　E. 抗溃疡

2. 厚朴保肝作用的有效成分是（　　）
   A. 厚朴酚　　　　　　　　　B. 和厚朴酚　　　　　　C. 厚朴生物碱
   D. 厚朴皂苷　　　　　　　　E. 四氢厚朴酚

3. 广藿香不具备的药理作用有（　　）
   A. 抗菌　　　　　　　　　　B. 抗病毒　　　　　　　C. 抗钩端螺旋体
   D. 促进胃液的分泌　　　　　E. 抗溃疡

4. 下列关于苍术抗溃疡作用的叙述，错误的是（　　）
   A. 抑制胃酸分泌　　　　　　B. 增加胃黏膜组织血流量
   C. 促进胃黏膜修复　　　　　D. 增强胃黏膜保护
   E. 促进胃酸分泌

5. 具有肌松作用的药物有（　　）
   A. 厚朴　　　　　　　　　　B. 苍术　　　　　　　　C. 藿香
   D. 砂仁　　　　　　　　　　E. 佩兰

6. 关于芳香化湿药的主要药理作用下述描述错误的选项是（　　）

A. 调整胃肠运动功能   B. 促进消化液的分泌   C. 抗溃疡

D. 抗病原微生物   E. 抗肿瘤

7. 以下哪项是苍术的药理作用(　　)

A. 抗溃疡   B. 抗心律失常   C. 抗休克

D. 利尿   E. 中枢兴奋

8. 广藿香促进胃液分泌的成分是(　　)

A. 挥发油   B. 广藿香酮   C. 苯甲醛

D. 丁香油酚   E. 桂皮醛

9. 芳香化湿药的药理作用多与所含的挥发油有关,因此入药需(　　)

A. 久煎   B. 先煎   C. 不宜久煎

D. 泡服   E. 不宜混煎

10. 芳香化湿药的健胃祛风功效与以下哪项药理作用有关(　　)

A. 抑制胃液分泌   B. 刺激或调整胃肠运动功能

C. 抗菌   D. 降血压   E. 镇痛

11. 厚朴促进消化液分泌作用的主要成分是(　　)

A. 挥发油   B. 异厚朴酚   C. 和厚朴酚

D. 厚朴酚   E. 四氢厚朴酚

12. 关于厚朴对中枢的影响,哪项叙述是不对的(　　)

A. 厚朴酚、和厚朴酚有中枢兴奋作用

B. 厚朴能对抗甲基苯丙胺或阿扑吗啡至中枢兴奋

C. 厚朴酚能抑制中枢兴奋性氨基酸谷氨酸的作用而产生脊髓抑制

D. 厚朴酚、和厚朴酚有中枢性肌松作用

E. 厚朴提取物及厚朴酚、和厚朴酚有中枢抑制作用

13. 苍术与(　　)配伍,是典型的相须配伍药对

A. 黄柏   B. 黄芩   C. 黄连

D. 茯苓   E. 龙胆

14. 藿香正气水主治证候不包括(　　)

A. 头疼头昏   B. 脘腹胀痛   C. 呕吐泄泻

D. 胃肠感冒   E. 水肿

15. 既能化湿,又能解表的药物是(　　)

A. 苍术   B. 厚朴   C. 白豆蔻

D. 砂仁   E. 草豆蔻

二、多项选择题 (每题至少有1个正确答案,多选或错选不得分)

1. 芳香化湿药抗溃疡作用机理(　　)

A. 增强胃黏膜保护作用   B. 直接中和胃酸

C. 抑制胃酸分泌过多   D. 促进胃黏膜细胞释放 PG

E. 增加氨基己糖在胃液和胃黏膜中的含量

2. 厚朴中具有肌松作用的成分包括(　　)

    A. 木兰箭毒碱　　　　　　B. 与厚朴酚　　　　　　C. 四氢厚朴酚

    D. 桉叶醇　　　　　　　　E. 厚朴酚

3. 厚朴的药理作用包括(　　)

    A. 调整胃肠运动　　　　　B. 促进消化液分泌　　　C. 抗溃疡

    D. 抗病原微生物　　　　　E. 抗炎、镇痛

4. 平胃散有(　　)组成。

    A. 苍术　　　　　　　　　B. 厚朴　　　　　　　　C. 陈橘皮

    D. 甘草　　　　　　　　　E. 黄柏

5. 芳香化湿药调整胃肠功能的叙述，错误的是(　　)

    A. 只有兴奋作用

    B. 只有抑制作用

    C. 既有兴奋作用，又有抑制作用

    D. 与机体功能状态无关

    E. 与剂量无关

三、名词解释题

1. 芳香化湿方药
2. 湿阻中焦证
3. 外湿
4. 消化性溃疡
5. 胃肠神经官能症

四、填空题

1. 芳香化湿方药通过行气化湿、健脾助运而达到_____、_____的目的。

2. 广藿香临床功效主要体现在芳香化湿、_____、_____三个方面，临床常与苍术、厚朴、半夏等配伍。

3. 厚朴提取物有较明显的_____，能对抗 K^+、Ca^{2+} 等引起大鼠主动脉条的收缩。

4. 苍术具有调节胃肠运动、抗溃疡、_____、抗炎、利尿等主要的药理作用。

5. 平胃散是治疗_____的基础方，方中以苍术为君药，厚朴为臣药，陈皮为佐，甘草为辅药。

6. _____、_____为燥湿强脾之主药。两味合用，清热燥湿之力较强，为主治湿热流注之筋骨疼痛或两足痿软或足膝红肿、下部湿疮、带下，以及湿热成痿诸症的首选，是清热燥湿之基础配伍。

五、判断题 (请在正确题后括号中打√，错误题后括号中打×)

1. 芳香化湿方药一般具有调整胃肠运动功能、促进消化液分泌、抗溃疡、抗病原微生物等作用。(　　)

2. 藿香的抗炎作用与垂体有关，与肾上腺无关。(　　)

3. 厚朴煎剂对小鼠和豚鼠离体肠管，在小剂量下表现为抑制，而大剂量则为兴奋。(　　)

4. 厚朴中具有肌松作用的成分是四氢厚朴酚。(　　)

5. 芳香化湿药抗溃疡疡病作用机理是增强胃黏膜保护作用、抑制胃酸分泌过多、阻止胃壁细胞 H_2 受体。(　　)

6. 利尿正常大鼠口服茅苍术煎剂，无明显利尿作用，但尿中 Na^+、K^+ 排出量显著增加。(　　)

7. 砂仁能调整胃肠运动，给小鼠灌服砂仁煎剂，可促进胃肠运动功能。(　　)

8. 砂仁入汤剂宜先煎。(　　)

9. 厚朴酚对组织胺所致十二指肠痉挛有一定的抑制作用。(　　)

10. 厚朴粗皮中基本不含厚朴酚、和厚朴酚，净制中要求去粗皮是合理的。(　　)

六、简答题

1. 平胃散的主要药理作用有哪些？

2. 厚朴的主要药理作用有哪些？

3. 黄柏与苍术配伍的主要药理作用有哪些？

4. 藿香正气水的主要药理作用有哪些？

七、拓展题

1. 如何理解芳香化湿方药常与西医学治疗的联合用药？

2. 藿香正气胶囊（水、丸、口服液）被国家卫生健康委在《新型冠状病毒肺炎诊疗方案（试行第九版)》推荐用于新型冠状病毒肺炎（医学观察期），你认为主要依据是什么？

参考答案

一、单项选择题

1. B　2. A　3. C　4. E　5. A　6. E　7. A　8. A　9. C　10. B　11. A　12. A　13. A　14. E　15. A

二、多项选择题

1. ACDE　2. ABE　3. ABCDE　4. ABCD　5. ABDE

三、名词解释题

1. 芳香化湿方药：凡气味芳香，以化湿运脾为主要功效的方药称为芳香化湿方药。

2. 湿阻中焦证：指湿邪为患，脾为湿困，湿浊内阻中焦，脾胃运化失常所出现的一组症候群，临床以脘腹痞满、呕吐反酸、大便溏稀、食少体倦、口感多涎为主要临床现象。与现代消化系统疾病如急慢性胃肠炎、消化性溃疡、胃肠神经官能症、功能性消化不良等临床表现相似。

3. 外湿：多指感受外来之邪，泛指空气潮湿，人受雾露所伤，或久居湿地，涉水淋雨等，致使人体气机不畅，四肢困倦，胸闷，腰酸，甚至关节疼痛等。

4. 消化性溃疡：主要指发生于胃和十二指肠的慢性溃疡。溃疡的形成有各种因素，但酸性胃液对黏膜的消化作用是溃疡形成的基本因素，因此得名。

5. 胃肠神经官能症：胃肠神经官能症又称胃肠功能紊乱，在排除器质性病变前提下，精神因素为本病发生的主要诱因，如情绪紧张、焦虑、生活与工作上的困难、烦恼、意外不幸等，均可影响胃肠功能正常活动，进而引起胃肠道的功能障碍。

四、填空题

1. 化湿醒脾；燥湿运脾　2. 发表解暑；止呕　3. 钙通道阻断作用　4. 抗病原微生物　5. 湿滞脾胃　6. 苍术；黄柏

五、判断题

1. √　2. ×　3. ×　4. ×　5. √　6. √　7. √　8. ×　9. √　10. √

六、简答题

1. 答：平胃散药理作用主要包括：（1）对胃肠运动的影响。（2）肠道屏障功能的保护作用。（3）对水通道蛋白的影响。（4）对水盐代谢的调节作用。（5）调节免疫功能。

2. 答：厚朴的药理作用主要包括：调整胃肠运动；促进消化液分泌；抗溃疡；抗病原微生物；抗炎，镇痛等。

3. 答：黄柏与苍术配伍的主要药理作用包括：抗炎，镇痛；免疫抑制；降低尿酸；促进肠运动；抗菌等。

4. 答：藿香正气水的主要药理作用包括：（1）对消化系统的影响：调节胃肠平滑肌运动，止泻镇吐；促进胃肠吸收功能；肠屏障功能保护作用。（2）解热，镇痛。（3）抗病原微生物。（4）调节免疫功能等。

七、拓展题

1. 答案要点：可从如下方面阐述：（1）芳香化湿方药以化湿运脾为主要功能，通过行气化湿，健脾助运达至化湿醒脾、燥湿运脾的目的，是湿阻中焦证候的主要治疗方药。（2）芳香化湿方药主治证候与西医学的多种消化系统疾病密切相关，如急慢性胃肠炎、消化性溃疡、胃肠神经官能症、功能性消化不良等。（3）在湿阻中焦证候及前述消化系统疾病治疗上，中西药往往是由调节胃肠运动功能，调节消化液分泌，保护胃黏膜、抗溃疡，抗病原微生物等方面入手，两者联合应用，常能相辅相成。

2. 答案要点：可从如下方面阐述：（1）新型冠状病毒肺炎（以下简称"新冠肺

炎"）属中医"疫"病范畴，根据病情、证候及气候等情况可推荐使用中成药。（2）藿香正气胶囊及该方其他剂型被推荐用于新冠肺炎医学观察期，部分患者表现为"寒湿疫"，出现乏力伴胃肠不适患者，此时化湿、和中应为有效治法。（3）藿香正气胶囊用于有该临床表现新冠肺炎的药理学依据大体包括：①调节胃肠平滑肌运动、止泻、镇吐，改善病毒由呼吸道进入胃肠道所引起恶心呕吐、大便稀溏、腹痛、纳少、嗳气和脘腹痞满等症状。②抗病原微生物，新冠肺炎发生发展过程中除新冠病毒感染外，或兼有其他病原微生物感染，藿香正气制剂对多种病原微生物有抑制作用。③解热镇痛及免疫调节功能，发热、炎症及免疫功能紊乱亦是新冠肺炎常见病理过程，而藿香正气制剂有抗炎解热及免疫调节作用。

第十三章　利水渗湿方药 ▷▷▷

目的要求

1. 掌握利水渗湿方药及其代表药茯苓、泽泻、茵陈、金钱草、薏苡仁的主要药理作用和有效成分。

2. 熟悉薏苡仁、金钱草的现代应用，茯苓与白术配伍的药理作用特点。

3. 了解利水渗湿方药的临床应用特点和五苓散、茵陈蒿汤的药理作用和临床应用。

知识导航

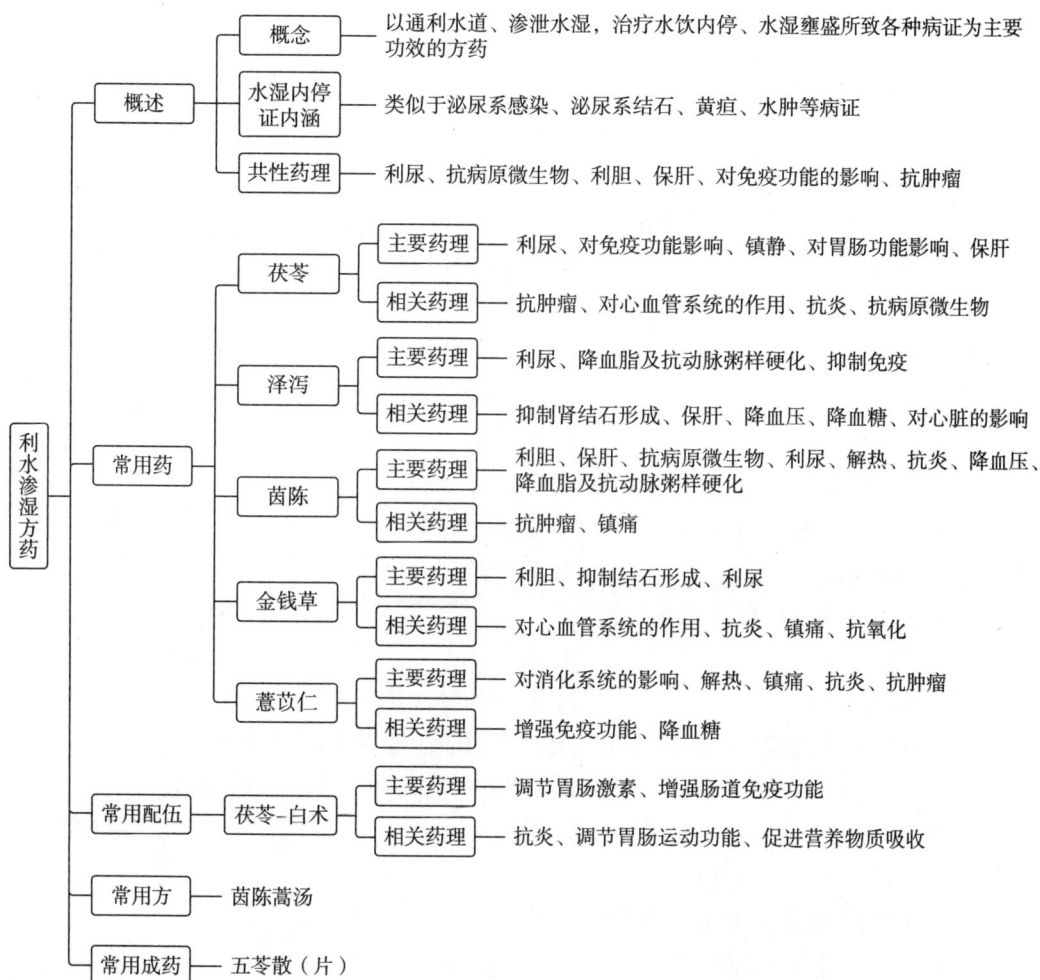

重点难点

1. 利水渗湿方药的功效、主治证候、代表药、代表方及主要药理作用。
2. 主要代表药物茯苓、泽泻、茵陈和复方五苓散的利尿作用（有效成分、作用机理）；与功效相关的药理作用特点及现代应用。

单元测试题

一、单项选择题（请从 5 个备选答案中选出 1 个最佳答案）

1. 茯苓具有利尿作用，其主要成分是(　　)
   A. 茯苓酸　　　　　　　　B. 茯苓素　　　　　　　　C. 茯苓多糖
   D. 麦角甾醇　　　　　　　E. 茯苓素和茯苓酸
2. 茵陈保肝作用的有效成分是(　　)
   A. 茵陈烯酮　　　　　　　B. 绿原酸
   C. 6,7-二甲氧基香豆素　　 D. 茵陈炔酮　　　　　　　E. 胆碱
3. 茯苓促进机体免疫功能的主要有效成分是(　　)
   A. 茯苓多糖　　　　　　　B. 钾盐　　　　　　　　　C. 卵磷脂
   D. 茯苓酸　　　　　　　　E. 麦角甾醇
4. 泽泻不具有下列哪项药理作用(　　)
   A. 利尿　　　　　　　　　B. 抑制肾结石形成　　　　C. 解热、抗炎
   D. 降血糖　　　　　　　　E. 保肝、抗脂肪肝
5. 茯苓不具有下列哪项药理作用(　　)
   A. 利尿　　　　　　　　　B. 增强免疫功能　　　　　C. 保肝
   D. 抗肿瘤　　　　　　　　E. 抗休克
6. 下列哪项不是茵陈利胆的有效成分的是(　　)
   A. 6,7-二甲氧基香豆素　　B. 茵陈色原酮　　　　　　C. 茵陈烯酮
   D. 绿原酸　　　　　　　　E. 咖啡酸
7. 利水渗湿药不具有下列哪项作用(　　)
   A. 利尿　　　　　　　　　B. 保肝　　　　　　　　　C. 利胆
   D. 升血压　　　　　　　　E. 抗病原体
8. 下列哪种药物成分的利尿作用与其抗醛固酮活性有关(　　)
   A. 半边莲　　　　　　　　B. 泽泻　　　　　　　　　C. 木通
   D. 茯苓　　　　　　　　　E. 猪苓
9. 泽泻利尿作用的机理是(　　)
   A. 增加心钠素（ANF）的含量
   B. 具有去氧皮质酮作用
   C. 增加肾小球的滤过率

D. 增加肾小管对 Na^+ 的再吸收

E. 增强肾脏 Na^+-K^+-ATP 酶的活性

10. 泽泻利尿作用与采收季节具有明显降血脂及抗脂肪肝作用(　　)

　A. 春季采收作用强　　　　　B. 秋季采收作用强　　　　C. 夏季采收作用强

　D. 冬季采收作用强　　　　　E. 一年四季采收作用相同

二、多项选择题 (每题至少有 1 个正确答案，多选或错选不得分)

1. 茯苓有增强免疫功能的作用表现在(　　)

　A. 增强腹腔巨噬细胞的吞噬作用

　B. 玫瑰花结形成率和植物血凝素诱发的淋巴细胞转化率上升

　C. 脾脏抗体分泌细胞数明显减少

　D. 胸腺、脾腺及淋巴结重量增加

　E. 诱生干扰素、白细胞介素、肿瘤坏死因子等多种细胞因子

2. 茯苓的药理作用有(　　)

　A. 利尿　　　　　　　　　B. 降血糖　　　　　　　　C. 抗肿瘤

　D. 保肝　　　　　　　　　E. 抗动脉粥样硬化

3. 茯苓的现代应用有(　　)

　A. 水肿　　　　　　　　　B. 肿瘤　　　　　　　　　C. 心律失常

　D. 便秘　　　　　　　　　E. 精神分裂症

4. 泽泻的利尿作用的机理有(　　)

　A. 直接作用于肾小管的集合管，抑制 Na^+、K^+ 交换，促进排钠

　B. 抑制肾脏 Na^+-K^+-ATP 酶的活性，减少 Na^+ 重吸收

　C. 降低血清 ALT 活性

　D. 玫瑰花结形成率和植物血凝素诱发的淋巴细胞转化率上升

　E. 增加血浆心钠素（ANF）的含量

5. 泽泻的现代应用有(　　)

　A. 水肿　　　　　　　　　B. 泌尿系统疾病　　　　　C. 高脂血症

　D. 动脉粥样硬化　　　　　E. 脂肪肝

6. 茵陈利胆的作用机制有(　　)

　A. 改善肝功能

　B. 扩张胆管、收缩胆囊

　C. 降低 ALT 活性

　D. 增加胆酸、磷脂、胆固醇排泄

　E. 使胆汁分泌量增加，加速胆汁排泄

7. 茵陈利胆的有效成分主要有(　　)

　A. 茵陈色原酮　　　　　　　B. 6,7-二甲氧基香豆素

　C. 绿原酸　　　　　　　　　D. 茵陈素　　　　　　　E. 茵陈黄酮

8. 茵陈的药理作用有（　　）
　　A. 利胆、保肝　　　　　　　B. 降血脂
　　C. 解热、镇痛、抗炎　　　　D. 抗病原体
　　E. 抗肿瘤

9. 茯苓抗肿瘤的有效成分是（　　）
　　A. 绿原酸　　　　　　B. 咖啡酸　　　　　　C. 茯苓多糖
　　D. 茯苓素　　　　　　E. 6,7-二甲氧基香豆素

10. 金钱草药理作用包括（　　）
　　A. 利胆　　　　　　　B. 利尿　　　　　　　C. 抑制结石形成
　　D. 抗炎　　　　　　　E. 镇痛

11. 五苓散利尿作用具有以下特征（　　）
　　A. 对水负荷状态小鼠有较强利尿作用
　　B. 对正常状态的小鼠几乎无利尿作用
　　C. 对正常状态的小鼠有显著利尿作用
　　D. 对脱水状态的小鼠呈现抗利尿作用
　　E. 对肾性高血压大鼠有显著利尿作用

12. 茵陈蒿汤的药理作用包括（　　）
　　A. 利胆　　　　　　　B. 保肝　　　　　　　C. 解热
　　D. 抗炎　　　　　　　E. 抗菌

三、名词解释题

1. 利水渗湿方药
2. 水湿内停证
3. 黄疸
4. 水肿

四、填空题

1. 茯苓主要含有_____、_____、_____，能增强免疫功能。

2. 茵陈保肝主要成分是_____、_____。

3. 根据利水渗湿药药性和主治证之不同，将利水渗湿药分为_____、_____、_____。

4. 茯苓与白术配伍对脾虚大鼠结肠组织血管活性肠肽（VIP）有_____作用，对肠道免疫功能有_____作用。

五、判断题（请在正确题后括号中打√，错误题后括号中打×）

1. 利水渗湿药有抗病原体的作用。（　　）
2. 茵陈利胆作用的有效成分为6,7-二甲基香豆素。（　　）

3. 泽泻抗实验性肾结石主要是通过利尿作用实现的。（　　）

4. 茯苓素是茯苓利尿作用的有效成分，具有和醛固酮相似的结构。（　　）

5. 春季采集的泽泻利尿作用最强。（　　）

6. 泽泻的利尿作用机理之一为增加血浆 ANP 含量。（　　）

7. 茵陈能促进胆红素排泄。（　　）

8. 茵陈、茵陈蒿汤具有一定的调节血脂作用。（　　）

9. 薏苡仁具有抑制肿瘤血管生长、抗肿瘤作用。（　　）

10. 泽泻利尿作用的机理主要是抑制肾小管对水和电解质的重吸收。（　　）

六、简答题

1. 试述茯苓、泽泻利尿作用特点及作用机理。

2. 简述泽泻降血脂、抗脂肪肝作用及其作用机理。

3. 简述茵陈保肝作用和作用机理。

4. 简述利水渗湿药的主要药理作用。

七、拓展题

如何理解利水渗湿方药的药理作用与中药功效的关系？

参考答案

一、单项选择题

1. B　2. C　3. A　4. C　5. E　6. E　7. D　8. D　9. A　10. D

二、多项选择题

1. ABDE　2. ACDE　3. AB　4. ABE　5. ABCDE　6. ABCDE　7. ABCDE　8. ABCDE
9. CD　10. ABCDE　11. ABDE　12. ABCDE

三、名词解释题

1. 利水渗湿方药：凡以通利水道，渗泄水湿，治疗水饮内停、水湿壅盛所致各种病证为主要功效的方药。

2. 水湿内停证：由于脾、肾、肺、膀胱及三焦等功能失调，肺失通调、脾失转输、肾失开合、膀胱气化无权导致水湿内停。临床表现为水肿、淋浊、痰饮、泄泻、癃闭等，与多种泌尿系疾病、消化系疾病、多种脏器功能不全等有关。

3. 黄疸：表现为巩膜、黏膜、皮肤及其他组织被染成黄色，是常见临床症状与体征，是由于胆红素代谢障碍而引起血清内胆红素浓度升高所致。中医学认为与湿邪和热邪夹杂熏蒸有关。

4. 水肿：组织间隙过量的体液潴留称为水肿，通常指皮肤及皮下组织液体潴留，体腔内体液增多则称积液。根据分布范围，水肿可表现为局部性或全身性，全身性水肿时往往同时有浆膜腔积液，如腹水、胸腔积液和心包腔积液。

四、填空题

1. 茯苓多糖；羧甲基茯苓多糖；茯苓素　2. 茵陈；6,7-二甲氧基香豆素　3. 利水消肿药；利尿通淋药；利湿退黄药　4. 下调；增强

五、判断题

1. √　2. √　3. ×　4. √　5. ×　6. √　7. √　8. √　9. √　10. √

六、简答题

1. 答：（1）利尿作用特点：茯苓、泽泻均有不同程度利尿作用，泽泻作用较强。（2）利尿作用机理：泽泻主要通过抑制肾小管对钠离子重吸收，增加心钠素的含量；茯苓主要通过茯苓素抗醛固酮作用。

2. 答：泽泻多种制剂可降低实验性高血脂动物血清胆固醇、甘油三酯、低密度脂蛋白含量；降低实验性脂肪肝的肝内脂肪含量，抑制脂肪在肝内蓄积，发挥抗脂肪肝作用。作用机理为干扰外源性胆固醇的吸收、酯化和影响内源性胆固醇的代谢有关。

3. 答：（1）茵陈对多种肝损伤模型有保护作用：降低转氨酶、减轻肝细胞病理损伤。（2）作用机理与保护肝细胞膜的完整和促进肝细胞再生、改善肝脏微循环等有关。

4. 答：利水渗湿药的主要药理作用包括：（1）利尿作用。（2）抗病原微生物。（3）利胆、保肝。（4）影响机体免疫功能。（5）抗肿瘤。

七、拓展题

答案要点：可从如下方面阐述：（1）利水渗湿方药的定义为凡能够通利水道，渗泄水湿，临床主要用于治疗水饮内停、水湿壅盛所致各种病证的药物。（2）利水渗湿方药主治的水湿内停所致证候主要包括水肿、淋证、黄疸，相应地可以将利水渗湿药根据主治证候的不同而分为利水消肿药、利尿通淋药和利湿退黄药。（3）水湿内停证候所涉疾病包括泌尿系统疾病（如泌尿系感染、泌尿系结石等）、消化系统疾病（如黄疸性肝炎、胆道感染与结石等、腹泻）、多种脏器功能衰退（心、肾、肝）所致水肿以及其他感染性疾病及其渗出液等。（4）利水渗湿方药针对上述水湿内停诸证的主要病因、病理及临床表现发挥相应治疗作用，利水消肿、利尿通淋和利湿退黄的药理基础大体包括利尿、利胆、保肝、抗病原微生物及镇痛抗炎等。

第十四章 温里方药 ▷▷▷

目的要求

1. 掌握温里药的含义与基本药理作用，与附子功效相关的药理作用、作用机制及药效物质基础。

2. 熟悉干姜、肉桂及附子与干姜药对的主要药理作用及药效物质基础。

3. 了解四逆汤、附子理中丸和参附注射液的功效主治和临床应用。

知识导航

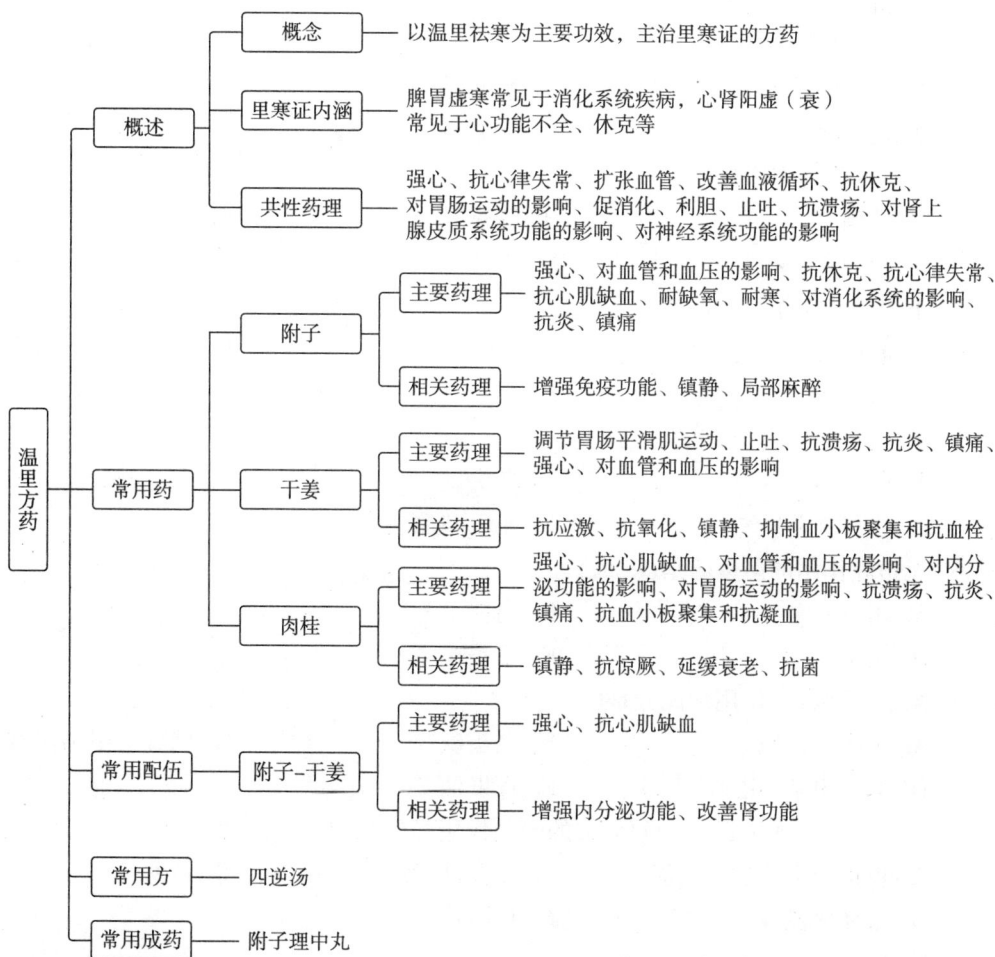

重点难点

1. 温里方药的主要功效、主治证候、代表药、代表方及主要药理作用。

2. 附子的药理作用、双酯型生物碱体内过程、安全性评价、临床应用及临床不良反应，重点讲述附子与功效相关的主要药理作用及其他相关药理作用特点、机制和药效物质基础。

3. 干姜、肉桂的药理作用、作用机制和药效物质基础。

单元测试题

一、单项选择题 （请从5个备选答案中选出1个最佳答案）

1. 与温里药"助阳气"功效有关的药理作用是（　　）

    A. 镇痛　　　　　　　　　　B. 抗心律失常　　　　　　C. 抗应激

    D. 抗炎　　　　　　　　　　E. 强心、扩张血管，增加血流量

2. 与温里药主治里寒证"水谷不化，脘腹胀痛"无关的药理作用是（　　）

    A. 对胃肠功能无影响　　　　B. 增强胃肠功能　　　　　C. 增加胃酸分泌

    D. 抗溃疡　　　　　　　　　E. 增加消化酶活性

3. 附子的药理作用是（　　）

    A. 抑菌　　　　　　　　　　B. 解热　　　　　　　　　C. 利尿

    D. 通便　　　　　　　　　　E. 抗炎

4. 干姜的药理作用不包括（　　）

    A. 利胆　　　　　　　　　　B. 平喘　　　　　　　　　C. 镇吐

    D. 抗应激　　　　　　　　　E. 抗炎

5. 附子强心作用的有效成分是（　　）

    A. 氢氰酸　　　　　　　　　B. 乌头碱　　　　　　　　C. 乌药碱

    D. 去甲乌药碱　　　　　　　E. N-甲基酪胺

6. 无镇吐作用的温里药是（　　）

    A. 附子　　　　　　　　　　B. 肉桂　　　　　　　　　C. 干姜

    D. 吴茱萸　　　　　　　　　E. 丁香

7. 附子主要毒性作用的成分是（　　）

    A. 去甲乌头碱　　　　　　　B. 乌头碱　　　　　　　　C. 消旋去甲乌药碱

    D. 氯化甲基多巴胺　　　　　E. 挥发油

8. 与肉桂"补火助阳"功效无关的药理作用是（　　）

    A. 促进肾上腺皮质功能　　　B. 改善性功能　　　　　　C. 抗寒冷

    D. 增加血流量　　　　　　　E. 抗溃疡

9. 附子中毒的主要症状是（　　）

    A. 溶血　　　　　　　　　　B. 高热　　　　　　　　　C. 口舌发麻

D. 血尿　　　　　　　　　E. 便血

10. 下列哪项实验与附子"回阳救逆"的功效有关（　　）

A. 抗休克实验　　　　　B. 抗炎实验　　　　　C. 耐缺氧实验

D. 对胃肠道影响的实验　E. 对血液流变学影响的实验

11. 附子现代用于治疗（　　）

A. 高血压　　　　　　　B. 慢性心功能不全　　C. 肝炎

D. 尿道炎　　　　　　　E. 肺炎

12. 下列哪项不是肉桂的临床应用（　　）

A. 腰痛　　　　　　　　B. 慢性支气管炎　　　C. 支气管哮喘

D. 面神经麻痹　　　　　E. 高血压

13. 下列哪项不是附子的毒副反应（　　）

A. 恶心呕吐　　　　　　B. 手足抽搐　　　　　C. 高热

D. 全身发麻　　　　　　E. 心电图异常

14. 与附子"回阳救逆"功效相关的药理作用是（　　）

A. 镇痛　　　　　　　　B. 抗寒冷　　　　　　C. 增强免疫

D. 抗休克　　　　　　　E. 抗炎

15. 与附子"补火助阳"功效相关的药理作用是（　　）

A. 抗炎　　　　　　　　B. 局部麻醉　　　　　C. 耐缺氧

D. 镇痛　　　　　　　　E. 增强肾上腺皮质功能

16. 与附子"逐风寒湿邪"功效有关的药理作用是（　　）

A. 强心　　　　　　　　B. 抗休克　　　　　　C. 抗心律失常

D. 镇痛　　　　　　　　E. 增强机体免疫功能

17. 下列哪项不是附子的不良反应（　　）

A. 口舌发麻　　　　　　B. 呕吐腹痛　　　　　C. 血压下降

D. 心脏毒性　　　　　　E. 肝肾毒性

18. 下列哪项不是温里药的主要药理作用（　　）

A. 抗休克　　　　　　　B. 增强胃肠运动　　　C. 兴奋交感神经

D. 兴奋子宫　　　　　　E. 强心

19. 下列哪项药理作用与温里药"温中止痛"功效无关（　　）

A. 抗溃疡　　　　　　　B. 增强胃肠功能　　　C. 抗炎

D. 镇痛　　　　　　　　E. 强心

20. 下列哪项药理作用与干姜"温中散寒"功效无关（　　）

A. 强心　　　　　　　　B. 胃肠解痉　　　　　C. 止吐

D. 抗炎、镇痛　　　　　E. 增强胃肠消化功能

21. 肉桂扩张血管、增加冠脉和脑血流量作用的有效成分是（　　）

A. 乙酸苯丙酯　　　　　B. 桂皮醛　　　　　　C. 多糖

D. 肉桂苷　　　　　　　E. 香豆素

22. 下列哪项药理作用与干姜"温中散寒"的功效不符合(　　)

　　A. 促进胃肠消化功能

　　B. 对多种实验性胃溃疡有抑制作用

　　C. 对乙酰胆碱引起的肠管痉挛有抑制作用

　　D. 可抑制硫酸铜的催吐作用

　　E. 抗血栓形成作用

23. 在肉桂抗胃溃疡的叙述中，错误的说法是(　　)

　　A. 对实验性动物胃溃疡有抑制作用

　　B. 抑制大鼠胃酸分泌

　　C. 增加胃蛋白酶活性

　　D. 增加胃黏膜血流量

　　E. 兴奋胃平滑肌

24. 附子苷强心作用的机制是(　　)

　　A. 抑制 Na^+-K^+-ATP 酶

　　B. 激动 β 受体

　　C. 抑制心肌细胞磷酸二酯酶活性

　　D. 提高心肌细胞内 Ca^{2+}

　　E. 降低心肌细胞内 Ca^{2+}

25. 去甲乌药碱是(　　)

　　A. α 受体激动剂　　　　　　B. β 受体激动剂　　　　　　C. M 受体激动剂

　　D. 多巴胺受体激动剂　　　　E. N 受体激动剂

26. 附子应用于哪种类型的心律失常(　　)

　　A. 室上性　　　　　　　　　B. 室性

　　C. 心房纤颤与心房扑动　　　D. 缓慢型心律失常　　　　　E. 窦性心动过速

27. 以下哪种中药具有抗休克的作用(　　)

　　A. 丁香　　　　　　　　　　B. 小茴香　　　　　　　　　C. 茯苓

　　D. 吴茱萸　　　　　　　　　E. 附子

28. 以下哪种中药可以扩张冠状血管、促进心脏侧支循环开放，从而改善心肌血液供应(　　)

　　A. 附子　　　　　　　　　　B. 秦艽　　　　　　　　　　C. 肉桂

　　D. 枳实　　　　　　　　　　E. 花椒

29. 除(　　)外，其余均是肉桂的药理作用

　　A. 止血　　　　　　　　　　B. 抗炎　　　　　　　　　　C. 抗心肌缺血

　　D. 抗菌　　　　　　　　　　E. 调节免疫

30. 附子中的(　　)对小鼠的压尾刺激或醋酸扭体法试验表现有明显镇痛作用

　　A. 桂皮醛　　　　　　　　　B. 乌头碱　　　　　　　　　C. 氯化甲基多巴胺

　　D. 消旋去甲乌药碱　　　　　E. 姜辣素

31. 以下哪种药理作用是温里药温经止痛的药理学基础(　　)
    A. 促消化　　　　　　　B. 镇痛　　　　　　　C. 强心
    D. 抗心律失常　　　　　E. 抗溃疡
32. 附子理中丸的组方成分不包括(　　)
    A. 附子　　　　　　　　B. 白术　　　　　　　C. 党参
    D. 干姜　　　　　　　　E. 木香
33. (　　)可明显抑制突变链球菌细胞黏附作用，提示有预防龋齿的作用
    A. 附子　　　　　　　　B. 肉桂　　　　　　　C. 干姜
    D. 吴茱萸　　　　　　　E. 小茴香
34. 对肾上腺皮质功能及性功能具有促进作用的温里药是(　　)
    A. 附子　　　　　　　　B. 肉桂　　　　　　　C. 干姜
    D. 花椒　　　　　　　　E. 丁香
35. 肉桂抗心肌缺血的机制与(　　)无关
    A. 抗氧化　　　　　　　B. 扩血管　　　　　　C. 升压
    D. 增加 NO 含量　　　　E. 抗炎

二、多项选择题（每题至少有1个正确答案，多选或错选不得分）

1. 温里药的主要药理作用是(　　)
    A. 强心　　　　　　　　B. 扩张血管，改善循环　　　C. 抗休克
    D. 止咳平喘　　　　　　E. 抑制胃肠运动
2. 能反映温里药"回阳救逆"功效的药理作用是(　　)
    A. 强心　　　　　　　　B. 扩张血管，增加血流量
    C. 抗休克　　　　　　　D. 兴奋交感神经，使产热增加
    E. 兴奋胃肠运动
3. 附子中毒的症状有(　　)
    A. 高热　　　　　　　　B. 口舌及全身发麻　　　C. 恶心呕吐
    D. 呼吸困难　　　　　　E. 心电图异常
4. 研究温里药"回阳救逆"功效，常用的实验方法是(　　)
    A. 抗抑郁实验　　　　　B. 强心作用实验　　　C. 抗休克实验
    D. 影响血流动力学实验　E. 影响消化系统实验
5. 与附子"逐风寒湿邪"功效相关的药理作用是(　　)
    A. 强心　　　　　　　　B. 抗寒冷　　　　　　C. 镇痛
    D. 抗炎　　　　　　　　E. 局部麻醉
6. 与肉桂"补火助阳"功效相关的药理作用是(　　)
    A. 兴奋交感神经　　　　B. 松弛支气管平滑肌　　　C. 增加血流量
    D. 兴奋肾上腺皮质功能　E. 抗炎
7. 与干姜"温中散寒"功效相关的药理作用是(　　)

A. 止吐　　　　　　　　　B. 镇痛　　　　　　　　C. 胃肠解痉

D. 抗溃疡　　　　　　　　E. 促进胃肠消化功能

8. 与干姜"温阳通脉"功效有关的作用是(　　　)

　　A. 强心　　　　　　　　　B. 抗血栓

　　C. 扩张血管，增加血流量　D. 抗溃疡　　　　　　　E. 止吐，助消化

9. 参附注射液具有(　　　)功效

　　A. 回阳救逆　　　　　　　B. 益气固脱　　　　　　C. 温中健脾

　　D. 温经止痛　　　　　　　E. 活血通络

10. 下列哪些是附子对心血管系统的药理作用(　　　)

　　A. 增强心肌收缩力　　　　B. 抗休克　　　　　　　C. 抗心律失常

　　D. 抗心肌缺血　　　　　　E. 抑制寒冷引起的体温下降

11. 能反映温里药"温中散寒"功效的药理作用是(　　　)

　　A. 强心　　　　　　　　　B. 促进胃肠运动　　　　C. 促消化

　　D. 抗溃疡　　　　　　　　E. 镇静

12. 下列哪些药物具有加快心率的作用(　　　)

　　A. 干姜　　　　　　　　　B. 肉桂　　　　　　　　C. 荜茇

　　D. 荜澄茄　　　　　　　　E. 吴茱萸

13. 干姜促消化作用体现在(　　　)

　　A. 改善局部血液循环

　　B. 促进胃液分泌

　　C. 增强胃蛋白酶和唾液淀粉酶活性

　　D. 抗炎

　　E. 止吐

14. 附子的主要成分有(　　　)

　　A. 乌头碱　　　　　　　　B. 中乌头碱　　　　　　C. 次乌头碱

　　D. 去甲猪毛菜碱　　　　　E. 附子苷

15. 附子的临床功效主要体现在(　　　)

　　A. 回阳　　　　　　　　　B. 助阳　　　　　　　　C. 通络

　　D. 散寒　　　　　　　　　E. 温肺

三、名词解释题

1. 温里方药
2. 里寒证
3. 亡阳证
4. 脾胃虚寒

四、填空题

1. 附子治疗"亡阳证"，主要与其＿＿＿＿＿＿作用有关。

2. 温里药对胃肠运动的影响主要是_____。

3. 生附子含有大量_____，对心脏有毒性。

4. 从附子中提取的_____是附子强心成分之一。

5. 附子对垂体后叶素所致的心肌缺血有_____作用。

6. 附子不良反应的典型症状是_____。

7. 附子的抗炎作用机理主要是_____所致。

8. 附子可_____阴虚证。

9. 干姜可保护胃黏膜，促进消化与其_____功效有关。

10. 干姜强心、升高血压与其_____功效有关。

11. 附子用于_____型的心律失常。

12. 干姜是通过_____起到保护胃黏膜和抗溃疡的作用。

13. _____可以明显抑制突变链球菌的黏附作用，提示有预防龋齿的作用。

14. 肉桂的强心作用主要与_____有关。

15. 肉桂临床多与附子相须配伍，增强其_____功效。

五、判断题（请在正确题后括号中打√，错误题后括号中打×）

1. 附子有抗心律失常作用，故可使心率减慢。（   ）

2. 附子的抗炎作用是通过多途径实现的。（   ）

3. 干姜、肉桂有抗血栓形成的作用。（   ）

4. 干姜的抗炎作用与促进肾上腺皮质功能相关。（   ）

5. 干姜辛温，无利胆保肝作用。（   ）

6. 附子所含双酯型生物碱是其主要的毒性物质基础。（   ）

7. 炮制和久煎可使附子中的乌头碱水解，从而降低毒性。（   ）

8. 姜烯酚静脉注射可以使大鼠血压出现一过性降低后上升，随后又出现持续下降的三相性变化。（   ）

9. 肉桂活性成分肉桂醛可能是通过促进 NO 的生成而发挥抗炎作用。（   ）

10. 温里药能助阳散寒，治疗四肢厥逆，主要与其强心作用有关。（   ）

11. 附子对离体和在体心脏、正常及衰竭心脏均具有强心作用，能增强心肌收缩力。（   ）

12. 干姜对硫酸铜所致犬的呕吐有抑制作用，以及对家鸽由洋地黄所致的呕吐也有抑制作用。（   ）

13. 肉桂味辛甘，具有降血糖、调血脂、延缓衰老的药理作用。（   ）

14. 肉桂醛对多种致病性真菌具有抗菌作用，具有抗菌谱广、毒性低的特点。（   ）

15. 附子既可以升高血压也可以降低血压。（   ）

16. 附子为有毒中药，其不同组分对小鼠的急性毒性的强度依次为：醇提组分 > 水提组分 > 全组分。（　　）

17. 附子与干姜配伍可以降低附子毒性，增强回阳救逆、温中散寒的功效。（　　）

18. 干姜可以增强小鼠的抗疲劳能力，延长常压缺氧小鼠的存活时间，提高抗应激能力。（　　）

19. 四逆汤可以阻断 α 受体和阻滞钙通道对血管和血压产生影响。（　　）

20. 附子与干姜配伍能够增强两者的强心作用。（　　）

六、简答题

1. 简述附子回阳救逆的药理基础。

2. 简述附子的不良反应。

3. 简述干姜温中散寒的药理基础。

4. 简述温里药与理气药对胃肠系统作用的异同。

5. 简述附子的主要药理作用。

6. 简述附子与干姜配伍的作用。

7. 简述温里药抗休克的作用机理。

8. 简述温里药助阳、散寒，治疗四肢厥冷的药理学基础。

七、拓展题

1. 试述附子经炮制或配伍后降低毒性的原因。

2. "有故无殒，亦无殒也"出自《素问·六元正纪大论》，体现了中医学"急则治其标"的基本治则，彰显了"以毒攻毒"的用药特点，同时也体现了药物的效、毒与量、时的关系。基于这句话，谈谈你对附子毒性的认识，包括附子毒性的成分、临床应用及减毒的方法。

参考答案

一、单项选择题

1. E　2. A　3. E　4. B　5. D　6. A　7. B　8. E　9. C　10. A　11. B　12. E　13. C
14. D　15. E　16. D　17. E　18. D　19. E　20. A　21. B　22. E　23. C　24. D　25. B
26. D　27. E　28. C　29. A　30. B　31. B　32. E　33. B　34. B　35. C

二、多项选择题

1. ABC　2. ABCD　3. BCDE　4. BCD　5. BCD　6. ACD　7. BCDE　8. ABC　9. AB
10. ABCDE　11. BCD　12. ABCD　13. ABC　14. ABCDE　15. ABD

三、名词解释题

1. 温里方药：凡以温里祛寒为主要功效，主治里寒证的方药称温里方药。

2. 里寒证：脏腑阳气不足，阴寒内生，或寒邪直中脏腑，或寒邪由表传里，以形寒肢冷、面色苍白、口淡不渴、喜热饮、小便清长、大便溏泄、舌淡苔白润、脉沉迟等为常见症的证候。临床常见脾胃虚寒、心肾阳虚或心肾阳衰证候。

3. 亡阳证：指体内阳气极度衰微而欲脱，以冷汗、肢厥、面白、脉微等为主要表现的危重证候。

4. 脾胃虚寒：是指脾胃阳气虚衰，阴寒内盛所表现的证候。包括脾阳虚和胃阳虚，多因饮食失调、过食生冷、劳倦过度、久病或忧思伤脾等所致。

四、填空题

1. 抗休克　2. 增强胃肠运动功能　3. 乌头碱　4. 去甲乌药碱　5. 对抗　6. 口舌及全身发麻　7. 肾上腺皮质系统　8. 恶化　9. 温中散寒　10. 回阳通脉　11. 缓慢　12. 抑制 TXA_2 合成和促进 PGI_2 合成　13. 肉桂醇提物　14. 促进交感神经释放 CA　15. 补火助阳

五、判断题

1. ×　2. √　3. √　4. √　5. ×　6. √　7. √　8. √　9. ×　10. ×　11. √　12. ×　13. √　14. √　15. √　16. √　17. √　18. √　19. ×　20. √

六、简答题

1. 答：附子回阳救逆的药理基础主要包括：强心，扩张血管、增加血流量，抗休克，抗心律失常，抗心肌缺血，提高耐缺氧能力，抗寒冷等。

2. 答：附子的不良反应主要由乌头碱引起，主要涉及神经系统、循环系统和消化系统反应。其中毒的典型症状：口舌、四肢及全身发麻，严重者可致心脏骤停。

3. 答：干姜温中散寒的药理基础主要包括：调节胃肠平滑肌运动、抗溃疡、止吐、抗炎和镇痛等作用。

4. 答：温里药与理气药对胃肠系统均有兴奋作用，理气药多呈双向调节，温里药大多是增强胃肠运动。

5. 答：附子的主要药理作用包括：强心、扩张血管、增加血流量、抗休克、抗心律失常、抗心肌缺血、提高耐缺氧能力、抗寒冷、增强 β 受体和 cAMP 系统的反应性、调节胃肠运动、抗炎、镇痛等。

6. 答：附子辛甘大热，走而不守，为回阳救逆要药；干姜辛而大热，守而不走，长于温中散寒，两者合用，可使回阳救逆、温中散寒功效大为增强，并可降低附子毒性。

7. 答：温里药抗休克的作用主要基于强心、扩血管、改善微循环而实现。

8. 答：温里药能"助阳""散寒"，治疗四肢厥逆（冷）主要与其改善循环作用有关。附子、肉桂、干姜等温里药可扩张心脑血管，增加心脑血流量。部分温里药如干姜、肉桂等所含的挥发油或辛辣成分可使体表血管、内脏血管扩张，改善循环，使全身产生温热感。

七、拓展题

1. 答案要点：附子的毒性主要由乌头碱引起，经过炮制、水煎、配伍等使乌头碱水解，乌头碱类生物碱含量大大降低，以降低其毒性。乌头碱经水解后生成毒性较小的苯甲酰乌头原碱，毒性仅为乌头碱的 1/1000，继续水解生成乌头原碱，毒性为乌头碱的 1/2000。

2. 答案要点：可从如下方面阐述：（1）附子的毒性成分主要为乌头碱。（2）附子有回阳救逆、散寒止痛的功效，具有抗休克、抗心肌缺血等药理作用，若应用不当也会产生较大的不良反应。既要让附子发挥临床疗效，又要提高临床对附子的应用安全性，就要做到：一是认识到附子的毒性。二是注意炮制、煎煮方法和用药剂量，各种炮制后的附子虽然毒性较生品有所减轻，实验证明对重要脏器仍然有毒性作用，临床上在追求附子有效性的同时，也应注意安全性，不能通过盲目增大剂量来达到增加疗效的目的。同时注意煎煮时间。三是注重配伍的研究。（3）辩证看待中药的毒性作用，正确运用，通过妥善地炮制和适当地配伍等方法，将其毒副作用减到最低，以最大限度地提高疗效，即合理用药。

第十五章　理气方药 ▷▷▷

1. 掌握理气方药的基本药理作用和代表药物枳实、枳壳、青皮的药理作用。

2. 熟悉陈皮、木香、香附的药理作用和枳实－白术配伍、木香－黄连配伍的药理作用。

3. 了解理气方药的临床应用和木香顺气丸、四逆散、气滞胃痛颗粒的药理作用。

知识导航

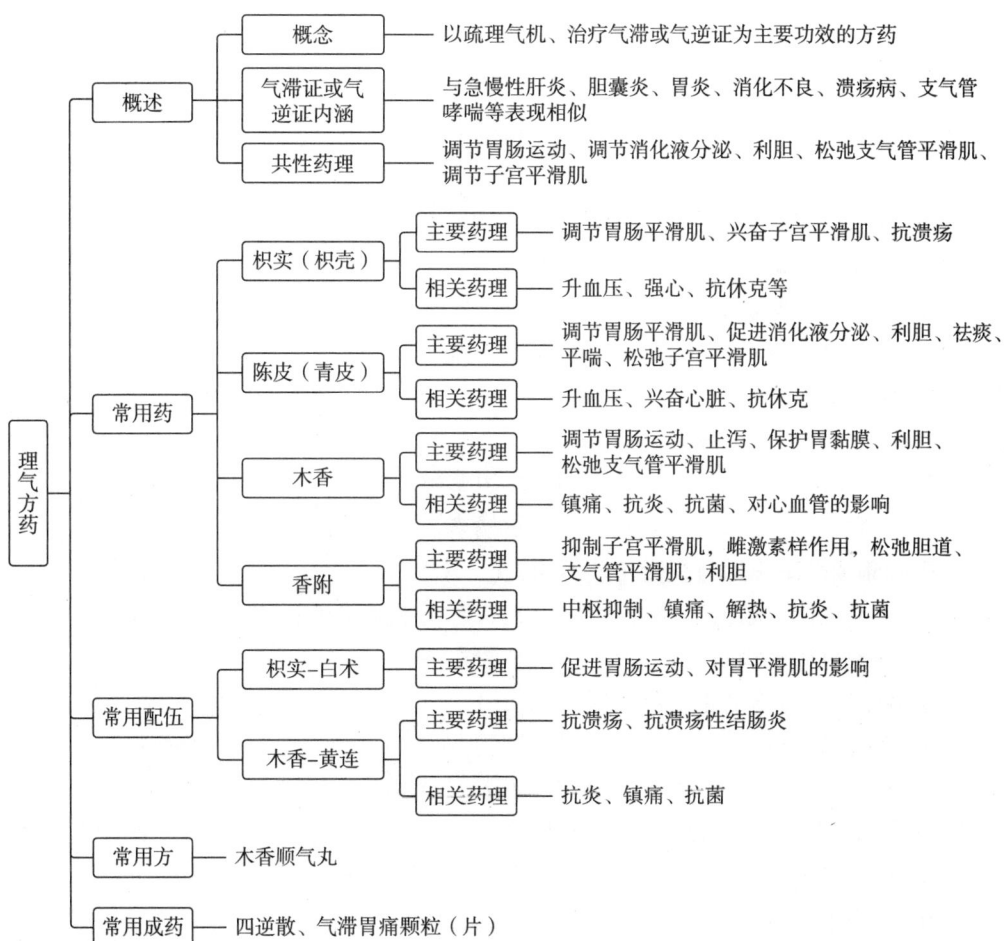

概述	概念	以疏理气机、治疗气滞或气逆证为主要功效的方药
	气滞证或气逆证内涵	与急慢性肝炎、胆囊炎、胃炎、消化不良、溃疡病、支气管哮喘等表现相似
	共性药理	调节胃肠运动、调节消化液分泌、利胆、松弛支气管平滑肌、调节子宫平滑肌
常用药	枳实（枳壳）主要药理	调节胃肠平滑肌、兴奋子宫平滑肌、抗溃疡
	枳实（枳壳）相关药理	升血压、强心、抗休克等
	陈皮（青皮）主要药理	调节胃肠平滑肌、促进消化液分泌、利胆、祛痰、平喘、松弛子宫平滑肌
	陈皮（青皮）相关药理	升血压、兴奋心脏、抗休克
	木香 主要药理	调节胃肠运动、止泻、保护胃黏膜、利胆、松弛支气管平滑肌
	木香 相关药理	镇痛、抗炎、抗菌、对心血管的影响
	香附 主要药理	抑制子宫平滑肌，雌激素样作用、松弛胆道、支气管平滑肌，利胆
	香附 相关药理	中枢抑制、镇痛、解热、抗炎、抗菌
常用配伍	枳实-白术 主要药理	促进胃肠运动、对胃平滑肌的影响
	木香-黄连 主要药理	抗溃疡、抗溃疡性结肠炎
	木香-黄连 相关药理	抗炎、镇痛、抗菌
常用方		木香顺气丸
常用成药		四逆散、气滞胃痛颗粒（片）

重点难点

1. 理气药的主要药理作用。

2. 理气药对胃肠运动呈兴奋和抑制双向作用，这与胃肠功能状态、药物剂量及动物种属等有关。

3. 枳实、枳壳、青皮、陈皮的注射液可兴奋心脏、增强心肌收缩力、增加心输出量和冠脉血流量及收缩血管、提高外周阻力、升高血压，因而可以治疗多种休克。

单元测试题

一、单项选择题（请从 5 个备选答案中选出 1 个最佳答案）

1. 哪种理气药具有雌激素样作用（　　）

A. 木香　　　　　　　　　B. 陈皮　　　　　　　　C. 香附

D. 枳壳　　　　　　　　　E. 青皮

2. 青皮升压作用的有效成分是（　　）

A. 枸橼酸　　　　　　　　B. 对羟福林　　　　　　C. 柠檬烯

D. 黄酮苷　　　　　　　　E. 柑橘素

3. 枳壳具有的药理作用是（　　）

A. 仅兴奋胃肠平滑肌

B. 仅抑制胃肠平滑肌

C. 既兴奋又抑制胃肠平滑肌

D. 小剂量兴奋胃肠平滑肌，大剂量抑制胃肠平滑肌

E. 仅抑制子宫平滑肌

4. 青皮祛痰作用的有效成分是（　　）

A. 枸橼酸　　　　　　　　B. N-甲基酪胺　　　　　C. 柠檬烯

D. 黄酮苷　　　　　　　　E. 柑橘素

5. 下列哪项药理作用与枳壳功效不相关（　　）

A. 兴奋在体胃肠道平滑肌　B. 兴奋子宫平滑肌　　　C. 强心

D. 抑制离体平滑肌　　　　E. 抗溃疡

6. 下列哪项为青皮的主要药理作用（　　）

A. 降血糖　　　　　　　　B. 利胆　　　　　　　　C. 降血压

D. 利尿　　　　　　　　　E. 泻下

7. 下列哪项药理作用与陈皮功效不相关（　　）

A. 调节胃肠平滑肌　　　　B. 促进消化液分泌　　　C. 利胆

D. 祛痰平喘　　　　　　　E. 升高血压

8. 枳实用于治疗胃肠无力性消化不良的药理基础（　　）

A. 对胃肠有抑制作用　　　B. 对胃肠有兴奋作用

C. 对胃肠有双向调节作用　　　D. 对胃肠有先兴奋后抑制作用

E. 对胃肠大剂量兴奋、小剂量抑制作用

9. 枳实临床可用于治疗(　　)

    A. 子宫脱垂　　　　　　　　B. 早孕反应　　　　　　　C. 流产

    D. 功能性子宫出血　　　　　E. 高脂血症

10. 以下哪项不属于枳壳的主要药理作用(　　)

    A. 对胃肠平滑肌有兴奋作用　B. 对胃肠平滑肌有抑制作用

    C. 对子宫平滑肌有兴奋作用　D. 对子宫平滑肌有抑制作用

    E. 抗溃疡作用

11. 下列哪项为木香的主要药理作用(　　)

    A. 抗心律失常　　　　　　　B. 镇咳　　　　　　　　　C. 抗休克

    D. 抗消化性溃疡　　　　　　E. 祛痰

12. 具有兴奋子宫平滑肌作用的是(　　)

    A. 木香　　　　　　　　　　B. 大腹皮　　　　　　　　C. 枳实

    D. 木香　　　　　　　　　　E. 香附

13. 青皮对心血管系统的作用(　　)

    A. 升血压　　　　　　　　　B. 降血压　　　　　　　　C. 抑制心肌收缩力

    D. 减少心输出量　　　　　　E. 先降压后升压

14. 陈皮升血压作用的有效成分是(　　)

    A. 对羟福林　　　　　　　　B. N-甲基酪胺　　　　　　C. 柠檬烯

    D. 甲基橙皮苷　　　　　　　E. 二氢川陈皮素

15. 不能反映木香"行气止痛"功效的实验是(　　)

    A. 对胃肠平滑肌影响实验　　B. 对支气管平滑肌影响实验

    C. 保肝作用实验　　　　　　D. 对免疫功能影响实验

    E. 利胆作用实验

16. 反映"疏肝理气"功效的实验是(　　)

    A. 保肝作用实验　　　　　　B. 抗肝炎病毒实验　　　　C. 利胆作用实验

    D. 利尿作用实验　　　　　　E. 对胃肠平滑肌影响实验

17. 理气药抑制胃肠作用的表现(　　)

    A. 使胃肠平滑肌痉挛　　　　B. 使胃肠平滑肌松弛

    C. 对抗阿托品的作用　　　　D. 与氯化钡有协同作用

    E. 使胃肠蠕动加速

18. 以下哪项不属于理气药的药理作用(　　)

    A. 调节胃肠运动　　　　　　B. 松弛支气管平滑肌　　　C. 调节子宫平滑肌

    D. 调节消化液分泌　　　　　E. 抑制血小板聚集

19. 理气药兴奋胃肠运动的作用表现为(　　)

    A. 拮抗乙酰胆碱的作用　　　B. 使胃肠平滑肌张力增加

C. 协同增加阿托品的作用　　D. 协同增加氯化钡的作用

E. 使胃肠蠕动减慢

20. 以下哪项不属于枳壳注射液的临床应用(　　　)

    A. 休克　　　　　　　　　B. 胃下垂　　　　　　　C. 子宫脱垂

    D. 脱肛　　　　　　　　　E. 功能性子宫出血

21. 哪种理气药无升血压作用(　　　)

    A. 枳实　　　　　　　　　B. 枳壳　　　　　　　　C. 陈皮

    D. 香附　　　　　　　　　E. 青皮

22. 与香附调经止痛功效无关的药理作用是(　　　)

    A. 抑制子宫平滑肌　　　　B. 抗炎　　　　　　　　C. 镇痛

    D. 雌性激素样作用　　　　E. 松弛胃肠道平滑肌

23. 以下哪项不属于香附的药理作用(　　　)

    A. 升高血压　　　　　　　B. 抗炎　　　　　　　　C. 镇痛

    D. 抑制中枢　　　　　　　E. 利胆

24. 香附具有的药理作用是(　　　)

    A. 仅兴奋胃肠平滑肌

    B. 仅抑制胃肠平滑肌

    C. 既兴奋又抑制胃肠平滑肌

    D. 小剂量兴奋胃肠平滑肌，大剂量抑制胃肠平滑肌

    E. 仅兴奋子宫平滑肌

25. 下列哪味中药具有明显的祛痰平喘作用(　　　)

    A. 陈皮　　　　　　　　　B. 大腹皮　　　　　　　C. 枳实

    D. 木香　　　　　　　　　E. 香附

26. 以下不属于香附药理作用的是(　　　)

    A. 松弛子宫及雌激素样作用　B. 利胆、保肝

    C. 解热、镇痛、抗炎　　　D. 降血脂　　　　　　　E. 抗菌

27. 以下不属于枳实药理作用的是(　　　)

    A. 升血压　　　　　　　　B. 抗氧化　　　　　　　C. 抗溃疡

    D. 抗休克　　　　　　　　E. 增强肾上腺皮质功能

28. 以下不属于陈皮药理作用的是(　　　)

    A. 升血压　　　　　　　　B. 利胆　　　　　　　　C. 抗溃疡

    D. 抗休克　　　　　　　　E. 祛痰、平喘

29. 以下有关枳实的说法，错误的是(　　　)

    A. 枳实可兴奋在体子宫，使张力升高

    B. 枳实可增强心肌收缩力

    C. 枳实对离体平滑肌主要呈抑制作用

    D. 枳实对在体胃肠平滑肌主要呈兴奋作用

E. 枳实注射液对离体和在体动物心脏均有抑制作用

30. 研究理气药的功效，哪项不是常用的实验方法（　　）

A. 对支气管平滑肌影响的实验

B. 对胃肠平滑肌影响实验

C. 胃排空实验

D. 抑菌作用实验

E. 利胆作用实验

31. 枳实与白术配伍可用于（　　）

A. 功能性消化不良　　　　B. 急性痢疾　　　　C. 肠易激综合征

D. 急性溃疡性结肠炎　　　E. 慢性溃疡性结肠炎

32. 黄连与木香配伍可用于（　　）

A. 功能性消化不良　　　　B. 胃下垂　　　　　C. 脾虚便秘

D. 肠易激综合征　　　　　E. 子宫脱垂

二、多项选择题（每题至少有1个正确答案，多选或错选不得分）

1. 理气药的主要药理作用包括（　　）

A. 调节胃肠运动　　　　　B. 调节消化液的分泌　　C. 利胆

D. 松弛支气管平滑肌　　　E. 调节子宫平滑肌

2. 静脉给药具有升压作用的理气药是（　　）

A. 枳壳　　　　　　　　　B. 枳实　　　　　　　C. 陈皮

D. 香附　　　　　　　　　E. 青皮

3. 研究理气药对消化道运动功能影响的实验方法是（　　）

A. 离体胃肠道平滑肌实验法　　B. 在体胃肠道平滑肌实验法

C. 小肠推进运动法实验　　　　D. 肠管囊内压测定法实验

E. 肠管悬吊法实验

4. 枳实的主要药理作用是（　　）

A. 对胃肠平滑肌呈双向调节作用

B. 对子宫平滑肌呈抑制作用

C. 强心、增强心肌收缩力、升高血压

D. 对子宫平滑肌呈兴奋作用

E. 对气管平滑肌呈兴奋作用

5. 陈皮的主要药理作用是（　　）

A. 利胆作用　　　　　　　B. 抑制子宫平滑肌　　　C. 助消化

D. 祛痰平喘　　　　　　　E. 抗肿瘤

6. 香附的主要药理作用包括（　　）

A. 兴奋子宫　　　　　　　B. 解热　　　　　　　　C. 镇痛

D. 利胆　　　　　　　　　E. 抗惊厥

7. 研究理气药的药理作用，常用的实验方法是(　　)
　　A. 对支气管平滑肌影响实验　　B. 对胃肠平滑肌影响实验
　　C. 抑菌作用实验　　D. 抗炎作用实验
　　E. 利胆作用实验

8. 与陈皮理气健脾功效有关的药理作用是(　　)
　　A. 解除胃肠平滑肌痉挛　　B. 助消化　　C. 祛痰平喘
　　D. 升高血压　　E. 兴奋心脏

9. 与香附疏肝解郁、调经止痛功效有关的药理作用是(　　)
　　A. 抑制子宫平滑肌　　B. 雌激素样作用　　C. 松弛肠道
　　D. 利胆　　E. 保肝

10. 与木香行气健脾功效有关的药理作用是(　　)
　　A. 调节胃肠运动　　B. 抗胃溃疡　　C. 止泻
　　D. 促进胆囊收缩　　E. 增强免疫

11. 枳壳升压的有效成分为(　　)
　　A. N-甲基酪胺　　B. 对羟福林　　C. 柠檬烯
　　D. 黄酮苷　　E. 柑橘素

12. 枳实升压作用的主要成分是(　　)
　　A. 消旋去甲乌药碱　　B. 甲硫氨酸　　C. 辛弗林
　　D. N-甲基酪胺　　E. 柠檬烯

13. 具有兴奋子宫平滑肌作用的理气药是(　　)
　　A. 枳壳　　B. 枳实　　C. 大腹皮
　　D. 木香　　E. 香附

14. 枳实抗休克作用机理是(　　)
　　A. 改善心肌代谢　　B. 降低心肌耗氧量
　　C. 强心，增加心输出量　　D. 收缩血管，升高血压
　　E. 扩张血管，增加血流

三、名词解释题

理气方药

四、填空题

1. 理气药对胃肠运动具有_____作用。

2. 理气药对支气管平滑肌有_____作用。

3. 枳实_____给药（途径）才具升压作用。

4. 枳壳用于子宫下垂，主要是对子宫平滑肌有_____作用。

5. 枳壳升压的有效成分为_____、_____。

6. 枳壳治疗胃下垂的药理学基础是_____胃肠平滑肌作用。

7. 枳实与枳壳对在体平滑肌的兴奋作用与_____受体有关。

8. 枳壳能治脱肛，主要是其具有_____的作用。

9. 香附挥发油具有_____激素样作用。

10. 枳实中_____成分对大鼠离体肠平滑肌呈先兴奋后抑制作用。

11. 青皮升压的有效成分为_____。

12. 陈皮祛痰的有效成分为_____。

13. 枳实与白术配伍具有_____胃肠运动作用。

14. 枳实具有_____子宫平滑肌的作用。

15. 静注枳实、青皮注射液能_____血压，但口服无效。

五、判断题（请在正确题后括号中打√，错误题后括号中打×）

1. 理气药静脉注射对心血管系统作用不明显。（　　）

2. 枳实治疗胃下垂的药理学依据是抑制胃肠运动。（　　）

3. 枳实对子宫平滑肌具有抑制作用。（　　）

4. 青皮有抗休克作用。（　　）

5. 陈皮对子宫平滑肌具有抑制作用。（　　）

6. 香附临床上可用于治疗月经不调和痛经。（　　）

7. 香附对子宫平滑肌有兴奋作用。（　　）

8. 木香对支气管平滑肌有解痉作用。（　　）

9. 青皮升高血压作用的有效成分为 N-甲基酪胺。（　　）

10. 香附具有雌激素样作用。（　　）

11. 理气药对胃肠运动呈兴奋和抑制双向作用。（　　）

12. 枳壳通过口服给药具有升压作用。（　　）

13. 陈皮通过松弛支气管平滑肌而呈平喘作用。（　　）

14. 大多数理气药具有促进胆汁分泌作用。（　　）

15. 木香具有升压作用。（　　）

16. 枳实与白术配伍可用于治疗急性痢疾。（　　）

17. 木香顺气丸常用于食积气滞证的治疗。（　　）

18. 枳实对离体胃平滑肌具有抑制作用，白术表现出兴奋作用，二者作用互相补充。（　　）

19. 陈皮祛痰的有效成分为柑橘素。（　　）

20. 枳实口服给药可以治疗休克。（　　）

六、简答题

1. 简述理气药对胃肠运动的影响。

2. 简述理气药对心血管系统的作用。

3. 简述香附调经止痛的药理学依据。

4. 简述理气药的主要药理作用。

5. 简述陈皮燥湿化痰的主要药理依据。

6. 简述枳实的主要药理作用。

七、拓展题

1. 以理气药对胃肠运动的调节举例说明中药作用的双向性?

2. 欲研究香附丸的行气疏肝、祛寒止痛功效,可开展哪些药理实验?

参考答案

一、单项选择题

1. C　2. B　3. C　4. C　5. C　6. B　7. E　8. B　9. A　10. D　11. D　12. C　13. A　
14. A　15. D　16. C　17. B　18. E　19. B　20. E　21. D　22. E　23. A　24. B　25. A　
26. D　27. E　28. C　29. E　30. D　31. A　32. D

二、多项选择题

1. ABCDE　2. ABCE　3. ABCDE　4. ACD　5. ABCD　6. BCD　7. ABE　8. AB　
9. ABCD　10. ABCD　11. AB　12. CD　13. AB　14. ABCD

三、名词解释题

理气方药:凡以疏理气机、治疗气滞或气逆证为主要功效的方药称为理气方药。

四、填空题

1. 调节　2. 松弛　3. 静脉　4. 兴奋　5. 对羟福林;N-甲基酪胺　6. 兴奋　7. M
或毒蕈碱型　8. 兴奋肠肌　9. 雌　10. 挥发油　11. 对羟福林　12. 柠檬烯　13. 促进　
14. 兴奋　15. 升高

五、判断题

1. ×　2. ×　3. ×　4. √　5. √　6. √　7. ×　8. √　9. ×　10. √　11. √　
12. ×　13. √　14. √　15. ×　16. ×　17. √　18. √　19. ×　20. ×

六、简答题

1. 答:理气药对胃肠运动呈兴奋和抑制的双向调节作用,其作用与胃肠功能状态、
药物剂量及动物种属有关,理气药可使紊乱的胃肠功能恢复正常。

2. 答:枳实、枳壳、青皮、陈皮的注射液可兴奋心脏、增强心肌收缩力、增加心
输出量和冠脉血流量,以及收缩血管、提高外周阻力、升高血压,因而可以治疗多种
休克。

3. 答:香附可抑制子宫平滑肌,其挥发油有轻度雌激素样活性,这些药理作用为
香附调经止痛提供药理学依据。

4. 答:调节胃肠平滑肌运动(抑制,兴奋,双向调节),调节消化液分泌,利胆,
松弛支气管平滑肌,调节子宫平滑肌等作用。

5. 答:陈皮的挥发油有刺激性祛痰作用,其有效成分为柠檬烯。陈皮具有松弛支

气管平滑肌的作用，呈现平喘作用。

6. 答：调节胃肠平滑肌、兴奋子宫平滑肌、抗溃疡、升血压、强心、抗休克、抗氧化等。

七、拓展题

1. 答案要点：举例说明中药作用的双向性，如部分理气药：枳实、枳壳、乌药等主要呈现兴奋胃肠平滑肌作用，加强胃肠运动，使得胃肠蠕动加快。大多数理气药如枳实、枳壳、陈皮、木香、香附等又具有松弛离体胃肠平滑肌、抑制胃肠运动的作用。理气药对胃肠平滑肌的双向调节作用与药物的剂量和机体状态有关。

2. 答案要点：抗急性胃黏膜损伤实验（用盐酸、乙醇、阿司匹林、消炎痛等造成胃黏膜损伤模型）；抗溃疡作用实验（用幽门结扎、醋酸等方法造成溃疡模型）；在体胃肠运动、离体胃肠运动、对肠推进运动的影响、抗炎、镇痛、止吐等实验。

第十六章 消食方药 ▷▷▷▷

目的要求

1. 掌握消食方药的主要药理作用及山楂的药理作用。
2. 熟悉鸡内金、神曲、莱菔子的药理作用。
3. 了解保和丸的药理作用。

知识导航

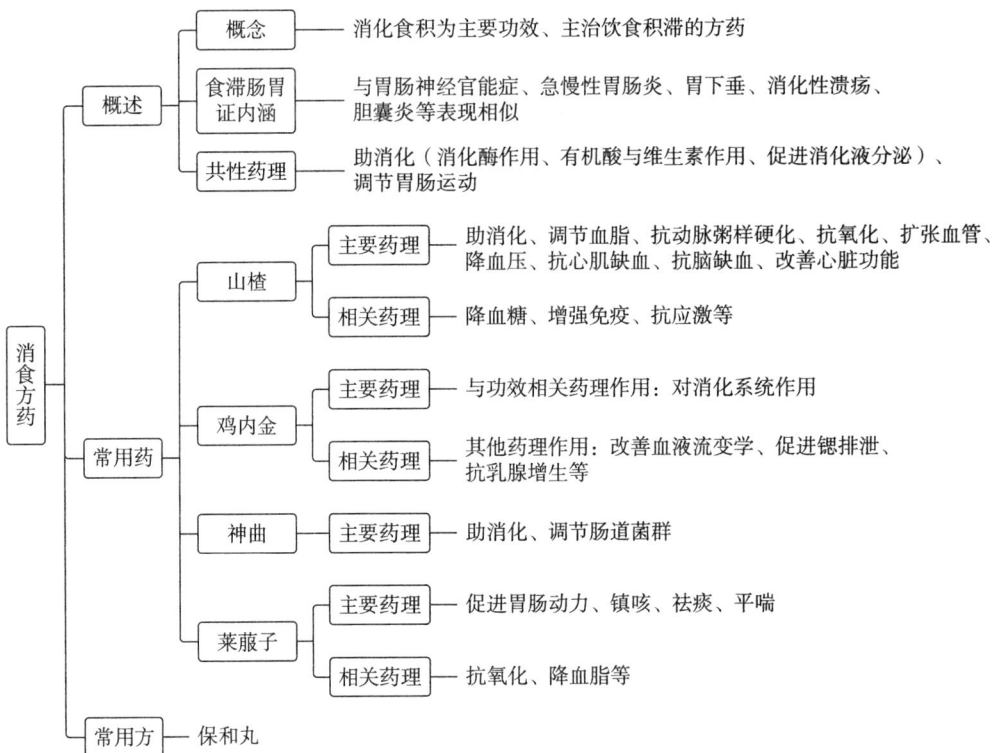

重点难点

1. 消食药的主要药理作用。
2. 山楂与功效相关的药理作用，如助消化、降血脂、抗动脉粥样硬化、降血压、抗心肌缺血、抗脑缺血、抗氧化等。

单元测试题

一、单项选择题（请从 5 个备选答案中选出 1 个最佳答案）

1. 不能调节胃肠运动的消食方药是(　　)
   A. 山楂　　　　　　　　　B. 莱菔子　　　　　　　C. 鸡内金
   D. 麦芽　　　　　　　　　E. 保和丸

2. 山楂的不良反应有(　　)
   A. 胃石症　　　　　　　　B. 升高血压　　　　　　C. 升高血糖
   D. 升高血脂　　　　　　　E. 心律失常

3. 鸡内金临床用于治疗肾结石与其加速排泄什么有关(　　)
   A. 锶　　　　　　　　　　B. 钼　　　　　　　　　C. 镁
   D. 钙　　　　　　　　　　E. 铅

4. 山楂的药理作用不包括(　　)
   A. 降血压、降脂、降血糖　　B. 助消化
   C. 抗氧化、抗心肌缺血　　　D. 抗肿瘤、抗应激
   E. 回乳

5. 神曲的药理作用包括(　　)
   A. 调节肠道菌群　　　　　B. 抗菌　　　　　　　　C. 降血脂
   D. 降血压　　　　　　　　E. 抗心肌缺血

6. 能提高胃蛋白酶活性的药物是(　　)
   A. 神曲　　　　　　　　　B. 山楂　　　　　　　　C. 麦芽
   D. 谷芽　　　　　　　　　E. 莱菔子

7. 含有脂肪酶的药物是(　　)
   A. 山楂　　　　　　　　　B. 麦芽　　　　　　　　C. 谷芽
   D. 鸡内金　　　　　　　　E. 莱菔子

8. 谷芽含有(　　)，擅长消"米面之积"
   A. 脂肪酶　　　　　　　　B. 酵母菌　　　　　　　C. B 族维生素
   D. 淀粉酶　　　　　　　　E. 有机酸

9. 消食方药助消化作用不包括哪个途径(　　)
   A. 消化酶作用　　　　　　B. 有机酸作用　　　　　C. 降血脂
   D. 促进消化液分泌　　　　E. 维生素作用

10. 山楂药理作用不包括(　　)
    A. 强心　　　　　　　　　B. 抗心肌缺血　　　　　C. 松弛子宫平滑肌
    D. 抗脑缺血　　　　　　　E. 调节脂质代谢

11. 关于山楂调节脂质代谢叙述中错误的是(　　)

A. 抑制血清 TC 的升高

B. 降低 LDL-C 及 Apo B 浓度

C. 升高 HDL-C 及 Apo A1 浓度

D. 升高 ALT 及 AST

E. 抑制 3-羟基-3-甲基戊二酰辅酶 A（HMG-CoA）还原酶

二、多项选择题（每题至少有 1 个正确答案，多选或错选不得分）

1. 山楂临床可用于治疗（　　）

　　A. 高血压　　　　　　　　B. 冠心病　　　　　　　C. 心绞痛

　　D. 消化不良　　　　　　　E. 痛经

2. 山楂的药理作用包括（　　）

　　A. 提高心肌细胞存活率

　　B. 缩小心肌梗死面积

　　C. 抑制脂质过氧化和炎症反应

　　D. 抑制心肌 Na^+-K^+-ATP 酶

　　E. 增加冠脉流量

3. 关于山楂抗氧化作用叙述中正确的是（　　）

　　A. 主要活性成分是有机酸类

　　B. 醇提物对羟自由基有清除和抑制作用

　　C. 抗氧化作用的活性大小依次为：生山楂 > 炒山楂 > 山楂炭 > 焦三楂

　　D. 山楂果胶可以提高抗氧化系统酶的活性

　　E. 山楂总黄酮可以通过抑制脂质过氧化反应对肝脏产生保护作用

4. 莱菔子的药理作用有（　　）

　　A. 促进胃肠动力　　　　　B. 祛痰止咳　　　　　　C. 降血脂

　　D. 抗肿瘤　　　　　　　　E. 抗菌

5. 山楂助消化作用的有效物质基础包括（　　）

　　A. 维生素　　　　　　　　B. 有机酸　　　　　　　C. 脂肪酶

　　D. 淀粉酶　　　　　　　　E. 酵母菌

三、名词解释题

消食方药

四、填空题

1. 山楂发挥降压作用的有效成分是_____、_____及_____。

2. 消食药含有_____、_____和_____等，有助消化作用，并能促进消化液分泌和增加消化酶活性。

3. 山楂主要成分为_____和_____。

4. 山楂、神曲含有_____，有利于脂肪的消化。

5. 莱菔子抗肿瘤的有效成分是_____。

6. 鸡内金主要成分有_____、角蛋白、维生素和氨基酸。

7. 山楂醇提物能上调_____的表达水平，加强胆固醇代谢，促进胆汁酸排出。

8. 山楂降压的机制与抑制细胞外_____内流有关。

9. 不同炮制品的山楂对小肠推进均有促进作用，以炮制品_____效果最好。

10. 山楂中的_____、_____能抑制 3-羟基-3-甲基戊二酰辅酶 A 还原酶活性，抑制内源性胆固醇的合成。

五、判断题（请在正确题后括号中打√，错误题后括号中打×）

1. 山楂既能对抗 Ach、钡离子引起的家兔十二指肠痉挛性收缩，又能增强大鼠松弛状态的平滑肌收缩，对平滑肌有调节作用。（ ）

2. 山楂抗氧化作用的主要活性物质是有机酸类。（ ）

3. 山楂醇提物体外可抑制非酶糖化终产物的生成。（ ）

4. 山楂具有抗辐射、抗疲劳等抗应激作用。（ ）

5. 山楂有机酸部位可促进肠胃运动，其机制与激动 N 受体有关。（ ）

6. 山楂醇提取物可升高高脂血症大鼠血液的全血比黏度。（ ）

7. 焦山楂的小肠推进作用增强，炒炭作用减弱。（ ）

8. 鸡内金可明显增大乳腺小叶及腺泡数量和直径，增加上皮细胞增生。（ ）

9. 鸡内金多糖有较强的羟自由基清除作用。（ ）

10. 鸡内金可以引起胃石症、口腔溃疡等不良反应。（ ）

11. 神曲中含有消化酶，不耐温，炒制后助消化作用减弱。（ ）

12. 生莱菔子可增加离体回肠节律性收缩，炒莱菔子可拮抗离体回肠节律性收缩。（ ）

13. 莱菔子助消化作用的物质基础为其中含有大量的淀粉酶。（ ）

14. 莱菔子可以降低胃肠积热大鼠血清中胃饥饿素、P 物质含量，从而促进胃肠积热大鼠胃肠动力。（ ）

15. 莱菔子中的芥子碱对高脂血症模型大鼠没有降脂作用。（ ）

16. 莱菔子素抑制肿瘤与下调 Bcl-2 表达，上调 Bax 表达有关。（ ）

17. 保和丸用于高脂血症、脂肪肝的治疗。（ ）

18. 保和丸提高大鼠血清胃泌素（GAS）和血浆胃动素（MTL）水平，是促进胃肠动力的作用机制之一。（ ）

19. 保和丸可增加胃液酸度和胃蛋白酶活性，提高胰液分泌量和胰蛋白酶活性。（ ）

20. 保和丸对消化酶的作用是其临床用于解痉止泻的药理基础。（ ）

六、简答题

1. 简述山楂对心血管系统的药理作用。

2. 简述山楂调节血脂的作用。

3. 简述消食药助消化作用环节。

七、拓展题

1. 消食方药的研究思路与研究方法是什么？

2. 消食方药消"有形积滞"和"无形积滞"的药理学基础是什么？

参考答案

一、单项选择题

1. D　2. A　3. A　4. E　5. A　6. B　7. A　8. D　9. C　10. C　11. D

二、多项选择题

1. ABCDE　2. ABCE　3. BCDE　4. ABCDE　5. ABC

三、名词解释题

消食方药：是以消化食积为主要功效，主治饮食积滞的方药。

四、填空题

1. 总黄酮；二聚黄烷；多聚黄烷　2. 消化酶；有机酸；维生素　3. 黄酮类；有机酸类　4. 脂肪酶　5. 莱菔子素　6. 胃激素　7. 胆固醇 7α-羟化酶　8. Ca^{2+}　9. 焦山楂　10. 槲皮素；金丝桃苷

五、判断题

1. √　2. ×　3. √　4. √　5. ×　6. ×　7. √　8. ×　9. √　10. ×　11. ×　12. ×　13. ×　14. ×　15. ×　16. √　17. √　18. √　19. √　20. ×

六、简答题

1. 答：抗心肌缺血，抗脑缺血，改善心脏功能，降血压。

2. 答：显著抑制喂高脂高胆固醇饲料大鼠血清总胆固醇、低密度脂蛋白－胆固醇、Apo B 浓度和甘油三酯，显著升高高密度脂蛋白－胆固醇和 Apo A1 浓度。

3. 答：消食药通过所含消化酶、维生素产生助消化药，也能通过促进胃酸的分泌而提高消化能力。如山楂、神曲含有脂肪酶，有利于脂肪的消化；麦芽、谷芽含有淀粉酶，能促进碳水化合物的消化；山楂含有机酸，可提高胃蛋白酶活性，促进蛋白质消化；神曲、鸡内金含有消化酶、维生素等，并可促进胃酶、胃液分泌。

七、拓展题

1. 答案要点：（1）研究思路：分析功效主治；与西医学联系；建立假说；开展实验设计；验证假说。（2）研究方法：在体胃肠运动实验、离体胃肠运动实验、肠推进实验、消化液分泌实验等。

2. 答案要点：（1）助消化、促进消化液分泌、调节胃肠运动等药理作用，消"有形积滞"。（2）降血脂、抗动脉粥样硬化等药理作用，消"无形积滞"。

第十七章　止血方药 ▷▷▷

1. 掌握止血方药的主要药理作用和三七的药理作用。
2. 熟悉槐花、白及、仙鹤草的主要药理作用。
3. 了解止血方药的临床应用，及三七－黄芪配伍、云南白药的药理作用。

知 识 导 航

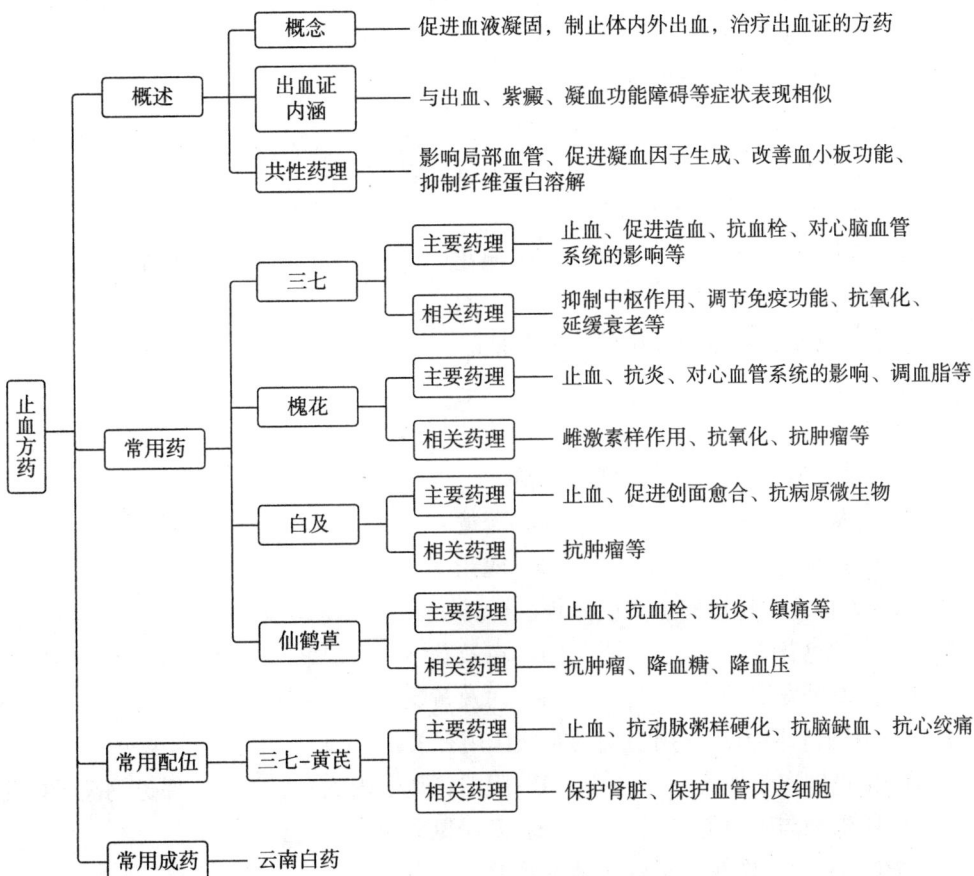

重 点 难 点

1. 止血方药产生止血作用的机制。

2. 三七止血、促进造血、抗血栓、对心脑血管系统影响的药理作用、作用机制和药效物质基础。

3. 三七、槐花、白及、仙鹤草的止血作用特点、主要成分的药理作用及作用机制。

单元测试题

一、单项选择题（请从 5 个备选答案中选出 1 个最佳答案）

1. 三七的止血有效成分为（　　）
　　A. 人参皂苷 Rb_1
　　B. 人参皂苷 Rg_1
　　C. 槲皮素
　　D. 三七黄酮 B
　　E. 三七氨酸

2. 三七止血作用机制不包括（　　）
　　A. 收缩局部血管
　　B. 增加血小板数量
　　C. 增强血小板功能
　　D. 增加凝血酶含量
　　E. 增加纤维蛋白溶解

3. 三七抗血栓的主要有效成分为（　　）
　　A. 三七氨酸
　　B. 三七多糖
　　C. 三七皂苷
　　D. 三七黄酮
　　E. 无机元素

4. 具有抗血栓作用的止血药是（　　）
　　A. 三七
　　B. 槐花
　　C. 地榆
　　D. 白及
　　E. 大蓟

5. 具有抗纤维蛋白溶解作用的止血药是（　　）
　　A. 大蓟
　　B. 三七
　　C. 蒲黄
　　D. 白及
　　E. 槐花

6. 具有增强血小板因子Ⅲ活性的药物是（　　）
　　A. 白及
　　B. 蒲黄
　　C. 紫珠
　　D. 仙鹤草
　　E. 槐花

7. 白及发挥止血作用的主要成分是（　　）
　　A. 白及皂苷
　　B. 白及苷
　　C. 白及胶
　　D. 白及挥发油
　　E. 白及黄酮

8. 三七扩血管降血压作用与下列哪项作用有关（　　）
　　A. 促进钾离子外流
　　B. 阻滞钙离子内流
　　C. 促进钙离子内流
　　D. 阻滞钠离子内流
　　E. 阻滞氯离子内流

9. 与生品相比，槐花炒炭后含量明显增加的成分是（　　）
　　A. 芦丁
　　B. 槲皮素
　　C. 山奈酚
　　D. 异鼠李素
　　E. 鞣质

10. 下列除哪项外，均是三七的药理作用（　　）
　　A. 止血
　　B. 抗血栓
　　C. 强心

D. 抗肿瘤   E. 镇痛

11. 下列除哪项外，均是白及的药理作用(　　)

    A. 止血   B. 保护胃黏膜   C. 抗病原微生物

    D. 抑制纤维蛋白溶解   E. 扩张血管降血压

12. 对胃黏膜有明显保护作用的药物是(　　)

    A. 白及   B. 三七   C. 蒲黄

    D. 红花   E. 莪术

13. 对环磷酰胺引起的白细胞减少具有促进恢复作用的药物是(　　)

    A. 艾叶   B. 三七   C. 大蓟

    D. 槐花   E. 白茅根

14. 下列哪项药理作用与三七散瘀止血、消肿定痛不相关(　　)

    A. 止血   B. 保肝利胆   C. 抗血栓

    D. 促进造血   E. 镇痛

15. 具有止血、促进造血、抗血栓作用的中药是(　　)

    A. 槐花   B. 白及   C. 三七

    D. 仙鹤草   E. 地榆

二、多项选择题（每题至少有1个正确答案，多选或错选不得分）

1. 既有止血作用，又有抗血栓作用的中药是(　　)

    A. 槐花   B. 白及   C. 三七

    D. 仙鹤草   E. 地榆

2. 三七的现代应用主要包括(　　)

    A. 上消化道出血   B. 脑出血   C. 脑血栓

    D. 冠心病   E. 跌打损伤

3. 与三七功效相关的药理作用包括(　　)

    A. 止血   B. 促进造血   C. 抗血栓

    D. 保肝利胆   E. 调节免疫功能

4. 有关槐花止血作用的论述，正确的是(　　)

    A. 槐花各种炮制品均具有止血作用

    B. 槐花炒炭后促凝血作用减弱

    C. 槐花炭黄酮类成分含量较生品高

    D. 槐花炭中的鞣质含量为生品的4倍

    E. 槐花可降低毛细血管通透性，缩短出血时间

5. 三七影响免疫功能的主要成分是(　　)

    A. 三七皂苷   B. 三七多糖   C. 三七氨酸

    D. 三七挥发性成分   E. 三七黄酮苷

6. 止血方药通过哪些途径发挥止血作用(　　)

  A. 影响局部血管   B. 促进凝血因子生成   C. 改善血小板功能

  D. 抑制纤维蛋白溶解   E. 抗凝血酶活性

7. 白及的主要适应证包括(   )

  A. 上消化道出血   B. 高脂血症   C. 肛裂

  D. 口腔黏膜病变   E. 冠心病

8. 三七具有的药理作用是(   )

  A. 止血   B. 抗血栓   C. 促进造血

  D. 镇痛   E. 抗脑缺血

9. 白及的药理作用包括(   )

  A. 止血   B. 保护胃黏膜   C. 抗菌

  D. 增加血小板数目   E. 杀虫

10. 仙鹤草止血作用的机制包括(   )

  A. 抑制纤溶酶

  B. 增加血小板数目

  C. 提高血小板黏附性和聚集性

  D. 收缩血管

  E. 抑制 TXA_2 生成

三、名词解释题

止血方药

四、填空题

1. 三七抗血栓的有效成分为_____。

2. 三七止血的有效成分为_____。

3. 三七能激活_____，促进纤维蛋白溶解。

4. 白及中的成分_____是一种良好的可吸收性局部止血成分。

5. 三七影响免疫功能的主要成分是_____和_____。

6. 三七扩血管、降血压作用可能与阻止_____内流有关。

7. 槐花炒炭后，促凝作用_____。

8. 三七抗血栓形成作用环节包括了_____、_____

和_____过程。

五、判断题（请在正确题后括号中打√，错误题后括号中打×）

1. 三七具有抗凝血酶诱发的大鼠弥散性血管内凝血作用。(   )

2. 三七既有止血作用，又有抗血栓形成作用。(   )

3. 三七可用于治疗高胆固醇血症。(   )

4. 三七有"止血神药"之称，经炮制后止血作用增强。(   )

5. 三七皂苷具有抗炎作用，作用机制可能与垂体 – 肾上腺系统有关。（　　）

6. 槐花炒炭后促凝作用减弱。（　　）

7. 蒲黄、小蓟、紫珠、仙鹤草、三七均可通过增加血小板数而止血。（　　）

8. 白及、紫珠、小蓟、艾叶均可通过抗纤维蛋白溶解而止血。（　　）

9. 槐花、白茅根均具有降低毛细血管通透性的作用。（　　）

10. 小蓟、紫珠、槐花、三七均可收缩局部小血管。（　　）

六、简答题

1. 试述止血方药的止血作用环节。

2. 试述与三七"散瘀止血，消肿定痛"相关的药理学作用。

3. 为什么说三七"止血而不留瘀"？试述其药理学依据及物质基础。

4. 简述三七止血和抗血栓作用的成分和作用机制。

5. 简述三七抗心肌缺血的作用机理。

七、拓展题

试举例分析不同类别止血方药对不同适应证的科学内涵。

参考答案

一、单项选择题

1. E　2. E　3. C　4. A　5. D　6. A　7. C　8. B　9. E　10. C　11. E　12. A　13. B　14. B　15. C

二、多项选择题

1. CD　2. ABCDE　3. ABC　4. ADE　5. AB　6. ABCD　7. ACD　8. ABCDE　9. ABC　10. ABCD

三、名词解释题

止血方药：凡能促进血液凝固，制止体内外出血的药物，称为止血方药。

四、填空题

1. 三七皂苷　2. 三七氨酸　3. 尿激酶　4. 白及胶　5. 三七皂苷；三七多糖　6. 钙离子　7. 增加　8. 抗血小板聚集；抗凝血酶；促进纤维蛋白溶解

五、判断题

1. √　2. √　3. √　4. ×　5. √　6. ×　7. √　8. √　9. √　10. √

六、简答题

1. 答：（1）作用于局部血管：收缩血管，降低毛细血管通透性，增强毛细血管对损伤的抵抗性。（2）促凝血因子生成。（3）作用于血小板。（4）抗纤溶。

2. 答：（1）止血、抗血栓、促进造血。（2）扩血管降血压、抗心肌缺血、抗脑缺血、抗心律失常。（3）抗动脉粥样硬化。（4）抗炎、保肝、抗肿瘤、镇痛。

3. 答：（1）止血，环节：增加血小板数量、增强血小板功能、收缩局部血管、增加血液中凝血酶含量；成分：三七氨酸。（2）抗血栓，环节：抑制血小板聚集、降低纤维蛋白原的含量、抑制凝血酶活化、促纤溶；成分：三七皂苷。

4. 答：（1）止血：三七氨酸，止血作用与收缩局部血管，增加血小板数量，增强血小板功能，增加血中凝血酶含量有关。（2）抗血栓：三七皂苷，主要是人参三醇皂苷 Rg_1，抗血栓与抗血小板聚集，抗凝血酶及促进纤维蛋白溶解有关。

5. 答：（1）扩张冠脉，促进实验性心肌梗死区侧支循环的形成，增加冠状血流量，改善心肌血氧供应。（2）抑制心肌收缩力，减慢心率，降低外周血管阻力，降低心肌耗氧量。（3）抗脂质过氧化，提高超氧化物歧化酶活力，减少丙二醛的生成。（4）提高耐缺氧能力。

七、扩展题

答题要点：（1）止血药分类及适应证。（2）代表药的药理作用及临床应用。（3）通过分析代表药物的药理作用区别，进而说明其临床应用的不同。

第十八章　活血化瘀方药 ▷▷▷

目的要求

1. 掌握活血化瘀方药的主要药理作用，丹参、川芎、延胡索的药理作用。

2. 熟悉益母草、莪术、银杏叶、水蛭的药理作用。

3. 了解活血化瘀方药的临床应用，丹参–三七配伍、血府逐瘀汤、补阳还五汤的药理作用。

知识导航

活血化瘀方药
- 概述
  - 概念 —— 以疏通血脉、祛除瘀血为主要功效，用于治疗血瘀证的方药
  - 血瘀证内涵 —— 表现为血液高黏滞状态、血液循环和微循环障碍、血小板活化和黏附聚集、血液凝固与纤溶系统改变、血栓形成、组织和细胞代谢异常等
  - 共性药理 —— 改善微循环、改善血液流变学、改善血流动力学、抗血栓等
- 常用药
  - 丹参
    - 主要药理 —— 抗心脑缺血、扩张血管、对血液的影响、抗肝纤维化、抗肿瘤、改善微循环、调血脂和抗动脉粥样硬化
    - 相关药理 —— 抗心律失常等
  - 川芎
    - 主要药理 —— 抗心肌缺血、抗脑缺血、扩张血管、抗血小板聚集、抗血栓等
    - 相关药理 —— 对心脏的影响等
  - 延胡索
    - 主要药理 —— 镇痛、镇静、催眠、对心脑血管系统的影响等
    - 相关药理 —— 抗溃疡、抗肿瘤等
  - 益母草
    - 主要药理 —— 兴奋子宫平滑肌、抗血栓、利尿等
    - 相关药理 —— 抗心肌肥厚等
  - 莪术
    - 主要药理 —— 抗肿瘤、抗血栓等
    - 相关药理 —— 促进胃肠运动等
  - 水蛭
    - 主要药理 —— 抗凝血、抗血栓、抗肿瘤等
  - 银杏叶
    - 主要药理 —— 扩张血管、抗心脑血管缺血，抗血小板聚集、抗血栓等
    - 相关药理 —— 改善学习记忆功能
- 常用配伍 —— 丹参-三七
- 常用方 —— 血府逐瘀汤、补阳还五汤
- 常用成药 —— 复方丹参片（颗粒、滴丸）、血塞通片（颗粒、注射液）

重点难点

1. 血瘀证的西医学本质，以及活血化瘀药主要药理作用。
2. 丹参、川芎与功效相关的药理作用。
3. 延胡索的镇痛、镇静催眠作用。
4. 莪术的抗肿瘤作用。

单元测试题

一、单项选择题 （请从 5 个备选答案中选出 1 个最佳答案）

1. 不属于丹参抗心肌缺血作用机制的是（   ）
   A. 抗自由基，抗脂质过氧化
   B. 增加对钙的摄取
   C. 减缓中性粒细胞与其他炎症细胞的作用
   D. 使白细胞的聚集和黏附能力降低
   E. 扩张冠脉，增加心肌血氧供应

2. 川芎不具有下列哪项药理作用（   ）
   A. 扩张血管，改善微循环　　　B. 抗心肌缺血　　　　C. 镇静、镇痛
   D. 抗射线损伤　　　　　　　　E. 降血脂

3. 关于川芎抗脑缺血作用的叙述，错误的是（   ）
   A. 增加脑组织 TXA_2 的生成　　B. 改善脑部微循环
   C. 降低细胞内 Ca^{2+} 的超载　　D. 改善 TXA_2/PGI_2 平衡
   E. 抗氧化作用

4. 川芎抗心肌缺血的主要成分是（   ）
   A. 挥发油　　　　　　　　　　B. 阿魏酸　　　　　　C. 丁基酞内酯
   D. 川芎嗪　　　　　　　　　　E. 川芎多糖

5. 川芎扩张冠脉的有效成分是（   ）
   A. 藁本内酯　　　　　　　　　B. 川芎哚　　　　　　C. 川芎挥发油
   D. 阿魏酸　　　　　　　　　　E. 川芎嗪

6. 关于川芎嗪抗血小板聚集作用的叙述，正确的是（   ）
   A. 促进血小板内容物释放　　　B. 减少血小板 cAMP 含量
   C. 抑制纤溶酶原　　　　　　　D. 减少 TXA_2 生成
   E. 促进 5-HT 生成

7. 丹参不具有的药理作用是（   ）
   A. 抗心肌缺血　　　　　　　　B. 抗肿瘤　　　　　　C. 改善微循环
   D. 兴奋中枢　　　　　　　　　E. 抗血栓形成

8. 丹参的药理作用不包括（   ）

  A. 抗心脑缺血   B. 升高血压   C. 抗肝纤维化

  D. 降血脂   E. 扩张血管

9. 丹参防治动脉粥样硬化及冠脉成形术后再狭窄的药理学依据为(　　)

  A. 干扰脂类吸收   B. 抑制平滑肌细胞（SMC）增殖

  C. 增加粪便胆固醇的排除   D. 对血管内皮细胞损伤无影响

  E. 抑制血管内皮细胞增殖

10. 下列哪项药理作用与丹参功效不相关(　　)

  A. 抗病原微生物   B. 改善微循环   C. 抗肝纤维化

  D. 抗肿瘤   E. 抗血栓

11. 丹参制剂注射可引起的不良反应是(　　)

  A. 过敏反应   B. 溶血   C. 子宫兴奋

  D. 剧烈头痛   E. 脑出血

12. 丹参抗心肌缺血作用的环节不包括(　　)

  A. 对血管内皮细胞有保护作用

  B. 减少白细胞聚集黏附

  C. 降低毛细血管通透性

  D. 抑制钙超载

  E. 抑制炎症介质释放

13. 丹参抗心脑缺血作用的主要有效成分是(　　)

  A. 挥发油   B. 阿魏酸   C. 丹参酮

  D. 多糖   E. 槲皮素

14. 丹参抗血栓形成的机理是(　　)

  A. 增强腺苷酸环化酶活性   B. 抑制 P-选择素（P-selectin）表达

  C. 多巴胺受体阻断剂   D. TXA_2 合成酶抑制剂

  E. 环氧化酶抑制剂

15. 丹参可用于治疗(　　)

  A. 急性肺损伤   B. 病态窦房结综合征   C. 宫颈癌

  D. 帕金森病   E. 高血压

16. 丹参酮II_A体内分布说法正确的是(　　)

  A. 体内分布广泛，可以透过血脑屏障

  B. 主要分布在胃肠道组织

  C. 体内停留时间短，主要从尿中排泄

  D. 口服吸收较快，$t_{1/2}$ 较长

  E. 心脏分布较多

17. 丹参抑制血小板聚集作用与下列哪项相关(　　)

  A. 降低 TXB_2 水平   B. 抑制血小板腺苷酸环化酶活性

  C. 增强 5-HT 的作用   D. 改善血液流变学

E. 改善血流动力学

18. 莪术抗癌作用机理是（　　）

    A. 抑制细胞蛋白质合成　　　　B. 诱导癌细胞凋亡
    C. 增加肿瘤组织血流量　　　　D. 降低机体免疫
    E. 抑制细胞核酸合成

19. 莪术可用于治疗（　　）

    A. 心绞痛　　　　B. 病态窦房结综合征　　　C. 早期宫颈癌
    D. 帕金森病　　　E. 高血压

20. 具有改善血液流变学、抗血栓形成作用的药物为（　　）

    A. 丹参、川芎　　　　B. 三七、槐花　　　C. 葛根、柴胡
    D. 当归、熟地黄　　　E. 黄连、黄芩

21. 下列关于川芎抗脑缺血作用的叙述正确的是（　　）

    A. 作用机制与降低细胞内 Ca^{2+} 超载有关
    B. 可使脑血流量显著减少
    C. 对脑组织缺血性损坏无影响
    D. 可增加脑组织缺血后血小板因子 4 含量
    E. 川芎嗪可使麻醉犬脑血管阻力加大

22. 下列关于延胡索药理作用说法错误的是（　　）

    A. 延胡索镇痛作用机理可能与拮抗脑内的 M 胆碱受体有关
    B. 延胡索乙素具有抑制胃酸分泌作用
    C. 延胡索具有抗肿瘤作用
    D. 延胡索乙素在人体脂肪中含量最高
    E. 延胡索乙素具有抗心肌缺血作用

23. 下列关于延胡索镇痛作用的叙述错误的是（　　）

    A. 延胡索乙素镇痛作用最强
    B. 醋炙后镇痛作用强于未醋炙
    C. 发挥镇痛作用时无便秘现象
    D. 镇痛机理是阻断脑内胆碱受体，使纹状体谷氨酸脑啡肽含量增加
    E. 不产生药物依赖性

24. 下列哪项不是活血化瘀药改善微循环作用的表现（　　）

    A. 改善微血流　　　　B. 改善微血管形态
    C. 降低毛细血管通透性　　D. 抑制纤溶酶活性
    E. 促进侧支循环的建立

25. 延胡索镇痛成分左旋四氢巴马汀的镇痛机理是（　　）

    A. 增强腺苷酸环化酶活性　　B. 磷酸二酯酶抑制剂
    C. 多巴胺受体阻断剂　　　　D. TXA_2 合成酶抑制剂
    E. 环氧化酶抑制剂

26. 延胡索镇痛作用的下列说法错误的是( )
    A. 延胡索乙素镇痛作用最强
    B. 延胡索多种制剂均有明显镇痛作用
    C. 镇痛主要成分为生物碱类
    D. 镇痛时对呼吸没有明显抑制作用
    E. 镇痛机理是阻断脑内胆碱受体，使纹状体谷氨酸脑啡肽含量增加

27. 延胡索中镇痛作用最强的成分是( )
    A. 延胡索甲素　　　　　B. 延胡索乙素　　　　　C. 延胡索丑素
    D. 去氢延胡索甲素　　　E. 延胡索丙素

28. 益母草不具有下列哪项药理作用( )
    A. 抗血栓形成
    B. 降血脂
    C. 利尿及防治急性肾小管坏死
    D. 兴奋子宫平滑肌
    E. 保护缺血心肌

29. 益母草碱静脉注射后可出现( )
    A. 收缩血管，增加外周阻力
    B. 提高 MDA 含量，降低 SOD 活性
    C. 增加家兔尿量，减轻肾组织损伤
    D. 心率加快，心搏出量增加
    E. 降低机体免疫功能

30. 益母草兴奋子宫的有效成分是( )
    A. 益母草碱　　　　　　B. 芹菜素　　　　　　　C. 欧前胡素
    D. 香草醛　　　　　　　E. 芸香苷

31. 对活血化瘀药药理作用叙述错误的是( )
    A. 一般都有扩张外周血管作用
    B. 各药扩张血管的主要部位不同
    C. 抑制血小板聚集的机制与影响前列腺素代谢有关
    D. 能增加纤溶酶活性
    E. 能增加毛细血管通透性

32. 丹参中的水溶性有效成分是( )
    A. 丹参素　　　　　　　B. 丹参酮　　　　　　　C. 隐丹参酮
    D. 二氢丹参酮　　　　　E. 羟基丹参酮

33. 丹参抗脑缺血的作用环节不包括( )
    A. 抗脂质过氧化　　　　B. 促进钙内流
    C. 减轻脑组织炎症反应　D. 降低血脑屏障通透性
    E. 抗缺血后脑神经元损伤

34. 不属于丹参现代应用的是(　　)
    A. 冠心病　　　　　　　　B. 产后调理　　　　　　C. 脑缺血
    D. 慢性肝炎　　　　　　　E. 肺源性心脏病

35. 对延胡索镇痛作用叙述错误的是(　　)
    A. 延胡索乙素镇痛作用最强　B. 无成瘾性
    C. 不引起呼吸抑制　　　　　D. 对锐痛无效
    E. 不抑制脑内 PG 合成

36. 水蛭中的哪种成分为天然凝血酶抑制剂(　　)
    A. 水蛭蛋白　　　　　　　B. 磷脂　　　　　　　　C. 水蛭氨基酸
    D. 水蛭素　　　　　　　　E. 次黄嘌呤

37. 水蛭抗凝活性成分为(　　)
    A. 水蛭素　　　　　　　　B. 磷脂　　　　　　　　C. 水蛭氨基酸
    D. 水蛭蛋白　　　　　　　E. 次黄嘌呤

38. 血瘀证病理生理的改变不包括(　　)
    A. 血流动力学的异常　　　B. 微循环障碍
    C. 红细胞聚集性降低　　　D. 血液流变学异常
    E. 血小板聚集增强

39. 莪术抗肿瘤作用的机制不包括(　　)
    A. 增强机体免疫　　　　　B. 抗新生血管生成　　　C. 直接细胞毒作用
    D. 影响癌细胞膜电位　　　E. 诱导肿瘤细胞凋亡

40. 不属于莪术现代应用的是(　　)
    A. 恶性肿瘤　　　　　　　B. 慢性盆腔炎　　　　　C. 冠心病
    D. 肝脾肿大　　　　　　　E. 子宫肌瘤

41. 与莪术行气破瘀、消积止痛作用不相关的药理作用是(　　)
    A. 抗肿瘤　　　　　　　　B. 抗血栓　　　　　　　C. 抗肝纤维化
    D. 镇痛　　　　　　　　　E. 神经保护

42. 银杏叶的药理作用是(　　)
    A. 收缩血管　　　　　　　B. 改善学习记忆功能
    C. 收缩平滑肌　　　　　　D. 促进低密度脂蛋白受体表达
    E. 缩短凝血时间

43. 银杏叶抗心脑缺血作用的环节不包括(　　)
    A. 提高 SOD 活性
    B. 降低 MDA 含量
    C. 降低血管通透性，减轻脑水肿
    D. 促进谷氨酸诱发的钙离子浓度升高
    E. 对抗谷氨酸神经毒性

44. 银杏叶现代临床可用于治疗(　　)

    A. 冠心病　　　　　　　B. 排尿困难　　　　　　　C. 神经衰弱

    D. 恶心腹胀　　　　　　E. 癫痫

45. 银杏叶的不良反应是(　　　)

    A. 溶血反应　　　　　　B. 呼吸抑制　　　　　　　C. 恶心呕吐

    D. 便秘　　　　　　　　E. 肌紧张

二、多项选择题（每题至少有1个正确答案，多选或错选不得分）

1. 关于延胡索的药理作用，叙述正确的是(　　　)

    A. 镇痛　　　　　　　　B. 镇静、催眠　　　　　　C. 抗心肌缺血

    D. 抑制血小板聚集　　　E. 抑制胃酸分泌

2. 血瘀证的病理生理改变包括(　　　)

    A. 血流动力学的异常　　　B. 微循环障碍　　　　　C. 血小板聚集增强

    D. 血液流变学异常　　　　E. 红细胞聚集性降低

3. 活血化瘀药的现代药理作用有(　　　)

    A. 改善血液流变学　　　　B. 改善微循环　　　　　C. 改善血流动力学

    D. 抗血栓形成　　　　　　E. 抑制组织异常增生

4. 活血化瘀药改善微循环作用主要表现在(　　　)

    A. 改善微血管状态　　　　B. 改善微血流　　　　　C. 收缩血管

    D. 促进侧支循环　　　　　E. 降低毛细血管通透性

5. 活血化瘀药具有的药理作用有(　　　)

    A. 降低血小板表面活性，减少血小板的黏着和聚集

    B. 促进血液凝固因子的生成，促进凝血过程

    C. 改善血流动力学

    D. 增加纤溶酶，促进已形成的纤维蛋白溶解

    E. 降低毛细血管通透性，减少微血管周围渗血，改善局部组织血液循环

6. 活血化瘀药抗血栓形成的作用机理包括(　　　)

    A. 抑制血小板聚集　　　　B. 提高 TXA_2/PGI_2 的比值

    C. 增加纤溶酶活性　　　　D. 抑制凝血酶活性

    E. 降低 TXA_2/PGI_2 的比值

7. 活血化瘀药治疗血瘀证涉及的药理作用有(　　　)

    A. 改善血流动力学　　　　B. 改善血液流变学　　　C. 抗血栓形成

    D. 改善微循环　　　　　　E. 兴奋中枢

8. 与丹参活血祛瘀、清心除烦功效相关的药理作用是(　　　)

    A. 抗心肌缺血　　　　　　B. 兴奋中枢神经　　　　C. 抗血栓

    D. 改善微循环　　　　　　E. 镇静

9. 血瘀证的病理生理表现是(　　　)

    A. 血流动力学的异常　　　B. 微循环障碍　　　　　C. 血小板聚集增强

D. 血液流变学异常　　　　　E. 红细胞聚集性降低

10. 以下关于川芎嗪抑制血小板聚集作用的说法正确的有（　　）

A. 抑制 ADP 诱导的血小板聚集

B. 抑制 TXA_2 合成酶，使 TXA_2 合成减少

C. 降低血小板内 cAMP 含量

D. 促进 TXA_2 合成酶

E. 促进血小板内容物释放

三、名词解释题

活血化瘀方药

四、填空题

1. 血瘀证是一个与血液循环障碍有关的病理过程，主要表现为＿＿＿＿＿＿、＿＿＿＿＿＿、＿＿＿＿＿＿等。

2. 活血化瘀药改善微循环表现为＿＿＿＿＿＿＿＿、＿＿＿＿＿＿、＿＿＿＿＿＿和＿＿＿＿＿＿＿＿＿。

3. 丹参抗肝纤维化的主要有效成分是＿＿＿＿＿＿和＿＿＿＿＿＿＿。

4. 许多活血化瘀药都有抗血栓形成的作用，其作用与抑制＿＿＿＿＿聚集和提高＿＿＿＿＿活性有关。

5. 延胡索乙素有镇痛作用，与吗啡相比，＿＿＿＿＿少，无＿＿＿＿＿，停药后无＿＿＿＿＿，对呼吸无明显＿＿＿＿＿作用。

五、判断题（请在正确题后括号中打√，错误题后括号中打×）

1. 丹参可抗脑缺血性损伤，对缺血性脑病有治疗作用。（　　）

2. 丹参可以通过抗脂质过氧化、抑制钙超载、增加血脑屏障通透性等途径发挥抗脑缺血作用。（　　）

3. 莪术油制剂临床用于恶性肿瘤的治疗。（　　）

4. 延胡索甲素镇痛作用最强，丑素次之，乙素较弱。（　　）

5. 有些活血化瘀药可以增加纤溶酶活性，促进已形成的纤维蛋白酶溶解而发挥止血作用。（　　）

6. 延胡索乙素可直接作用于阿片受体发挥镇痛作用。（　　）

7. 水蛭中含有动物蛋白，可引起过敏反应。（　　）

8. 银杏叶内酯是血小板活化因子受体拮抗剂（　　）

9. 延胡索的镇静催眠作用机制是阻断中枢多巴胺系统功能。（　　）

10. 益母草有效成分益母草碱可使子宫有规律收缩且收缩幅度增大。（　　）

六、简答题

1. 简述活血化瘀药的主要药理作用。

2. 简述丹参的主要药理作用。

3. 简述丹参的现代应用。

4. 活血化瘀药治疗血瘀证的药理学基础。

5. 简述延胡索的现代应用。

6. 简述益母草的药理作用。

7. 试述川芎抗血小板聚集、抗血栓形成的作用机制。

8. 血瘀证主要涉及哪些病理生理改变？

9. 活血化瘀药疏通血脉、祛除瘀血的药理学基础是什么？

七、拓展题

1. 如何理解血瘀证与心血管系统疾病的相关性？

2. 如何理解丹参抗肿瘤作用与其功效主治的相关性？

3. 活血化瘀药与化瘀止血药的临床应用区别是什么？

4. 试述不同种类活血化瘀药在临床运用中的区别。

5. 活血化瘀药的使用注意事项有哪些？

参考答案

一、单项选择题

1. B　2. D　3. A　4. D　5. E　6. D　7. D　8. B　9. B　10. A　11. A　12. C　13. C
14. B　15. E　16. B　17. A　18. B　19. C　20. A　21. A　22. A　23. D　24. D　25. C
26. E　27. B　28. B　29. C　30. A　31. E　32. A　33. B　34. B　35. D　36. D　37. A
38. C　39. B　40. E　40. C　41. E　42. B　43. D　44. A　45. C

二、多项选择题

1. ABCDE　2. ABCD　3. ABCDE　4. ABDE　5. ACDE　6. ACDE　7. ABCD
8. ACDE　9. ABCD　10. AB

三、名词解释题

活血化瘀方药：凡以疏通血脉、祛除瘀血为主要功效，临床用于治疗血瘀证的方药称为活血化瘀方药。

四、填空题

1. 血流动力学异常；血液流变学异常；微循环障碍　2. 改善微血流；改善微血管形态；降低毛细血管通透性；促进侧支循环的建立　3. 丹酚酸 B；丹参酮 ⅡA　4. 血小板；纤溶系统（或纤溶酶）　5. 副作用；成瘾性（或依赖性）；戒断现象；抑制

五、判断题

1. √　2. ×　3. √　4. ×　5. ×　6. ×　7. √　8. √　9. √　10. √

六、简答题

1. 答：改善血液流变学；抗血栓形成；改善血流动力学；改善微循环；其他：抗

动脉粥样硬化、镇痛、调节免疫等。

2. 答：改善血液流变学；抗血栓形成；改善微循环；扩张血管；抗心脑缺血；抗肝纤维化；抗肿瘤；降血脂和抗动脉粥样硬化等。

3. 答：丹参现代应用于治疗冠心病、心绞痛；颈椎病、原发性高血压；脑动脉硬化、缺血性中风及脑震荡等。

4. 答：改善血液流变学；抗血栓形成；改善微循环；改善血流动力学；抗炎、镇痛等。

5. 答：疼痛；失眠；冠心病、心绞痛；急慢性胃炎、消化性溃疡及慢性胆囊炎；功能性月经不调等。

6. 答：兴奋子宫平滑肌；抗血栓；利尿、防治急性肾小球坏死；增强免疫功能；抗心肌缺血等。

7. 答：降低血小板聚集性，抑制血小板内 TXA_2 的生成，增加血小板 cAMP 含量，抑制血小板内容物的释放。

8. 答：血液高黏滞状态；血液循环和微循环障碍；血小板活化和黏附聚集；血液凝固与纤溶系统改变；血栓形成；组织和细胞代谢异常、免疫功能障碍等。

9. 答：改善血液流变性；改善微循环；改善血流动力学；抑制凝血、促进纤溶、抑制血小板功能、抗血栓形成等。

七、拓展题

1. 答案要点：从血瘀证的中医学与西医学认识论述。（1）中医学认为"瘀"为积血，"瘀证"为积血之病，可见瘀与血液的流通不畅或停滞有关。（2）血瘀证的病理生理改变。（3）心脏与血管的关系。（4）血瘀证与心血管疾病的相关性。

2. 答案要点：从丹参的功能主治、肿瘤的中医命名论述丹参抗肿瘤作用的中医理论基础；从肿瘤的发病原因分析丹参适用的肿瘤类型。

3. 答案要点：分析两类药物的作用特点，如丹参"化瘀而不伤气"、三七"止血而不留瘀"，找出两类药物的作用区别，进而说明二者临床应用的不同。

4. 答案要点：从活血化瘀的分类、各类药物的作用特点论述各类药物在临床使用中的区别及主要适应证论述。

5. 答案要点：活血化瘀药适用于各种瘀血阻滞证，但药性各有偏胜，需根据具体病情适当选用，并与其他药物进行合理配伍。如瘀血阻滞每兼气行不畅，配合理气药同用可加强活血祛瘀作用；活血化瘀药每有伤血之虞，故应用时须注意用量，并宜适当佐以养血药同用；瘀血阻滞而气虚不足者，可配补气药同用；经期及孕妇应禁用或慎用活血化瘀药。

第十九章　化痰止咳平喘方药 ▷▷▷

1. 掌握化痰止咳平喘方药的主要药理作用。
2. 熟悉半夏、川贝母、桔梗、苦杏仁的药理作用。
3. 了解化痰止咳平喘方药的临床应用，及二陈汤、川贝枇杷糖浆的药理作用。

知 识 导 航

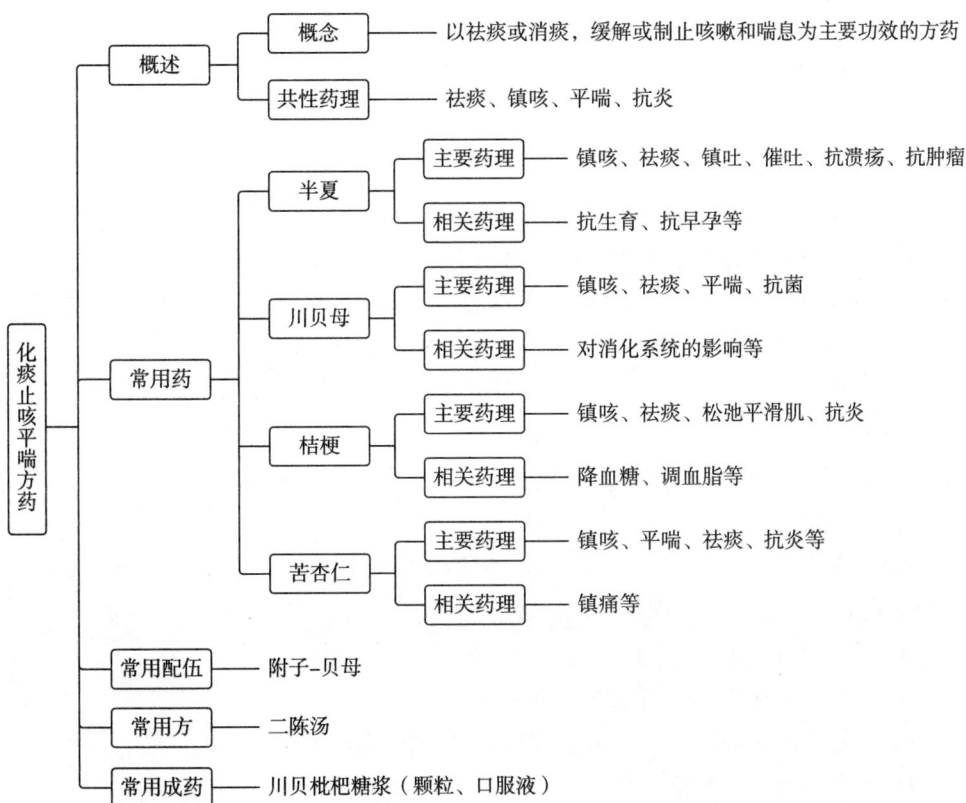

重 点 难 点

1. 化痰止咳平喘方药的主要共性药理作用。
2. 半夏的镇咳、祛痰、镇吐、催吐、抗生育和抗早孕的药理作用。
3. 桔梗的祛痰、镇咳、抗炎作用。

单元测试题

一、单项选择题（请从 5 个备选答案中选出 1 个最佳答案）

1. 下列关于化痰止咳平喘方药药理作用的叙述，错误的是（　　　）
   A. 祛痰　　　　　　　　　　B. 镇咳　　　　　　　　　　C. 抗炎
   D. 平喘　　　　　　　　　　E. 抑制免疫

2. 下列关于皂苷类成分祛痰药理作用的叙述，正确的是（　　　）
   A. 刺激胃黏膜或咽喉黏膜，促进支气管腺体分泌
   B. 促进气管黏液－纤毛运动
   C. 增强呼吸道清除异物功能
   D. 溶解黏痰，使呼吸道分泌物酸性黏多糖纤维断裂
   E. 降低唾液酸的含量

3. 下列关于杜鹃素祛痰药理作用的叙述，错误的是（　　　）
   A. 溶解黏痰
   B. 促进气管黏液－纤毛运动
   C. 增强呼吸道清除异物的功能
   D. 刺激胃黏膜或咽喉黏膜，引起轻度恶心，促进腺体分泌
   E. 呼吸道分泌物中酸性黏多糖纤维断裂

4. 具有祛痰、镇咳、平喘、发汗药理作用的药物是（　　　）
   A. 半夏　　　　　　　　　　B. 苦杏仁　　　　　　　　　C. 桔梗
   D. 麻黄　　　　　　　　　　E. 川贝母

5. 桔梗、川贝母刺激胃黏膜，增加支气管腺体分泌的主要成分是（　　　）
   A. 杜鹃素　　　　　　　　　B. 皂苷类成分　　　　　　　C. 黄酮类成分
   D. 多糖类成分　　　　　　　E. 生物碱类成分

6. 下列关于半夏止咳药理作用的叙述，错误的是（　　　）
   A. 生半夏及其炮制品均具有止咳作用
   B. 半夏镇咳作用部位可能在咳嗽中枢
   C. 半夏中的生物碱、有机酸、多糖均具有止咳作用
   D. 半夏可延长咳嗽潜伏期和减少咳嗽次数
   E. 半夏镇咳作用最强的成分是有机酸类成分

7. 下列关于化痰止咳平喘药的平喘作用叙述，不正确的是（　　　）
   A. 扩张支气管、改善通气功能而平喘
   B. 直接抑制支气管痉挛
   C. 激动阿片受体而平喘
   D. 抗过敏

　　E. 阻断 M 受体

8. 有关半夏不同成分的镇咳祛痰作用强度的描述，正确的是(　　)
　　A. 生物碱＞有机酸＞多糖　　　　B. 多糖＞有机酸＞生物碱
　　C. 生物碱＞多糖＞有机酸　　　　D. 多糖＞生物碱＞有机酸
　　E. 有机酸＞多糖＞生物碱

9. 下列关于桔梗药理作用的叙述，错误的是(　　)
　　A. 祛痰　　　　　　　　B. 镇咳　　　　　　　　C. 抗炎
　　D. 收缩血管　　　　　　E. 松弛平滑肌

10. 下列关于苦杏仁药理作用的叙述，错误的是(　　)
　　A. 祛痰　　　　　　　　B. 镇咳　　　　　　　　C. 抗炎
　　D. 止泻　　　　　　　　E. 平喘

11. 桔梗临床可用于治疗(　　)
　　A. 急慢性支气管炎　　　B. 中毒　　　　　　　　C. 冠心病
　　D. 心绞痛　　　　　　　E. 过敏性皮炎

12. 苦杏仁镇咳平喘主要作用机制是(　　)
　　A. 苦杏仁苷直接抑制咳嗽中枢
　　B. 分解出的氢氰酸对呼吸中枢的轻度抑制作用
　　C. 化痰而止咳平喘
　　D. 对黏膜的局麻作用
　　E. 抗炎作用

13. 具有抗生育和抗早孕的止咳平喘中药是(　　)
　　A. 半夏　　　　　　　　B. 麻黄　　　　　　　　C. 杏仁
　　D. 桔梗　　　　　　　　E. 桂枝

14. 下列关于半夏炮制品抗溃疡药理作用的叙述，错误的是(　　)
　　A. 抑制胃液分泌　　　　B. 降低游离酸
　　C. 抑制胃蛋白酶活性　　D. 胃黏膜损伤保护
　　E. 减少胃黏膜前列环素含量

15. 具有镇吐作用的药物是(　　)
　　A. 丹参　　　　　　　　B. 制半夏　　　　　　　C. 川芎
　　D. 生半夏　　　　　　　E. 银杏叶

16. 具有催吐作用的中药是(　　)
　　A. 丹参　　　　　　　　B. 制半夏　　　　　　　C. 川芎
　　D. 生半夏　　　　　　　E. 银杏叶

17. 具有镇咳、平喘、祛痰、泻下药理作用的中药是(　　)
　　A. 半夏　　　　　　　　B. 苦杏仁　　　　　　　C. 桔梗
　　D. 款冬花　　　　　　　E. 川贝母

18. 桔梗祛痰的主要成分是(　　)

A. 皂苷 B. 有机酸 C. 挥发油

D. 生物碱 E. 杜鹃素

19. 川贝母平喘主要成分是(   )

A. 杜鹃素 B. 有机酸 C. 挥发油

D. 生物碱 E. 皂苷

20. 下列关于川贝母药理作用的叙述，错误的是(   )

A. 抗消化性溃疡 B. 镇咳、祛痰 C. 平喘

D. 抗菌 E. 升高血压

21. 下列关于川贝母对心血管系统药理作用的叙述，错误的是(   )

A. 扩张外周血管 B. 降低血压

C. 降压伴有心率减慢 D. 抑制 PAF 诱导血小板聚集

E. 升高血压，改善供血

22. 下列关于桔梗抗溃疡药理作用的叙述，错误的是(   )

A. 皂苷为桔梗抗溃疡成分 B. 抑制胃液分泌

C. 抑制胃蛋白酶活性 D. 防止消化性溃疡形成

E. 有机酸类成分为抗溃疡主要成分

23. 下列关于苦杏仁抗炎药理作用的叙述，错误的是(   )

A. 抑制结缔组织增生

B. 苦杏仁水溶性部位抗炎活性弱

C. 苦杏仁中蛋白质成分具有抗炎作用

D. 抗炎作用与苦杏仁的功效相关

E. 抑制下丘脑–垂体–肾上腺轴

24. 下列关于生半夏不良反应的叙述，错误的是(   )

A. 引起流产

B. 严重可窒息而死

C. 对黏膜有强烈刺激性

D. 引起水肿、失音、呕吐、腹泻等刺激症状

E. 炮制或加热对生半夏毒性没有影响

25. 下列药物具有抗生育和抗早孕药理作用的是(   )

A. 桔梗 B. 川贝母 C. 前胡

D. 紫菀 E. 半夏

26. 具有镇咳、祛痰、降血糖、调血脂作用的中药是(   )

A. 桔梗 B. 麻黄 C. 山楂

D. 苦杏仁 E. 酸枣仁

27. 可终止早孕、引起流产的化痰止咳平喘方药是(   )

A. 川贝母 B. 桔梗 C. 浙贝母

D. 苦杏仁 E. 半夏

28. 对口腔、咽喉和消化道黏膜有强烈刺激性的化痰止咳平喘中药是(　　)
　　A. 川贝母　　　　　　　　B. 浙贝母　　　　　　　C. 半夏
　　D. 桔梗　　　　　　　　　E. 苦杏仁

29. 下列关于二陈汤药理作用的叙述，错误的是(　　)
　　A. 祛痰　　　　　　　　　B. 镇咳　　　　　　　　C. 调血脂
　　D. 抗肿瘤　　　　　　　　E. 催吐

30. 下列关于川贝枇杷糖浆药理作用叙述，错误的是(　　)
　　A. 镇咳　　　　　　　　　B. 祛痰　　　　　　　　C. 平喘
　　D. 抗肿瘤　　　　　　　　E. 抗炎

二、多项选择题 （每题至少有1个正确答案，多选或错选不得分）

1. 化痰止咳平喘方药治疗痰证的主要药理作用是(　　)
　　A. 祛痰作用　　　　　　　B. 镇咳作用　　　　　　C. 平喘作用
　　D. 抗炎作用　　　　　　　E. 局麻作用

2. 下列关于杜鹃素祛痰药理作用的叙述，正确的是(　　)
　　A. 直接作用于呼吸道黏膜
　　B. 促进气管黏液–纤毛运动
　　C. 增强呼吸道清除异物功能
　　D. 溶解黏痰
　　E. 降低唾液酸的含量，使痰液黏稠度下降

3. 半夏为主药的复方临床可用于治疗(　　)
　　A. 梅尼埃病　　　　　　　B. 血管神经性头痛　　　C. 梅核气
　　D. 妊娠呕吐　　　　　　　E. 恶性肿瘤

4. 下列关于化痰止咳平喘方药的平喘作用机制的叙述，正确的是(　　)
　　A. 扩张支气管　　　　　　B. 直接抑制支气管痉挛　C. 兴奋神经节
　　D. 抗过敏　　　　　　　　E. 阻断 M 受体

5. 具有镇咳、平喘药理作用的药物有(　　)
　　A. 半夏　　　　　　　　　B. 麻黄　　　　　　　　C. 苦杏仁
　　D. 川贝母　　　　　　　　E. 款冬花

6. 下列关于桔梗临床应用的叙述，错误的是(　　)
　　A. 扁桃体炎　　　　　　　B. 脑震荡头痛　　　　　C. 脑中风
　　D. 心力衰竭　　　　　　　E. 急慢性支气管炎

7. 下列关于苦杏仁临床不良反应的叙述，正确的是(　　)
　　A. 头晕乏力、头痛　　　　B. 呼吸急促　　　　　　C. 恶心、呕吐
　　D. 昏迷、惊厥　　　　　　E. 房性早搏

8. 杜鹃素祛痰作用方式是(　　)
　　A. 抑制呼吸道腺体分泌

  B. 直接作用于呼吸道黏膜，促进气管黏液－纤毛运动

  C. 降低唾液酸的含量

  D. 抑制气管黏膜－纤毛运动

  E. 增强呼吸道清除异物的功能

9. 下列关于半夏药理作用的叙述，正确的是(　　　)

  A. 半夏是中枢性镇咳药

  B. 生半夏能催吐，制半夏能镇吐

  C. 半夏能抗早孕

  D. 半夏的催吐和镇吐作用的成分不同

  E. 半夏能增加胃酸分泌，久服可导致胃溃疡

三、名词解释题

化痰止咳平喘方药

四、填空题

1. 桔梗所含的_____成分能_____胃黏膜或咽喉黏膜，_____支气管腺体分泌。

2. 杜鹃素可直接作用于_____，促进气管黏液－纤毛运动。

3. 化痰止咳平喘方药的主要药理作用为_____、_____、_____、_____作用。

4. 半夏镇咳祛痰作用最强的成分是_____。

5. 半夏加热或加明矾、姜汁炮制对多种物质引起的呕吐具有一定的_____作用。

6. 半夏的镇咳作用部位在_____。

7. 半夏有抗溃疡作用，能_____胃液分泌，_____胃液酸度，_____胃蛋白酶活性。

8. 生半夏对_____、_____、_____黏膜有强烈刺激性，人误服后会发生肿胀、疼痛、失音、流涎、痉挛、呼吸困难。

9. 半夏抗早孕的活性成分是_____。

10. 桔梗皂苷能_____大鼠胃液分泌而发挥抗消化性溃疡作用。

11. 苦杏仁苷被_____分解而产生_____，对呼吸中枢有_____作用。

12. 苦杏仁含丰富的_____，具有_____性泻下作用，可润肠通便。

13. 苦杏仁长期服用可引起毒性反应，主要表现以_____系统症状多见。

14. 苦杏仁中含有的_____有抗突变作用，减少由安乃近、丝裂霉素 C 等引起的微核多染性红细胞数。

15. 苦杏仁苷水解生成的_____、_____对癌细胞具有协同杀伤作用。

16. 与川贝母润肺止咳功效相关的药理作用为_____、_____、
_____。

五、判断题（请在正确题后括号中打√，错误题后括号中打×）

1. 生半夏对黏膜具有刺激性，对妊娠大鼠和胚胎有毒性。（　　）

2. 半夏蛋白有抗早孕作用。（　　）

3. 生半夏具有镇吐作用，其镇吐成分为皂苷。（　　）

4. 生半夏能抑制胃液分泌，降低胃液酸度，减轻急性胃黏膜损伤。（　　）

5. 半夏蛋白、多糖、生物碱均有抗肿瘤作用。（　　）

6. 生半夏对口腔、咽喉和消化道黏膜有强烈刺激性。（　　）

7. 人误服桔梗后会出现失音、流涎、痉挛、呼吸困难，甚至窒息而死。（　　）

8. 半夏粉加热后，即可除去镇吐成分，而不影响其催吐作用。（　　）

9. 半夏的催吐和镇吐作用由两类不同作用性质的成分所致。（　　）

10. 生半夏损伤胃黏膜作用与促进胃肠黏膜内的 PGE_2 分泌有关。（　　）

11. 半夏能抑制胃液分泌，降低胃液酸度，抑制胃蛋白酶活性。（　　）

12. 半夏镇咳成分主要为生物碱。（　　）

13. 半夏蛋白对小鼠有明显的抗早孕作用。（　　）

14. 以半夏为主药的复方可用于梅尼埃病、血管神经性头痛、梅核气的治疗。（　　）

15. 桔梗、前胡、皂荚祛痰成分主要是杜鹃素。（　　）

16. 杜鹃素能刺激胃黏膜或咽喉黏膜，反射性地引起轻度恶心，增加支气管腺体分泌，使痰液稀释易于咳出。（　　）

17. 杜鹃素可直接作用于呼吸道黏膜，增加唾液酸含量，稀释痰液。（　　）

18. 半夏、苦杏仁、百部等的镇咳作用部位主要在下丘脑–垂体–肾上腺系统。（　　）

19. 桔梗皂苷有很强的溶血作用，故不可静脉注射给药。（　　）

20. 与化痰止咳平喘方药相关的药理作用主要为祛痰、镇咳、平喘、抗炎作用。（　　）

21. 半夏镇咳部位在咳嗽中枢，镇咳成分为挥发油。（　　）

22. 半夏加热或加明矾、姜汁炮制，镇吐作用减弱。（　　）

23. 贝母皂苷类成分可促进离体平滑肌收缩，具有平喘作用。（　　）

24. 川贝母碱可收缩外周血管，引起血压升高，并伴有短暂呼吸抑制。（　　）

25. 桔梗的祛痰作用机制主要是其所含的生物碱类成分经口服刺激胃黏膜，反射性地增加支气管黏膜分泌。（　　）

26. 桔梗皂苷能兴奋中枢神经系统，具有抗炎、镇痛、平喘的药理作用。（　　）

27. 桔梗抗炎机制与调节巨噬细胞 NO 释放有关。（　　）

28. 桔梗皂苷能抑制大鼠胃液分泌而发挥抗消化性溃疡作用。（　　）

29. 苦杏仁苷被苦杏仁酶分解而产生微量氢氰酸，抑制呼吸中枢而产生镇咳、平喘药理作用。（　　）

30. 苦杏仁过量服用可引起急性中毒，出现头晕乏力、头痛、呼吸急促、恶心等症状。（　　）

六、简答题

1. 简述化痰止咳平喘方药主要通过哪些作用环节产生祛痰作用。
2. 简述化痰止咳平喘方药的主要药理作用。
3. 简述桔梗影响呼吸系统的主要药理作用和主要物质基础。
4. 简述化痰止咳平喘药的平喘作用机制。
5. 简述半夏治疗消化系统疾病的主要药理作用。
6. 简述苦杏仁止咳平喘的主要药理作用机制。
7. 简述半夏治疗呼吸系统疾病的主要药理作用。

七、拓展题

试述化痰止咳平喘药治疗痰证的药理学基础。

参考答案

一、单项选择题

1. E　2. A　3. D　4. D　5. B　6. E　7. C　8. C　9. D　10. D　11. A　12. B　13. A　14. E　15. B　16. D　17. B　18. A　19. D　20. E　21. E　22. E　23. E　24. E　25. E　26. A　27. E　28. C　29. E　30. D

二、多项选择题

1. ABCD　2. ABCDE　3. ABCD　4. ABCDE　5. BCDE　6. BCD　7. ABCDE　8. BCE　9. ABCD

三、名词解释题

化痰止咳平喘方药：以祛痰或消痰、缓解或制止咳嗽和喘息为主要功效的方药称化痰止咳平喘方药。

四、填空题

1. 皂苷；刺激；增加　2. 呼吸道黏膜　3. 祛痰；镇咳；平喘；抗炎　4. 生物碱　5. 镇吐　6. 咳嗽中枢　7. 抑制；降低；抑制　8. 口腔；咽喉；消化道　9. 半夏蛋白　10. 抑制　11. 苦杏仁酶或肠道微生物；氢氰酸；抑制　12. 脂肪油；润滑性　13. 消化　14. 苦杏仁苷　15. 氢氰酸；苯甲醛　16. 镇咳；祛痰；平喘

五、判断题

1. √　2. √　3. ×　4. ×　5. √　6. √　7. ×　8. ×　9. √　10. ×　11. √　12. √　13. √　14. √　15. ×　16. ×　17. ×　18. ×　19. √　20. √　21. ×　22. ×

23. ✕ 24. ✕ 25. ✕ 26. ✕ 27. ✓ 28. ✓ 29. ✓ 30. ✓

六、简答题

1. 答：（1）刺激性祛痰，如桔梗所含皂苷类成分能刺激胃黏膜或咽喉黏膜，反射性地引起轻度恶心，增加支气管腺体的分泌，稀释痰液而使痰液易于咯出。（2）溶解痰液，如杜鹃素一方面可直接作用于呼吸道黏膜，促进气管黏液–纤毛运动，增强呼吸道清除异物的功能；另一方面可溶解黏痰，使呼吸道分泌物中酸性黏多糖纤维断裂，同时降低唾液酸的含量，使痰液黏稠度下降而易于咯出。

2. 答：化痰止咳平喘方药主要药理作用有祛痰、镇咳、平喘、抗炎。

3. 答：桔梗影响呼吸系统的主要药理作用为祛痰、镇咳、松弛平滑肌。主要物质基础为皂苷类成分。桔梗皂苷经口服刺激胃黏膜，反射性地增加支气管黏膜分泌，使痰液稀释而被排出。桔梗皂苷有镇咳作用，并拮抗组胺引起的气管收缩。

4. 答：化痰止咳平喘药平喘作用机制是多方面的，如浙贝碱能舒张支气管平滑肌，直接抑制支气管痉挛而缓解哮喘症状；苦杏仁所含苦杏仁苷在体内分解产生微量氢氰酸抑制呼吸中枢而平喘；款冬花醚提物平喘作用与兴奋神经节和抗过敏等有关；洋金花含莨菪类生物碱，平喘作用与 M 受体阻断作用有关。

5. 答：（1）镇吐、催吐。半夏加热或加明矾、姜汁炮制都有一定的镇吐作用，镇吐成分主要有生物碱、甲硫氨酸、甘氨酸、葡萄糖醛酸等。生半夏有催吐作用。（2）抗溃疡。半夏能抑制胃液分泌，降低胃液酸度，降低游离酸和总酸含量，并抑制胃蛋白酶活性，保护急性胃黏膜损伤。

6. 答：苦杏仁具有止咳平喘作用。其主要作用机制是苦杏仁苷被苦杏仁酶或肠道微生物酶分解而产生微量氢氰酸，氢氰酸抑制呼吸中枢所致。

7. 答：半夏具有燥湿化痰功效，治疗呼吸系统疾病的主要药理作用是镇咳、祛痰作用。

七、扩展题

答案要点：（1）痰证多见于上呼吸道感染、急慢性支气管炎、肺气肿、支气管扩张等肺部疾患。（2）凡以祛痰或消痰、缓解或制止咳嗽和喘息为主要功效的方药称化痰止咳平喘方药。（3）现代药理研究认为，化痰止咳平喘方药能治疗各种痰证，主要药理作用为祛痰、镇咳、平喘。主要化学物质基础有皂苷类成分、挥发油和生物碱等。

第二十章 安神方药 ▷▷▷

1. 掌握安神方药的主要药理作用，酸枣仁、远志的药理作用。

2. 熟悉远志的药理作用。

3. 了解安神方药的临床应用，及朱砂，酸枣仁－知母配伍，酸枣仁汤和朱砂安神丸、天王补心丸的药理作用。

知识导航

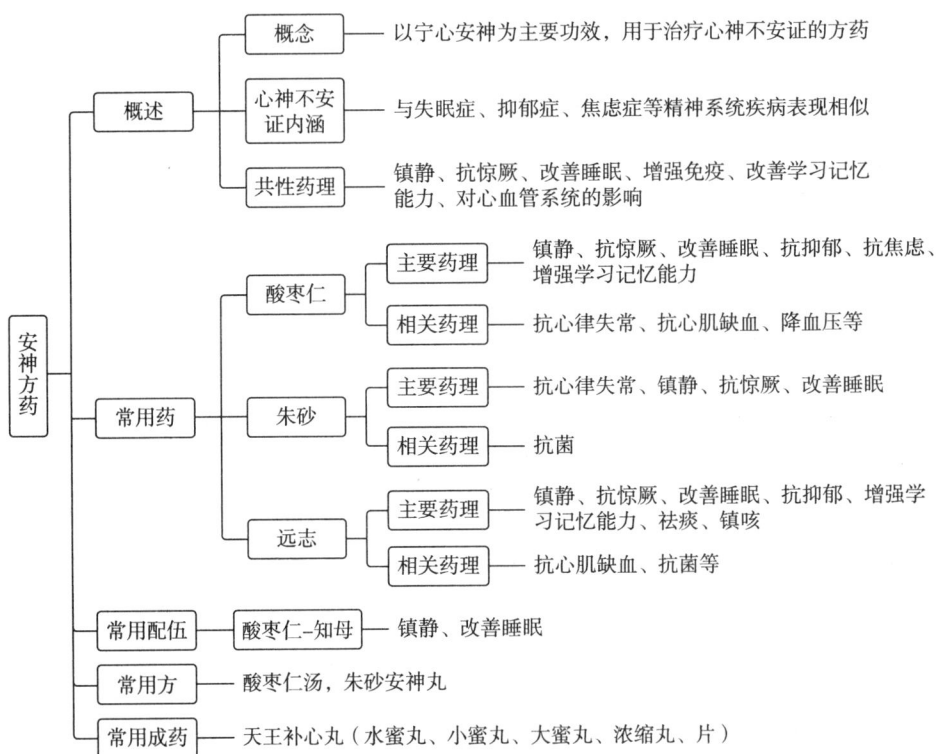

重点难点

1. 安神方药主要药理作用。

2. 酸枣仁改善睡眠、镇静、抗惊厥、抗焦虑、抗抑郁、增强免疫的药理作用、机制和药效物质基础。

单元测试题

一、单项选择题（请从 5 个备选答案中选出 1 个最佳答案）

1. 下列哪项药理作用与酸枣仁的功效主治不相关（　　）
   - A. 抗惊厥
   - B. 抗抑郁
   - C. 抗心律失常
   - D. 抗焦虑
   - E. 增强学习记忆能力

2. 酸枣仁不具备以下哪项药理作用（　　）
   - A. 镇静、改善睡眠
   - B. 抗惊厥
   - C. 抗抑郁
   - D. 抗心肌缺血
   - E. 调节胃肠运动

3. 酸枣仁与远志共有的药理作用是（　　）
   - A. 祛痰
   - B. 镇咳
   - C. 镇静、改善睡眠
   - D. 解热
   - E. 调血脂

4. 下列哪项实验方法与研究酸枣仁镇静、改善睡眠作用无关（　　）
   - A. 自主活动测定
   - B. 协同戊巴比妥钠
   - C. 脑电图描记
   - D. 拮抗苯丙胺作用
   - E. 电刺激诱发惊厥

5. 有关酸枣仁抗抑郁作用的叙述，错误的是（　　）
   - A. 机制与提高脑内 DA、5-HT 含量有关
   - B. 机制与降低炎症水平有关
   - C. 有效成分为酸枣仁皂苷
   - D. 有效成分为生物碱
   - E. 机制为钙通道阻滞作用

6. 有关酸枣仁的改善睡眠作用，叙述错误的是（　　）
   - A. 酸枣仁能增加大鼠慢波睡眠深睡期的时间
   - B. 酸枣仁能增加大鼠慢波睡眠深睡期的发作频率
   - C. 酸枣仁可增加大鼠慢波睡眠深睡期每次发作的持续时间
   - D. 小鼠长期给予酸枣仁不饱和脂肪酸出现耐受现象
   - E. 酸枣仁具有协同戊巴比妥钠的中枢抑制作用

7. 与远志功效相关的主要药理作用不包括（　　）
   - A. 镇静
   - B. 抗抑郁
   - C. 增强学习记忆能力
   - D. 祛痰、镇咳
   - E. 抗病原微生物

8. 朱砂对心血管系统的作用是（　　）
   - A. 抗心律失常
   - B. 抗心肌缺血
   - C. 强心
   - D. 抑制心脏
   - E. 诱导心肌重构

二、多项选择题（每题至少有 1 个正确答案，多选或错选不得分）

1. 酸枣仁镇静改善睡眠作用的有效成分有（　　）

A. 酸枣仁总黄酮   B. 酸枣仁总皂苷

C. 酸枣仁不饱和脂肪酸   D. 当药素

E. 阿魏酸

2. 酸枣仁的药理作用包括(　　　)

A. 镇静、改善睡眠   B. 抗惊厥   C. 保肝利胆

D. 调血脂   E. 抗肿瘤

3. 酸枣仁对心血管系统的影响包括(　　　)

A. 增强心肌收缩力   B. 降血脂   C. 降低血压

D. 抗心律失常   E. 抗心肌缺血

4. 酸枣仁临床可用于治疗(　　　)

A. 腹水   B. 子宫脱垂   C. 失眠

D. 神经衰弱   E. 慢性支气管炎

5. 酸枣仁的抗心肌缺血作用表现为(　　　)

A. 降低 S-T 段抬升幅度   B. 防治心肌梗死面积扩大   C. 减慢心率

D. 抗氧化   E. 调节血脂

6. 远志的药理作用包括(　　　)

A. 镇静、改善睡眠   B. 增强学习记忆能力   C. 镇咳

D. 祛痰   E. 兴奋子宫平滑肌

7. 远志增强学习记忆功能的主要涉及(　　　)

A. 抑制脑内 AchE 活性   B. 升高脑内 M 受体密度

C. 清除自由基   D. 抑制神经细胞凋亡

E. 抗氧化作用

8. 远志临床可用于治疗(　　　)

A. 神经衰弱   B. 消化不良   C. 失眠

D. 健忘   E. 心律失常

三、名词解释题

安神方药

四、填空题

1. 酸枣仁_____和_____可减少实验动物自发性活动。

2. 酸枣仁对血压的影响为_____。

3. 朱砂主要成分为_____。

五、判断题 (请在正确题后括号中打√, 错误题后括号中打×)

1. 酸枣仁中含有黄酮、皂苷、生物碱及脂肪油等多种成分。(　　　)

2. 酸枣仁抗心肌缺血作用机制增加心肌氧自由基的生成。(　　　)

3. 酸枣仁可延长大鼠慢波睡眠的深睡平均时间，减少深睡发作频率。（　　）

4. 远志提取物增强学习记忆功能主要机制涉及减轻脑内胆碱能系统功能。（　　）

5. 远志及其蜜制品均有镇咳和祛痰作用。（　　）

6. 远志祛痰作用机制与反射性促进支气管分泌液减少有关。（　　）

7. 安神方药临床可用于治疗失眠症、神经官能症等精神系统疾病。（　　）

六、简答题

1. 简述安神药的主要药理作用。

2. 简述酸枣仁镇静改善睡眠作用特点。

七、拓展题

如何理解安神药药理作用与西药镇静催眠药药理作用的不同？

参考答案

一、单项选择题

1. C　2. E　3. C　4. E　5. E　6. D　7. E　8. A

二、多项选择题

1. ABC　2. ABDE　3. BCDE　4. CD　5. ABCD　6. ABCDE　7. ABCDE　8. ACD

三、名词解释题

安神方药：以宁心安神为主要功效，用于治疗心神不安证的方药称为安神方药。

四、填空题

1. 酸枣仁总黄酮；酸枣仁总皂苷　2. 降血压　3. 硫化汞

五、判断题

1. √　2. ×　3. ×　4. ×　5. √　6. ×　7. √

六、简答题

1. 答：安神药的主要药理作用包括镇静、抗惊厥、增强免疫、改善睡眠、改善学习记忆能力、影响心血管系统等作用；部分药物还有抗心肌缺血、降压等作用。

2. 答：酸枣仁皂苷类、黄酮类成分及酸枣仁油等均具有镇静催眠作用。表现为可减少自主活动、缩短睡眠潜伏期，可增强催眠药的作用。

七、拓展题

答案要点：镇静催眠药物的药理作用为中枢抑制，表现为镇静、催眠、抗惊厥等。安神药药理作用，除了中枢抑制相关的镇静、抗惊厥、改善睡眠的药理作用之外，还包括有改善学习记忆能力等作用，部分还有抗心律失常、抗心肌缺血、降低血压、改善免疫等作用。

第二十一章 平肝息风方药 ▷▷▷▷

目的要求

1. 掌握平肝息风方药的主要药理作用，天麻和钩藤的药理作用。

2. 熟悉牛黄和地龙的药理作用。

3. 了解平肝息风方药的临床应用，天麻 – 钩藤配伍和天麻钩藤饮的药理作用。

知识导航

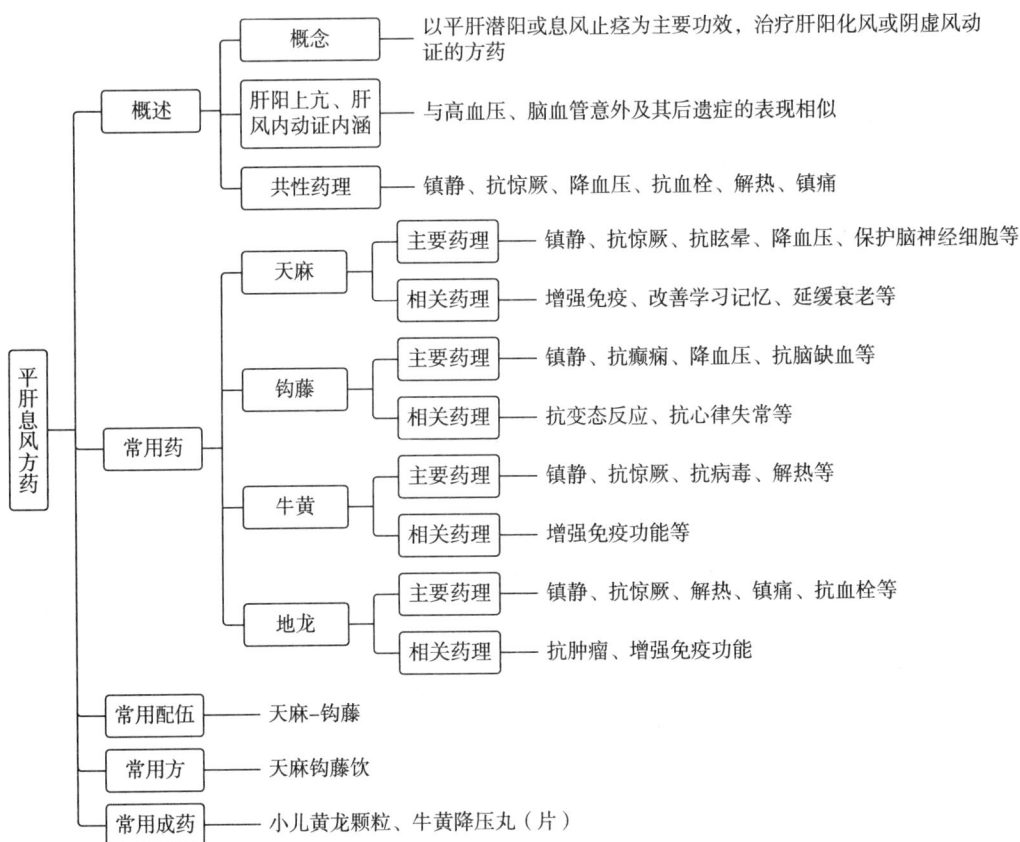

重点难点

1. 平肝息风药的主要药理作用。

2. 天麻的镇静和抗惊厥、抗眩晕、降压、保护脑神经细胞的药理作用。

3. 钩藤降压作用的成分、作用机制及特点。

单元测试题

一、单项选择题（请从 5 个备选答案中选出 1 个最佳答案）

1. 钩藤的化学成分中降压作用相对较强的是（ ）
   A. 钩藤碱　　　　　　　　B. 钩藤总碱　　　　　　　C. 异钩藤碱
   D. 去氢钩藤碱　　　　　　E. 异去氢钩藤碱

2. 天麻苷元的化学结构与下列何种物质相似（ ）
   A. 多巴胺　　　　　　　　B. 去甲肾上腺素　　　　　C. 5-HT
   D. 缓激肽　　　　　　　　E. γ-氨基丁酸

3. 天麻改善记忆的主要有效成分是（ ）
   A. 天麻素　　　　　　　　B. 香草醇　　　　　　　　C. 琥珀酸
   D. 天麻多糖　　　　　　　E. 香草醛

4. 天麻抗心肌缺血的活性成分是（ ）
   A. 天麻素　　　　　　　　B. 有机酸　　　　　　　　C. 香草醇
   D. 香草醛　　　　　　　　E. 琥珀酸

5. 以下哪项不是平肝息风方药的主要药理作用（ ）
   A. 镇静、抗惊厥　　　　　B. 抗血栓　　　　　　　　C. 降血压
   D. 解热镇痛　　　　　　　E. 抗眩晕

6. 钩藤抗心律失常作用的机理是（ ）
   A. 减慢心率　　　　　　　B. 延长传导时间　　　　　C. 阻滞 β 受体
   D. 阻滞钙通道　　　　　　E. 机理不清

7. 地龙抗惊厥作用的有效成分是（ ）
   A. 蚯蚓素　　　　　　　　B. 蚯蚓毒素　　　　　　　C. 蚯蚓解热碱
   D. 月桂酸　　　　　　　　E. 琥珀酸

8. 地龙平喘作用的机理（ ）
   A. 收缩平滑肌　　　　　　B. 抑制迷走神经　　　　　C. 兴奋 β 受体
   D. 阻断组胺受体　　　　　E. 减少过敏介质释放

9. 地龙解热作用的主要环节是（ ）
   A. 收缩皮肤血管　　　　　B. 减少产热　　　　　　　C. 调节体温中枢
   D. 与抗炎免疫有关　　　　E. 抑制内分泌系统

10. 下列哪项不是天麻的临床应用（ ）
    A. 神经官能症　　　　　　B. 高血压　　　　　　　　C. 风湿性关节炎
    D. 传染病高热　　　　　　E. 梅尼埃病

11. 静脉注射哪种成分能引起患者发热和过敏（ ）

A. 天麻素　　　　　　　　B. 钩藤碱　　　　　　　　C. 天麻多糖

D. 异钩藤碱　　　　　　　E. 牛磺酸

二、多项选择题（每题至少有1个正确答案，多选或错选不得分）

1. 与天麻功效相关的药理作用有（　　　）
   A. 镇静　　　　　　　　　B. 抗惊厥　　　　　　　　C. 降低血压
   D. 抗炎　　　　　　　　　E. 抗眩晕

2. 天麻对脑神经细胞的保护作用机制有（　　　）
   A. 对抗谷氨酸作用　　　　B. 抗自由基　　　　　　　C. 兴奋苯二氮䓬受体
   D. 保护细胞膜　　　　　　E. 抑制 NOS 活性

3. 钩藤降低血压作用的环节是（　　　）
   A. 抑制血管运动中枢　　　B. 阻滞交感神经　　　　　C. 阻断神经节
   D. 钙拮抗作用　　　　　　E. 阻滞钾通道

4. 与钩藤镇静作用有关的神经递质是（　　　）
   A. γ-氨基丁酸　　　　　　B. 多巴胺　　　　　　　　C. 去甲肾上腺素
   D. 5-HT　　　　　　　　　E. 缓激肽

5. 钩藤降血压作用的特点是（　　　）
   A. 口服有效　　　　　　　B. 作用缓慢温和　　　　　C. 作用强度有限
   D. 无快速耐受现象　　　　E. 降压同时不减少肾血流量

6. 地龙抗血栓形成作用的环节是（　　　）
   A. 抑制凝血过程　　　　　B. 促进纤溶过程　　　　　C. 抑制血小板聚集
   D. 稳定红细胞膜　　　　　E. 增加血栓素形成

7. 地龙平喘的有效成分包括（　　　）
   A. 琥珀酸　　　　　　　　B. 黄嘌呤　　　　　　　　C. 次黄嘌呤
   D. 解热碱　　　　　　　　E. 蚓激酶

8. 具有平喘作用的平肝息风药是（　　　）
   A. 天麻　　　　　　　　　B. 钩藤　　　　　　　　　C. 麻黄
   D. 地龙　　　　　　　　　E. 牛黄

9. 天麻抗惊厥的有效成分包括（　　　）
   A. 香兰素　　　　　　　　B. 香草醇　　　　　　　　C. 天麻素
   D. 天麻苷元　　　　　　　E. 天麻多糖

10. 地龙口服过量的中毒表现（　　　）
    A. 头痛　　　　　　　　　B. 头昏　　　　　　　　　C. 呼吸困难
    D. 腹痛　　　　　　　　　E. 血压先升高后降低

三、名词解释题

平肝息风方药

四、填空题

1. 天麻的镇静作用与降低脑内_____和_____的含量有关。

2. 平肝息风药的主要药理作用有_____、_____、_____和_____。

3. _____及其_____是天麻改善记忆的主要物质基础。

4. 天麻注射液对实验性心肌梗死家兔，可降低_____水平，缩小_____面积。

5. 地龙解热的有效成分是_____和_____。

6. 地龙平喘的有效成分是_____、_____和_____。

五、判断题（请在正确题后括号中打√，错误题后括号中打×）

1. 天麻抗炎作用机理主要是抑制花生四烯酸的代谢。（　　　）

2. 天麻可清除自由基，抗氧化损伤，从而延缓衰老。（　　　）

3. 钩藤对正常血压或高血压动物，无论麻醉或不麻醉动物，均具有降压作用。（　　　）

4. 天麻苷元能竞争性抑制安定等药物与受体结合，抑制神经冲动向前庭外侧多突触神经元传导，减弱脑干网状结构上行传递系统，产生抗眩晕作用。（　　　）

5. 钩藤具有抗肿瘤、逆转肿瘤细胞多药耐药的作用。（　　　）

6. 钩藤主要含有生物碱类、黄酮类、三萜类化学成分。（　　　）

7. 《中国药典》2020 年版规定牛黄中胆酸不得少于 25.0%。（　　　）

8. 牛黄可松弛大鼠胆道括约肌，促进胆汁分泌，使 AST、ALT、ALP 恢复正常。（　　　）

9. 牛黄主要成分胆汁酸盐能促进脂肪类脂肪及脂溶性维生素的吸收，预防胆结石的形成。（　　　）

10. 地龙对正常家兔和大鼠有缓慢而持久的降压作用，对肾型高血压或自发性高血压没有降压作用。（　　　）

11. 地龙解热有效成分是解热碱和琥珀酸，机制为抑制 PGE_2 合成。（　　　）

12. 蚓激酶具有良好的溶解血栓的作用，能降低纤溶酶原的含量，抑制纤维蛋白原生成纤维蛋白，也可直接降解纤维蛋白。（　　　）

13. 具有镇静作用的钩藤加大剂量有催眠作用。（　　　）

14. 天麻注射液能提高小鼠在低血压及异丙肾上腺素增加心肌耗氧情况下的耐缺氧能力。（　　　）

六、简答题

1. 简述天麻对中枢神经系统的作用及作用机理。

2. 简述钩藤降压作用有效成分、特点及作用机理。

3. 简述地龙抗血栓作用及作用机理。

4. 简述平肝息风药的主要药理作用。

七、拓展题

试述平肝息风方药的药理研究思路与研究方法。

参考答案

一、单项选择题

1. C　2. E　3. A　4. A　5. E　6. D　7. E　8. D　9. C　10. D　11. A

二、多项选择题

1. ABCDE　2. ABDE　3. ABCD　4. BCD　5. ABDE　6. ABCD　7. ABC　8. DE
9. ABCD　10. ABCDE

三、名词解释题

平肝息风方药：是以平肝潜阳或息风止痉为主要功效，治疗肝阳化风或阴虚风动证的方药。

四、填空题

1. DA；NA　2. 镇静；抗惊厥；降血压；抗血栓；解热镇痛　3. 天麻素；苷元
4. MDA；心肌梗死　5. 解热碱；琥珀酸　6. 琥珀酸；黄嘌呤；次黄嘌呤

五、判断题

1. ×　2. √　3. ×　4. √　5. √　6. √　7. ×　8. √　9. √　10. ×　11. ×
12. √　13. ×　14. √

六、简答题

1. 答：天麻及其有效成分可以产生镇静、抗惊厥、保护脑细胞、改善记忆等中枢效应。其镇静效应机理与兴奋苯二氮草受体、降低多巴胺与去甲肾上腺素含量有关；脑保护作用来源于对抗谷氨酸作用，降低 LPO 生成；改善记忆与清除自由基能力有关。

2. 答：钩藤降压有效成分主要为钩藤碱、异钩藤碱，后者作用强于前者。对多种动物、多种给药途径均有效；注射给药作用快；口服用药作用缓慢温和；重复用药无耐受性。降压作用机理：抑制血管运动中枢、阻滞交感神经与神经节、钙通道阻滞作用。

3. 答：地龙提取液可延长凝血酶时间、凝血酶原时间等，降低血液黏度，抑制血小板聚集，增强红细胞变形能力，促进纤维蛋白及血块溶解。作用机理：抑制凝血过程、促进纤溶过程、抗血小板聚集、增强红细胞膜稳定性等。

4. 答：镇静、抗惊厥，降压，抗血栓形成，解热，镇痛等作用。

七、扩展题

答案要点：（1）研究思路：分析功效主治，与西医学联系，建立假说，开展实验设计，验证假说。（2）研究方法：自主活动测试实验、抗惊厥实验（听源性惊厥模型、电刺激惊厥模型）、降压实验（肾性高血压模型，自发性高血压模型等）、体内和体外血栓实验（动脉血栓和静脉血栓等）、解热实验、镇痛实验等。

第二十二章　开窍方药 ▷▷▷

目的要求

1. 掌握开窍药的主要药理作用及麝香的药理作用。
2. 熟悉苏合香、冰片、石菖蒲的药理作用。
3. 了解开窍方药的临床应用，以及安宫牛黄丸的药理作用。

知识导航

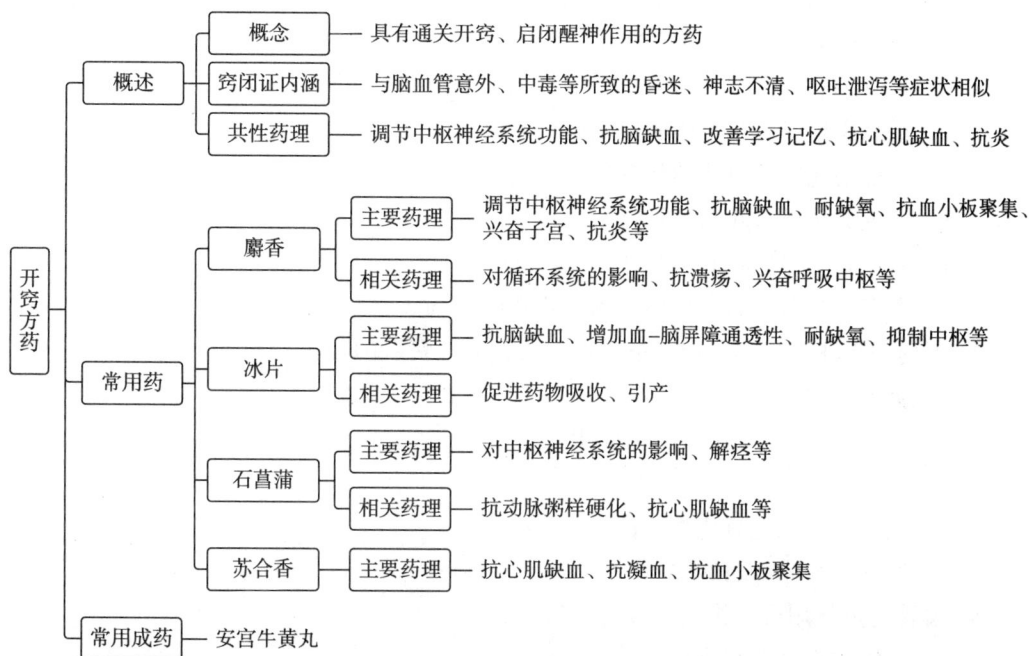

重点难点

1. 开窍方药的主要药理作用。
2. 麝香的调节中枢神经系统功能、抗脑缺血、兴奋子宫、抗炎的药理作用。
3. 冰片的抗脑缺血、增加血–脑屏障通透性的药理作用。
4. 石菖蒲的增强学习记忆、解痉的药理作用。
5. 苏合香的抗心肌缺血的药理作用。

单元测试题

一、单项选择题（请从 5 个备选答案中选出 1 个最佳答案）

1. 关于开窍药药理作用的叙述，错误的是（　　）
   - A. 调节中枢神经系统功能
   - B. 抗心肌缺血
   - C. 抗炎
   - D. 抗脑缺血
   - E. 抑制免疫

2. 麝香影响中枢神经系统的药理作用，叙述错误的是（　　）
   - A. 对中枢神经功能具有调节作用
   - B. 减轻脑缺血神经元损伤
   - C. 增强中枢耐缺氧能力
   - D. 透过血脑屏障进入中枢发挥作用
   - E. 对中枢的作用与机体功能状态无关

3. 下列关于石菖蒲解痉作用的叙述，错误的是（　　）
   - A. 提高离体肠管自发性收缩幅度
   - B. 拮抗乙酰胆碱引致的肠管痉挛
   - C. 拮抗氯化钡引起的肠管痉挛
   - D. 对气管平滑肌具有解痉作用
   - E. 挥发油为石菖蒲解痉作用的主要物质基础

4. 下列关于冰片对中枢神经系统作用的叙述，错误的是（　　）
   - A. 延长耐缺氧时间
   - B. 拮抗戊巴比妥钠中枢抑制作用
   - C. 抗脑缺血
   - D. 提高脑组织抗氧化酶的活性
   - E. 影响血脑屏障通透性

5. 麝香抗炎作用机制论述正确的是（　　）
   - A. 直接兴奋肾上腺素皮质系统
   - B. 兴奋垂体 – 肾上腺素皮质系统
   - C. 兴奋神经 – 垂体 – 肾上腺素皮质系统
   - D. 与肾上腺素皮质系统无关
   - E. 抑制花生四烯酸的代谢

6. 下列关于开窍药开窍醒神功效的药理作用，叙述错误的是（　　）
   - A. 调节中枢神经功能
   - B. 抗脑缺血
   - C. 抗炎
   - D. 兴奋大脑皮层
   - E. 抗心肌缺血

7. 下列关于冰片药理作用的叙述，错误的是（　　）
   - A. 抗病原微生物
   - B. 镇痛
   - C. 抗炎

　　　D. 抑制中枢　　　　　　　　　E. 促进血小板活化

8. 冰片对中枢神经系统的影响，叙述正确的是（　　　）

　　A. 对抑制状态的中枢有兴奋作用

　　B. 对兴奋状态的中枢则起抑制作用

　　C. 小剂量兴奋，大剂量抑制

　　D. 先兴奋，后抑制

　　E. 抑制中枢

9. 下列关于麝香药理作用的叙述，错误的是（　　　）

　　A. 兴奋子宫　　　　　　　B. 耐缺氧　　　　　　　C. 抗炎

　　D. 抑制中枢　　　　　　　E. 抗脑缺血

10. 下列关于麝香对中枢神经系统的影响，说法正确的是（　　　）

　　A. 调节中枢神经系统功能　　B. 兴奋呼吸中枢

　　C. 小剂量兴奋，大剂量抑制　D. 先兴奋，后抑制

　　E. 抑制中枢

11. 麝香的临床应用不包括（　　　）

　　A. 冠心病　　　　　　　　B. 心绞痛　　　　　　　C. 咽喉肿痛

　　D. 跌打损伤　　　　　　　E. 防治早产

12. 下列关于冰片药理作用的叙述，错误的是（　　　）

　　A. 增加心肌耗氧　　　　　B. 镇痛　　　　　　　　C. 抗炎

　　D. 抑制中枢　　　　　　　E. 抗病原微生物

13. 麝香与冰片共有的药理作用是（　　　）

　　A. 兴奋中枢　　　　　　　B. 抗血小板活化　　　　C. 抗炎

　　D. 降压　　　　　　　　　E. 兴奋子宫

14. 下列关于冰片药理作用的叙述，错误的是（　　　）

　　A. 抗病原微生物　　　　　B. 兴奋中枢　　　　　　C. 抗炎

　　D. 促进透过皮肤吸收　　　E. 镇痛

15. 下列关于麝香药理作用的叙述，错误的是（　　　）

　　A. 抗病原微生物　　　　　B. 抗溃疡　　　　　　　C. 抗炎

　　D. 兴奋子宫　　　　　　　E. 抑制心脏，降低耗氧

16. 下列哪项属于麝香和冰片的临床应用范围（　　　）

　　A. 心绞痛　　　　　　　　B. 精神分裂症　　　　　C. 骨质增生

　　D. 肠炎　　　　　　　　　E. 抑郁症

17. 下列哪项不属于麝香的临床应用范围（　　　）

　　A. 心绞痛　　　　　　　　B. 冠心病　　　　　　　C. 流脑

　　D. 动脉粥样硬化　　　　　E. 咽喉肿痛

18. 下列哪项不属于冰片的临床应用范围（　　　）

　　A. 心绞痛　　　　　　　　B. 脑血管意外　　　　　C. 口舌生疮

D. 精神分裂症　　　　　　　E. 头痛

19. 下列哪项不属于石菖蒲的临床应用范围(　　　)
    A. 中风　　　　　　　　B. 癫痫　　　　　　　C. 肠炎
    D. 痢疾　　　　　　　　E. 心律失常

20. 下列关于冰片促进药物吸收的叙述,错误的是(　　　)
    A. 促进药物透过皮肤吸收,不影响血脑屏障通透性
    B. 促进药物透过鼻黏膜吸收
    C. 促进药物透过口腔黏膜
    D. 促进药物透过胃肠黏膜吸收
    E. 促进药物透过眼角膜吸收

21. 下列关于苏合香抗心肌缺血药理作用的叙述,错误的是(　　　)
    A. 舒张冠脉　　　　　　B. 改善心肌供血　　　C. 减慢心率
    D. 改善心肌氧代谢　　　E. 增加心肌耗氧量

22. 下列关于冰片抗心肌缺血药理作用的叙述,错误的是(　　　)
    A. 舒张冠脉　　　　　　B. 减轻缺血心肌损伤　C. 减慢心率
    D. 增加心肌耗氧量　　　E. 改善心肌氧代谢

23. 下列关于麝香抗脑缺血药理作用的叙述,错误的是(　　　)
    A. 减轻脑水肿
    B. 对脑缺血神经元损伤有保护作用
    C. 改善大脑的缺血与缺氧
    D. 兴奋大脑皮层,促进觉醒
    E. 缩小脑梗死面积

二、多项选择题 (每题至少有1个正确答案,多选或错选不得分)

1. 与开窍药"开窍、醒神、回苏"功效相关的药理作用是(　　　)
    A. 调节中枢神经功能　　B. 保护脑组织　　　　C. 改善学习记忆
    D. 解痉　　　　　　　　E. 调节免疫

2. 以下哪些是麝香对中枢作用的影响因素(　　　)
    A. 给药剂量　　　　　　B. 给药途径　　　　　C. 动物种属
    D. 制剂类型　　　　　　E. 机体功能状态

3. 开窍药的主要药理作用是(　　　)
    A. 调节中枢神经功能　　B. 抗脑缺血　　　　　C. 抗炎
    D. 改善学习记忆　　　　E. 中枢兴奋

4. 关于麝香抗炎的作用描述错误的是(　　　)
    A. 麝香对中、晚期炎症作用较强
    B. 对急、慢性炎症均有对抗作用
    C. 抗炎成分为麝香酮

D. 切除肾上腺后，麝香抗炎作用消失

E. 麝香水溶物可降低外周血皮质酮含量

5. 麝香对循环系统的影响表现为(　　)

A. 兴奋心脏　　　　　　　B. 增强收缩力　　　　　　C. 增加心输出量

D. 降低血压　　　　　　　E. 抑制呼吸

6. 影响开窍药调节中枢神经系统功能的因素(　　)

A. 动物种属　　　　　　　B. 药物剂量　　　　　　　C. 药物成分不同

D. 机体状态　　　　　　　E. 给药途径

7. 关于苏合香抗心肌缺血的药理作用，叙述正确的是(　　)

A. 增加血氧含量　　　　　B. 提高心肌收缩力　　　　C. 改善心肌氧代谢

D. 增加心肌血流量　　　　E. 增加心率

8. 关于冰片抗脑缺血的药理作用，叙述正确的是(　　)

A. 改善脑缺血区的能量代谢　　B. 提高脑组织抗氧化酶的活性

C. 抑制脂质过氧化反应　　　　D. 减轻炎症反应

E. 降低血氧含量

三、名词解释题

开窍方药

四、填空题

1. 麝香对体液免疫和细胞免疫有_____作用。

2. 龙脑、异龙脑能_____中枢，显著_____戊巴比妥引起的睡眠时间，并与戊巴比妥产生_____作用。

3. 石菖蒲、冰片、安宫牛黄丸等多数开窍方药对中枢表现为_____作用。

4. 麝香对离体子宫和在体子宫呈明显的_____作用，使子宫收缩力_____、频率加快。

5. 麝香对心脏有_____作用，使收缩力_____。

6. 麝香酮有_____呼吸的作用，使呼吸频率和深度_____。

7. 麝香中的雄甾酮能_____去势大鼠前列腺和精囊腺的重量，具有_____作用。

8. 冰片能_____药物透过口腔黏膜、胃肠黏膜和眼角膜的_____。

9. 冰片对中晚期妊娠具有_____作用。

10. 石菖蒲对离体肠管自发性收缩幅度有_____作用，可_____乙酰胆碱及 $BaCl_2$ 引致的肠管痉挛。

11. 石菖蒲对气管平滑肌痉挛具有_____作用。

12. 苏合香有_____血小板聚集作用。

五、判断题 （请在正确题后括号中打√，错误题后括号中打×）

1. 麝香、冰片均有抗脑缺血作用。（   ）

2. 石菖蒲挥发油类成分对各类型记忆障碍模型均有不同程度的改善作用。（   ）

3. 冰片能增加急性心肌梗死的冠状动脉窦血流量，增加心率，增加心肌耗氧量。（   ）

4. 麝香的有效成分麝香酮可迅速透过血脑屏障进入中枢神经系统。（   ）

5. 麝香对处于抑制状态的中枢有明显的兴奋作用，对处于兴奋状态的中枢则起抑制作用。（   ）

6. 麝香酮超量或使用不当可中毒，对消化道黏膜有刺激作用，严重者可使呼吸中枢麻痹、心力衰竭。（   ）

7. 开窍方药对中枢表现为兴奋作用。（   ）

8. 麝香对中枢既有兴奋作用又有抑制作用。（   ）

9. 开窍方药对中枢神经系统的作用，常因药物成分、给药途径、用药剂量、动物种属及机体功能状态不同而表现为兴奋或抑制作用。（   ）

10. 石菖蒲改善学习记忆作用的主要物质基础为挥发油类成分。（   ）

11. 麝香对离体子宫和在体子宫呈明显的抑制作用，使子宫收缩力减弱。（   ）

12. 麝香抗炎机理可能与兴奋肾上腺皮质系统有关。（   ）

13. 麝香对心脏有抑制作用，使心输出量减少，耗氧降低。（   ）

14. 麝香和麝香酮均具有抑制呼吸的作用，可减慢呼吸频率。（   ）

15. 麝香中的雄甾酮具有雄激素样作用，能增加去势大鼠前列腺重量。（   ）

16. 麝香单用或以麝香为主的复方可治疗冠心病、心绞痛。（   ）

17. 麝香、冰片均有抗脑缺血和抗炎作用。（   ）

18. 冰片能促进药物的透过皮肤、鼻黏膜吸收。（   ）

19. 石菖蒲有镇静作用，与戊巴比妥钠有明显的协同催眠作用。（   ）

20. 石菖蒲挥发油具有抗惊厥作用。（   ）

21. 石菖蒲、龙脑均有兴奋中枢的作用，增加动物的自发活动。（   ）

22. 石菖蒲挥发油中的 α-细辛醚是其增强学习记忆的有效成分。（   ）

23. 石菖蒲挥发油可促进离体肠平滑肌收缩。（   ）

六、简答题

1. 简述麝香抗脑缺血的药理作用。
2. 简述麝香抗炎作用成分、作用环节及作用机理。
3. 简述石菖蒲中枢神经系统的药理作用。
4. 简述冰片中枢神经系统的药理作用。
5. 简述苏合香抗心肌缺血的主要药理作用环节。

七、拓展题

试述开窍方药治疗窍闭神昏证的药理作用。

参考答案

一、单项选择题

1. E　2. E　3. A　4. B　5. A　6. D　7. E　8. E　9. D　10. A　11. E　12. A　13. C
14. B　15. E　16. A　17. D　18. D　19. E　20. A　21. E　22. D　23. D

二、多项选择题

1. ABC　2. ABCDE　3. ACE　4. ABCDE　5. ABC　6. ABCDE　7. ACD　8. ABCD

三、名词解释题

开窍方药：凡具有通关开窍、启闭醒神作用的方药称为开窍方药。

四、填空题

1. 增强　2. 抑制；延长；协同　3. 镇静/抑制　4. 兴奋；增强　5. 兴奋；增强
6. 兴奋；增加　7. 增加；雄激素样　8. 促进；吸收　9. 引产　10. 抑制；拮抗
11. 解痉　12. 抑制

五、判断题

1. √　2. √　3. ×　4. √　5. √　6. √　7. ×　8. √　9. √　10. √　11. ×
12. √　13. ×　14. ×　15. √　16. √　17. √　18. √　19. √　20. √　21. ×　22. √
23. ×

六、简答题

1. 答：麝香能减轻缺血、缺氧损伤，减轻脑水肿，改善脑灌注，保护神经元，促进神经功能恢复。

2. 答：麝香抗炎成分为多肽类物质。麝香对急性炎症、慢性炎症均有对抗作用。提高外周血皮质酮含量，其抗炎机理可能与兴奋肾上腺皮质系统有关。

3. 答：镇静，中枢抑制作用，抗惊厥，抗癫痫，增强学习记忆能力。

4. 答：抗脑缺血损伤，提高耐缺氧能力，可逆性增加血 – 脑脊液屏障通透性，改善能量代谢，降低脑梗死面积，提高脑组织抗氧化酶的活性，抑制脂质过氧化反应，减轻炎症反应。

5. 答：舒张冠脉，在冠脉狭窄或阻塞时提高血氧含量，增加冠状动脉血流量，减慢心率，改善心肌氧代谢。

七、扩展题

答题要点：（1）开窍方药具有通关、开窍、醒神、回苏的功效，主要用于由邪气壅盛、蒙蔽心窍所致的窍闭证。（2）开窍方药治疗窍闭神昏证的药理作用主要为调节中枢神经系统功能、抗脑缺血、改善学习记忆能力、抗心肌缺血、抗炎等药理作用。

第二十三章 补虚方药 ▷▷▷▷

目的要求

1. 掌握补虚方药的主要药理作用和常用药物人参、甘草的药理作用、物质基础、机制和临床应用。

2. 熟悉党参、黄芪、当归、淫羊藿、冬虫夏草、何首乌、熟地黄、枸杞子的药理作用和临床应用。

3. 了解当归配伍熟地黄、麦冬配伍天冬、黄芪配伍当归、四君子汤、四物汤、补中益气丸、当归补血丸、六味地黄丸的药理作用和临床应用。

知识导航

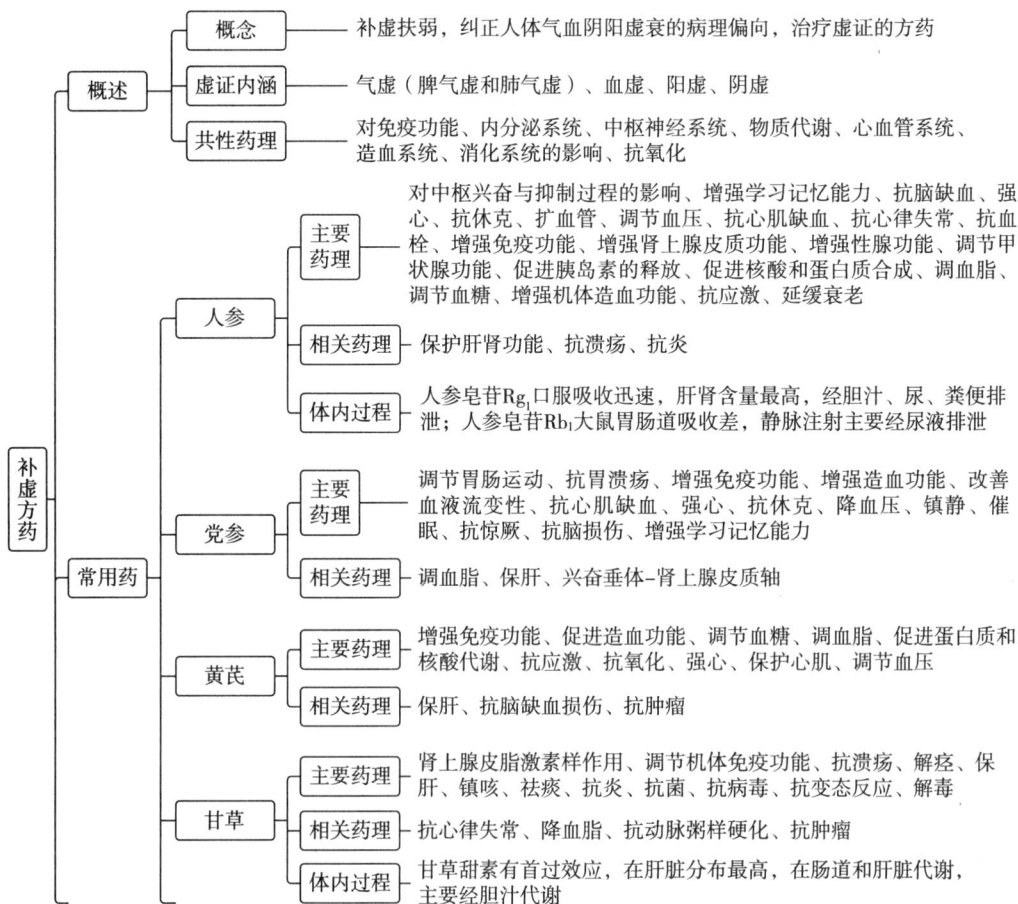

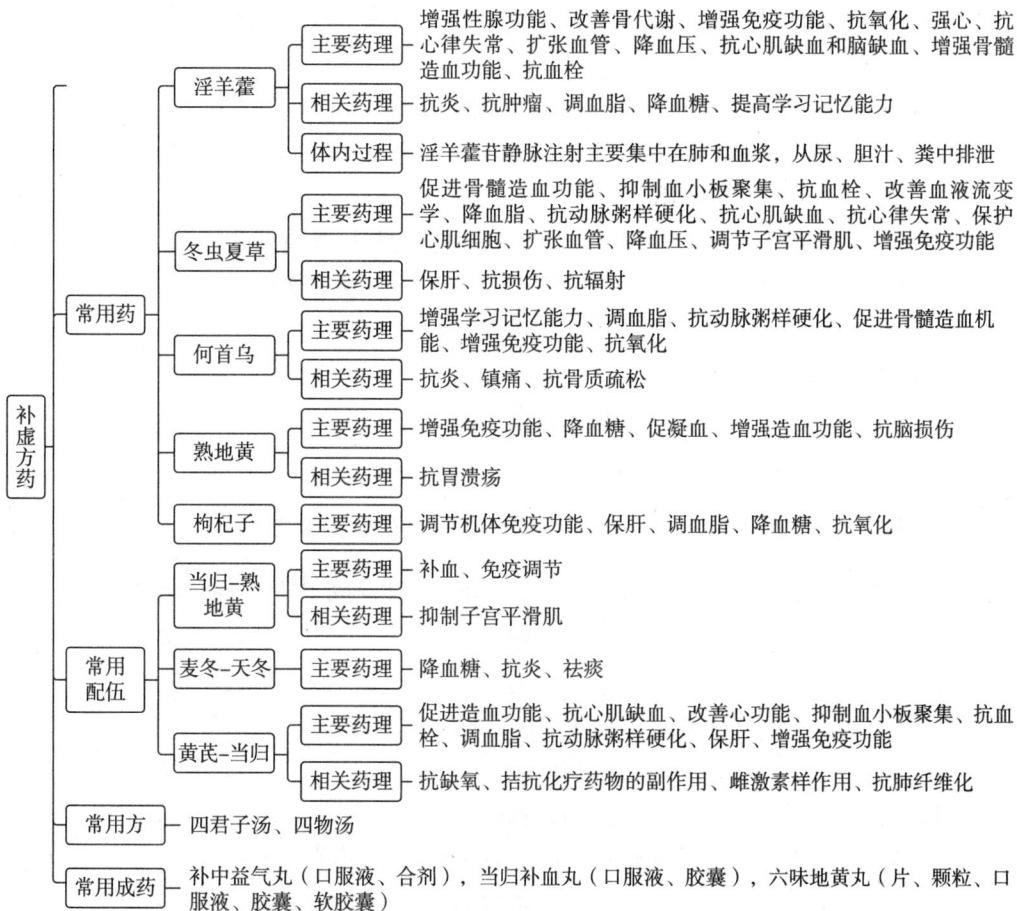

补虚方药
- 常用药
  - 淫羊藿
    - 主要药理：增强性腺功能、改善骨代谢、增强免疫功能、抗氧化、强心、抗心律失常、扩张血管、降血压、抗心肌缺血和脑缺血、增强骨髓造血功能、抗血栓
    - 相关药理：抗炎、抗肿瘤、调血脂、降血糖、提高学习记忆能力
    - 体内过程：淫羊藿苷静脉注射主要集中在肺和血浆，从尿、胆汁、粪中排泄
  - 冬虫夏草
    - 主要药理：促进骨髓造血功能、抑制血小板聚集、抗血栓、改善血液流变学、降血脂、抗动脉粥样硬化、抗心肌缺血、抗心律失常、保护心肌细胞、扩张血管、降血压、调节子宫平滑肌、增强免疫功能
    - 相关药理：保肝、抗损伤、抗辐射
  - 何首乌
    - 主要药理：增强学习记忆能力、调血脂、抗动脉粥样硬化、促进骨髓造血机能、增强免疫功能、抗氧化
    - 相关药理：抗炎、镇痛、抗骨质疏松
  - 熟地黄
    - 主要药理：增强免疫功能、降血糖、促凝血、增强造血功能、抗脑损伤
    - 相关药理：抗胃溃疡
  - 枸杞子
    - 主要药理：调节机体免疫功能、保肝、调血脂、降血糖、抗氧化
- 常用配伍
  - 当归-熟地黄
    - 主要药理：补血、免疫调节
    - 相关药理：抑制子宫平滑肌
  - 麦冬-天冬
    - 主要药理：降血糖、抗炎、祛痰
  - 黄芪-当归
    - 主要药理：促进造血功能、抗心肌缺血、改善心功能、抑制血小板聚集、抗血栓、调血脂、抗动脉粥样硬化、保肝、增强免疫功能
    - 相关药理：抗缺氧、拮抗化疗药物的副作用、雌激素样作用、抗肺纤维化
- 常用方：四君子汤、四物汤
- 常用成药：补中益气丸（口服液、合剂），当归补血丸（口服液、胶囊），六味地黄丸（片、颗粒、口服液、胶囊、软胶囊）

重点难点

1. 补虚方药的概念和虚证的现代科学内涵。

2. 补虚方药的共性药理作用，主要包括对机体免疫功能的影响、对内分泌系统的影响、对中枢神经系统的影响、对物质代谢的影响、对心血管系统的影响、对造血系统的影响、对消化系统的影响和抗氧化。

3. 人参调节中枢神经系统功能、增强机体免疫功能、抗应激以及影响心血管系统、血液系统、内分泌系统、物质代谢的主要药理作用、机制、药效物质基础、临床应用及不良反应。

4. 党参对消化系统、心血管系统和中枢神经系统影响的药理作用特点、机制和药效物质基础。

5. 黄芪增强免疫功能、促进造血功能、影响心血管系统及保肝作用的药理作用特点、机制和药效物质基础。

6. 甘草肾上腺皮质激素样作用、调节机体免疫功能、对消化系统的影响和解毒作用的药理作用特点、机制、药效物质基础、临床应用及不良反应。

7. 淫羊藿增强性腺功能和改善骨代谢的药理作用特点、机制和药效物质基础，增强骨髓造血功能和调节机体免疫功能。

8. 冬虫夏草性激素样作用、平喘、保护肾脏功能和抗排斥反应。

9. 当归对血液系统和心血管系统的药理作用特点、机制和药效物质基础，调节子宫平滑肌、抗辐射和抗损伤作用。

10. 何首乌增强学习记忆能力、促进骨髓造血功能和抗骨质疏松作用。

11. 熟地黄降血糖作用、促凝血与增强造血功能、抗脑损伤作用。

12. 枸杞子调节机体免疫功能和保肝作用。

单元测试题

一、单项选择题（请从 5 个备选答案中选出 1 个最佳答案）

1. 下列药物，可通过抑制心肌细胞膜 Na^+-K^+-ATP 酶发挥强心作用的是（   ）
   A. 人参　　　　　　　　B. 党参　　　　　　　　C. 黄芪
   D. 白术　　　　　　　　E. 当归

2. 下列药物，可增强下丘脑－垂体－性腺轴功能的是（   ）
   A. 冬虫夏草　　　　　　B. 麦冬　　　　　　　　C. 甘草
   D. 当归　　　　　　　　E. 枸杞子

3. 下列除哪项外，均为补虚药对物质代谢的影响（   ）
   A. 促进核酸合成　　　　B. 降血糖　　　　　　　C. 降血脂
   D. 促进蛋白质合成　　　E. 促进蛋白质分解

4. 下列药物，具有调节甲状腺轴功能的是（   ）
   A. 人参　　　　　　　　B. 麦冬　　　　　　　　C. 沙参
   D. 当归　　　　　　　　E. 枸杞子

5. 下列药物，不具有增强造血功能的是（   ）
   A. 人参　　　　　　　　B. 党参　　　　　　　　C. 当归
   D. 何首乌　　　　　　　E. 甘草

6. 下列药物，不具有扩张冠脉作用的是（   ）
   A. 人参　　　　　　　　B. 党参　　　　　　　　C. 黄芪
   D. 山药　　　　　　　　E. 当归

7. 下列药物，具有调节子宫作用的是（   ）
   A. 当归　　　　　　　　B. 人参　　　　　　　　C. 甘草
   D. 沙参　　　　　　　　E. 枸杞子

8. 下列药物，不具有增强下丘脑－垂体－肾上腺轴功能的是（   ）
   A. 人参　　　　　　　　B. 当归　　　　　　　　C. 黄芪
   D. 何首乌　　　　　　　E. 鹿茸

9. 下列药物，不具有促进蛋白质合成作用的是(　　)

    A. 人参   B. 黄芪   C. 刺五加

    D. 何首乌   E. 甘草

10. 下列药物，具有抗骨质疏松作用的是(　　)

    A. 麦冬   B. 鹿茸   C. 党参

    D. 甘草   E. 白术

11. 人参对中枢兴奋与抑制作用描述，错误的是(　　)

    A. 小剂量兴奋，大剂量抑制

    B. Rg 类有兴奋作用

    C. 协调兴奋与抑制作用，提高脑力工作效率

    D. 大剂量兴奋，小剂量抑制

    E. Rb 类有抑制作用

12. 人参改善学习记忆功能主要有效成分是(　　)

    A. 人参皂苷 Rc 和 Rg   B. 人参皂苷 Rb 和 Rg

    C. 人参皂苷 Rd 和 Rb   D. 人参皂苷 Rc 和 Rd

    E. 人参皂苷 Rc 和 Ro

13. 下列选项，与人参改善学习记忆作用机制无关的是(　　)

    A. 促进脑内物质代谢

    B. 提高脑内胆碱能神经系统功能

    C. 促进神经细胞发育和突触传递

    D. 促进神经细胞的凋亡和坏死

    E. 增加脑血流量

14. 下列有关人参抗脑缺血作用的描述，错误的是(　　)

    A. 人参皂苷可改善脑缺血致线粒体损伤

    B. 提高脑细胞抗氧化能力

    C. 抑制脑缺血所致钙超载

    D. 抑制脑缺血所致过度免疫炎症反应

    E. 促进兴奋性氨基酸功能

15. 人参对心脏作用的表现是(　　)

    A. 增强心肌收缩力   B. 加快心率   C. 减少心输出量

    D. 抑制心肌收缩力   E. 降低冠脉流量

16. 人参对血管和血压作用的表现错误的是(　　)

    A. 双向调节作用

    B. 主要有效成分是人参皂苷 Re、Rb_1、Rg_1、Rc

    C. 作用与剂量有关

    D. 作用与机体状态有关

    E. 收缩冠脉

17. 人参对心血管作用的描述错误的是（　　　）

    A. 强心、抗休克　　　　　　B. 扩张血管、调节血压　　　C. 抗心肌缺血

    D. 抗心律失常　　　　　　　E. 抑制心脏

18. 下列有关人参增强肾上腺皮质功能的描述错误的是（　　　）

    A. 增加肾上腺重量

    B. 提高肾上腺内维生素 C 含量

    C. 降低肾上腺内维生素 C 含量

    D. 增加尿中 17-羟类固醇排泄量

    E. 促进肾上腺皮质激素合成和分泌

19. 下列选项，不属于人参对物质代谢作用的是（　　　）

    A. 促进蛋白质合成　　　　　B. 促进核酸合成　　　　　　C. 降低血脂

    D. 抗动脉硬化　　　　　　　E. 对血糖无影响

20. 下列选项，不属于人参延缓衰老作用机制的是（　　　）

    A. 抑制 MAO-B 活性　　　　B. 提高 SOD 活性

    C. 降低细胞膜流动性　　　　D. 提高免疫功能

    E. 促进氧化应激

21. 下列方药，主要用于治疗脱证汗出肢冷的是（　　　）

    A. 参附汤　　　　　　　　　B. 四君子汤　　　　　　　　C. 参苓白术散

    D. 补中益气汤　　　　　　　E. 归脾汤

22. 下列与党参功效无关的药理作用是（　　　）

    A. 调节胃肠运动　　　　　　B. 增强免疫功能　　　　　　C. 增强造血功能

    D. 增强学习记忆能力　　　　E. 中枢兴奋作用

23. 下列选项，不属于党参抗胃溃疡作用机制的是（　　　）

    A. 抑制胃酸分泌　　　　　　B. 促进胃黏液分泌

    C. 促进胃肠上皮细胞增殖　　D. 调节胃肠激素水平

    E. 促进胃酸分泌

24. 党参增强免疫的主要有效成分是（　　　）

    A. 多糖　　　　　　　　　　B. 黄酮类　　　　　　　　　C. 植物甾醇

    D. 挥发油　　　　　　　　　E. 生物碱

25. 下列有关党参对心脏作用的描述错误的是（　　　）

    A. 增强心肌收缩力　　　　　B. 抑制心肌收缩力　　　　　C. 抗休克

    D. 抗心肌缺血　　　　　　　E. 增加心输出量

26. 下列与黄芪功效无关的药理作用是（　　　）

    A. 增强免疫功能　　　　　　B. 促进造血　　　　　　　　C. 抑制心脏

    D. 抗应激　　　　　　　　　E. 改善物质代谢

27. 下列选项，不属于黄芪对免疫功能作用的是（　　　）

    A. 提高巨噬细胞活性

    B. 促进 T 淋巴细胞的增殖和转化

    C. 抑制机体免疫功能

    D. 提高外周血中白细胞数量

    E. 促进体内抗体的生成

28. 下列选项，不属于黄芪对于物质代谢影响的是(　　)

    A. 促进核酸代谢　　　　　　B. 抑制蛋白质合成　　　　　C. 调节血脂

    D. 促进蛋白质合成　　　　　E. 调节血糖

29. 下列有关黄芪影响心血管作用的叙述，错误的是(　　)

    A. 具有强心作用　　　　　　B. 保护心肌

    C. 既可升压又可降压　　　　D. 可抗病毒性心肌炎

    E. 可增加心肌细胞内游离钙的浓度

30. 下列药物，具有镇咳、祛痰作用的是(　　)

    A. 人参　　　　　　　　　　B. 党参　　　　　　　　　　C. 枸杞子

    D. 甘草　　　　　　　　　　E. 麦冬

31. 下列药物，具有直接的皮质激素样作用的是(　　)

    A. 当归　　　　　　　　　　B. 党参　　　　　　　　　　C. 枸杞子

    D. 甘草　　　　　　　　　　E. 麦冬

32. 下列药物，对毒蕈、巴比妥等中毒有一定解毒作用的是(　　)

    A. 当归　　　　　　　　　　B. 党参　　　　　　　　　　C. 枸杞子

    D. 麦冬　　　　　　　　　　E. 甘草

33. 下列药物，使用后常发生浮肿、血钾降低的是(　　)

    A. 当归　　　　　　　　　　B. 党参　　　　　　　　　　C. 枸杞子

    D. 甘草　　　　　　　　　　E. 麦冬

34. 下列方药，主要用于治疗心气血不足心律失常的是(　　)

    A. 炙甘草汤　　　　　　　　B. 补中益气汤　　　　　　　C. 四君子汤

    D. 玉屏风散　　　　　　　　E. 芍药甘草汤

35. 下列哪项不是甘草的药理作用(　　)

    A. 抗溃疡　　　　　　　　　B. 降血脂　　　　　　　　　C. 抗炎

    D. 抗心律失常　　　　　　　E. 强心

36. 甘草与黄芪共同的适应证是(　　)

    A. 消化性溃疡　　　　　　　B. 心衰　　　　　　　　　　C. 高血压

    D. 心律失常　　　　　　　　E. 皮肤病

37. 下列哪个药物出现的不良反应可以用螺内酯缓解(　　)

    A. 当归　　　　　　　　　　B. 党参　　　　　　　　　　C. 枸杞子

    D. 甘草　　　　　　　　　　E. 麦冬

38. 下列哪项不属于甘草的不良反应(　　)

    A. 血压增高　　　　　　　　B. 浮肿　　　　　　　　　　C. 诱发消化性溃疡

D. 心悸   E. 血钾降低

39. 下列药物,可纠正胃肠运动功能紊乱的是(　　)

    A. 党参   B. 枳实   C. 山楂

    D. 麝香   E. 大黄

40. 下列药物,可治疗病毒性心肌炎的是(　　)

    A. 丹参   B. 当归   C. 人参

    D. 鹿茸   E. 黄芪

41. 下列药物,可促进垂体 - 性腺轴功能的是(　　)

    A. 丹参   B. 当归   C. 党参

    D. 淫羊藿   E. 黄芪

42. 下列药物,具有抗骨质疏松的是(　　)

    A. 甘草   B. 麦冬   C. 党参

    D. 淫羊藿   E. 白术

43. 下列药物,可扩张支气管发挥平喘、祛痰作用的是(　　)

    A. 冬虫夏草   B. 麦冬   C. 党参

    D. 淫羊藿   E. 白术

44. 下列药物,具有肾功能保护的是(　　)

    A. 冬虫夏草   B. 麦冬   C. 山药

    D. 当归   E. 白术

45. 下列药物,不具有增强造血功能的是(　　)

    A. 黄芪   B. 冬虫夏草   C. 雷公藤

    D. 当归   E. 何首乌

46. 下列药物,具有抗辐射作用的是(　　)

    A. 枸杞子   B. 当归   C. 山药

    D. 麦冬   E. 党参

47. 下列药物,抗血栓作用最强的是(　　)

    A. 人参   B. 黄芪   C. 山药

    D. 当归   E. 党参

48. 当归促进骨髓造血功能的主要有效成分是(　　)

    A. 当归多糖   B. 生物碱   C. 藁本内酯

    D. 阿魏酸   E. 黄酮类

49. 当归抗血小板聚集的主要有效成分是(　　)

    A. 当归多糖   B. 生物碱   C. 藁本内酯

    D. 阿魏酸   E. 烟酸

50. 下列药物,具有抗排斥反应作用的是(　　)

    A. 人参   B. 冬虫夏草   C. 山药

    D. 黄芪   E. 党参

51. 下列药物，调节子宫平滑肌作用最显著的是(　　)

    A. 人参   B. 黄芪   C. 山药

    D. 当归   E. 党参

52. 下列药物，可用于治疗神经性脱发的是(　　)

    A. 何首乌   B. 黄芪   C. 山药

    D. 当归   E. 党参

53. 下列药对配伍，补血作用最强的是(　　)

    A. 当归、熟地黄   B. 麦冬、天冬   C. 枸杞子、麦冬

    D. 人参、黄芪   E. 鹿茸、枸杞子

54. 下列药物，可用于艾迪生病的是(　　)

    A. 党参   B. 黄芪   C. 山药

    D. 当归   E. 甘草

55. 下列药物，可出现皮质激素样水钠潴留的是(　　)

    A. 甘草   B. 黄芪   C. 山药

    D. 当归   E. 党参

56. 下列药物，通过阻滞交感神经节发挥降压作用的是(　　)

    A. 甘草   B. 淫羊藿   C. 山药

    D. 当归   E. 党参

57. 下列补虚药，具有泻下作用的是(　　)

    A. 甘草   B. 淫羊藿   C. 山药

    D. 当归   E. 何首乌

58. 下列关于甘草的药理作用，错误的是(　　)

    A. 抗溃疡   B. 保肝   C. 镇咳、祛痰

    D. 抗炎   E. 强心

59. 甘草解毒的主要有效成分是(　　)

    A. 甘草次酸   B. 甘草苷   C. 甘草黄酮

    D. 甘草甜素   E. 异甘草苷

60. 下列关于人参的临床应用，错误的是(　　)

    A. 肿瘤   B. 糖尿病   C. 抢救危重病人

    D. 支气管哮喘   E. 高脂血症

61. 下列关于党参的临床应用的叙述，错误的是(　　)

    A. 性功能减退   B. 冠心病   C. 消化性溃疡

    D. 贫血   E. 慢性阻塞性肺疾病

62. 下列关于黄芪的临床应用，错误的是(　　)

    A. 痛风   B. 免疫力低下   C. 病毒性心肌炎

    D. 消化系统疾病   E. 肾炎

63. 下列关于甘草的临床应用，错误的是(　　)

A. 艾迪生病   B. 胃溃疡   C. 急慢性肝炎

D. 咳嗽   E. 心衰

64. 下列关于淫羊藿的临床应用的叙述，错误的是（　　）

A. 性功能减退   B. 冠心病心绞痛   C. 类风湿关节炎

D. 骨质疏松   E. 艾迪生病

65. 下列关于当归的临床应用的叙述，错误的是（　　）

A. 性功能减退   B. 痛经   C. 软组织损伤

D. 骨关节炎   E. 缺血性脑中风

二、多项选择题（每题至少有1个正确答案，多选或错选不得分）

1. 补虚药一般可分为（　　）

A. 补气药   B. 补血药   C. 补阴药

D. 补阳药   E. 补液药

2. 补气药要体现补气功效，是通过调节机体（　　）

A. 免疫功能   B. 神经内分泌功能   C. 血液功能

D. 造血功能   E. 物质代谢

3. 补血药要达到补血养血的功效，通过的药理作用有（　　）

A. 抗炎作用   B. 增强骨髓造血功能

C. 调节心血管系统功能   D. 抗缺氧

E. 调节免疫功能

4. 补阳药补肾壮阳的药理学基础主要包括（　　）

A. 改善性功能   B. 调节性激素   C. 增强免疫功能

D. 改善心血管系统功能   E. 改善神经系统功能

5. 补阴药产生滋养阴液的功效，是通过调节机体（　　）

A. 免疫功能   B. 心血管功能   C. 造血功能

D. 神经内分泌功能   E. 物质代谢

6. 下列有关补虚药对机体免疫功能的影响，正确的是（　　）

A. 升高外周白细胞数   B. 增强网状内皮系统的吞噬功能

C. 促进体液免疫功能   D. 促进细胞免疫功能

E. 可影响非特异和特异性免疫功能

7. 下列药物，可改善学习记忆能力的是（　　）

A. 人参   B. 党参   C. 何首乌

D. 黄芪   E. 枸杞子

8. 下列补虚药，可调节脂质代谢的是（　　）

A. 人参   B. 当归   C. 枸杞子

D. 淫羊藿   E. 补骨脂

9. 下列补虚药，可增强下丘脑－垂体－性腺系统功能的是（　　）

A. 人参　　　　　　　　B. 黄芪　　　　　　　　C. 甘草

D. 淫羊藿　　　　　　　E. 枸杞子

10. 补虚药对物质代谢的影响，主要包括(　　)

A. 抑制蛋白质合成　　　B. 调节血糖　　　　　　C. 调节血脂

D. 促进蛋白质合成　　　E. 调节核酸代谢

11. 下列药物，具有增强造血功能的是(　　)

A. 人参　　　　　　　　B. 黄芪　　　　　　　　C. 党参

D. 当归　　　　　　　　E. 鹿茸

12. 下列关于人参调节甲状腺功能的叙述，正确的是(　　)

A. 增强甲状腺轴功能的作用

B. 可防治甲状腺素引起的"甲亢"症

C. 可防治6-甲硫氧嘧啶导致的"甲低"症

D. 人参多糖可升高血浆 TSH

E. 人参原粉对下丘脑 – 垂体 – 甲状腺轴无明显影响

13. 人参益智的主要作用机制包括(　　)

A. 促进 Ach 合成和释放　　　B. 提高脑内 DA 和 NA 含量

C. 增加脑血流量　　　　　　D. 提高脑供氧

E. 促进神经细胞的凋亡和坏死

14. 人参对心血管系统作用，正确的是(　　)

A. 抑制心脏　　　　　　B. 抗心肌缺血　　　　　C. 降低冠脉流量

D. 强心　　　　　　　　E. 双向调节血压

15. 人参扩血管的主要有效成分是人参皂苷(　　)

A. Rb_1　　　　　　　　B. Rg_1　　　　　　　　C. Rc

D. Rd　　　　　　　　　E. Re

16. 人参对内分泌系统的影响表现为(　　)

A. 增强肾上腺皮质功能　　B. 增强性腺功能　　　　C. 调节甲状腺功能

D. 促进胰岛素的释放　　　E. 抑制胰岛素的释放

17. 人参增强免疫功能，正确的是(　　)

A. 人参皂苷和人参多糖是人参提高免疫功能的有效成分

B. 人参皂苷能增强网状内皮系统的吞噬廓清能力

C. 人参皂苷可促进脾脏 NK 细胞活性

D. 人参能提高血清 IgG、IgA、IgM 的水平

E. 人参能对抗免疫抑制剂引起的免疫功能低下

18. 黄芪益气固表的药理学基础主要包括(　　)

A. 增加血液中白细胞数　　B. 激活网状内皮系统

C. 增加巨噬细胞吞噬功能　D. 提高机体诱生干扰素能力

E. 提高 T 淋巴细胞功能

19. 下列有关黄芪降压作用的叙述，正确的是（　　）

    A. 迅速、短暂

    B. 连续给药有快速耐受性

    C. 降压成分是 γ-氨基丁酸和黄芪皂苷甲

    D. 主要机制是扩张外周血管

    E. 降压成分是黄芪多糖

20. 下列药物，可双向调节血糖的是（　　）

    A. 人参　　　　　　　　B. 黄芪　　　　　　　　C. 甘草

    D. 当归　　　　　　　　E. 党参

21. 甘草的糖皮质激素样作用，主要表现为（　　）

    A. 增加肾上腺重量　　　　B. 增加尿中 17-羟皮质类固醇

    C. 减少血中淋巴细胞数量　D. 抗变态反应

    E. 抗炎

22. 甘草抗溃疡的作用机制包括（　　）

    A. 抑制胃液分泌　　　　　B. 抑制胃酸分泌

    C. 促进消化道上皮细胞再生　D. 增加胃黏膜细胞的己糖胺成分

    E. 刺激胃黏膜上皮细胞合成和释放内源性 PG

23. 下列有关甘草解毒作用机制的叙述，正确的是（　　）

    A. 甲状腺激素样作用

    B. 吸附毒物，减少其吸收

    C. 肾上腺皮质激素样作用，提高机体耐受力

    D. 提高肝 $CytP_{450}$ 含量

    E. 甘草甜素水解后产生葡萄糖醛酸，与含羧基、羟基的毒物结合而解毒

24. 淫羊藿抗心肌缺血主要表现为（　　）

    A. 扩张冠脉，增加冠脉流量　B. 抑制心肌收缩力

    C. 降低耗氧量　　　　　　　D. 增加心肌收缩力

    E. 主要有效成分是淫羊藿苷

25. 阿魏酸抑制血小板聚集的作用主要包括（　　）

    A. 抑制血小板释放

    B. 升高血小板内 cAMP/cGMP 比值

    C. 升高血小板内 cGMP/cAMP 比值

    D. 降低血小板内 cAMP/cGMP 比值

    E. 抑制血小板膜磷脂酰肌醇磷酸化过程

26. 当归抗贫血作用可能与下列相关的是（　　）

    A. 维生素 B_{12}　　　　　　B. 烟酸　　　　　　　　C. 叶酸

    D. 亚叶酸　　　　　　　　E. 生物素

27. 党参对中枢神经系统的影响包括（　　）

A. 镇静　　　　　　　　B. 催眠　　　　　　　　C. 抗惊厥

D. 抗脑损伤　　　　　　E. 增强学习记忆能力

28. 下列药物，具有强心作用的是(　　)

A. 人参　　　　　　　　B. 淫羊藿　　　　　　　C. 熟地黄

D. 黄芪　　　　　　　　E. 冬虫夏草

29. 黄芪抗肝纤维化的机制可能是(　　)

A. 改善肝脏蛋白质合成功能，保护肝细胞膜

B. 抗肝细胞脂质过氧化，减少层粘连蛋白产生

C. 促进胶原纤维在肝脏内的沉积

D. 抑制肝星状细胞增殖和胶原蛋白的合成

E. 防止肝窦毛细血管化

30. 冬虫夏草与功效相关的主要药理作用包括(　　)

A. 调节机体免疫功能　　B. 性激素样作用　　　　C. 平喘、祛痰

D. 保护肾功能　　　　　E. 增强骨髓造血功能

31. 何首乌与功效相关的主要药理作用包括(　　)

A. 增强学习记忆能力　　B. 调血脂、抗动脉粥样硬化

C. 促进骨髓造血功能　　D. 增强免疫功能

E. 抗氧化

32. 下列关于熟地黄抗脑损伤，正确的是(　　)

A. 改善学习记忆能力

B. 提高抗氧化酶活性

C. 促进细胞周期从 G_0/G_1 期向 S 期进展

D. 降低脑组织胆碱酯酶活性及 Al^{3+} 含量

E. 增加 MDA、LPO 含量

33. 枸杞多糖保护肝脏的作用环节包括正确的是(　　)

A. 抗脂质过氧化　　　　B. 保护肝细胞膜结构不受破坏

C. 促进蛋白质合成　　　D. 减少肝细胞损伤

E. 促进肝细胞再生和肝功能恢复

三、名词解释题

1. 气虚

2. 血虚

3. 阳虚

4. 阴虚

5. 补虚方药

6. 非特异性免疫功能

7. 特异性免疫功能

8. 适应原样作用

四、填空题

1. 补虚药可分为_____、_____、_____和_____。

2. 补虚药一般可_____机体免疫功能。

3. 甘草发挥皮质激素样作用的有效成分是_____。

4. 熟地黄_____甲状腺功能。

5. 淫羊藿可_____下丘脑－垂体－性腺功能。

6. 人参可_____下丘脑－垂体－性腺功能。

7. 人参可_____蛋白质和核酸合成。

8. 人参生理活性的主要物质基础是_____和_____。

9. 人参可对中枢神经系统功能具有_____和_____作用。

10. 人参皂苷_____类兴奋中枢，_____类抑制中枢。

11. 人参对化学药品所致学习记忆障碍包括_____、_____和_____均有改善作用。

12. 人参改善学习记忆的主要有效成分是人参皂苷_____和_____。

13. 人参可_____调节血糖。

14. 人参可_____调节血压。

15. 人参对心血管系统作用主要包括_____、_____和调节血压。

16. 人参可_____衰老。

17. 人参可诱发中枢神经系统_____，长期用药可出现类似_____中毒症状。

18. 黄芪可增强_____和_____免疫功能。

19. 黄芪增强免疫功能的主要有效成分是_____和_____。

20. 黄芪降压的主要有效成分是_____和_____。

21. 黄芪降压的主要作用机制是_____。

22. 甘草的肾上腺皮质激素样作用表现为_____和_____。

23. 甘草发挥皮质激素样作用的主要成分是_____。

24. 甘草抗炎作用的主要有效成分是_____、_____。

25. 甘草解痉作用最强的成分是_____。

26. 甘草解毒作用的主要成分是_____。

27. 甘草大量或者长期使用后出现的水肿、血压升高、低钾血症等与其_____作用有关。

28. 淫羊藿促进机体免疫功能的主要有效成分是_____和_____。

29. 淫羊藿可_____冠脉、_____心肌收缩力、_____心肌耗氧量，发挥抗心肌缺血作用。

30. 当归抗血栓的主要有效成分是_____。

31. 当归兴奋子宫主要成分是_____和_____，抑制子宫的主要有效成分是_____。

32. 党参抗溃疡的主要成分是_____。

33. 党参益气行血的主要化学物质基础是_____。

34. 熟地黄具有_____血糖作用。

35. 何首乌泻下作用的主要有效成分是_____。

36. 冬虫夏草可_____支气管。

37. 冬虫夏草的性激素样作用表现为_____和_____。

38. 当归对心血管的作用表现为_____、_____、_____和_____等。

39. 当归挥发油对多种动物_____、_____、_____及产后离体子宫均有直接抑制作用。

40. 何首乌降血脂的主要有效成分是_____、_____和_____等。

41. 人参对血压的调节作用与_____和_____有关。

42. 人参扩张血管的主要有效成分是_____、_____和_____。

43. 人参能维持机体内环境的稳定性，增强机体对有害刺激的非特异性抵抗能力，即具有_____作用。

44. 黄芪抗病毒性心肌炎的主要有效成分是_____和_____。

45. 甘草有_____样作用，可提高机体对毒物的耐受力。

46. 枸杞子的主要有效成分为_____、甜菜碱。

五、判断题（请在正确题后括号中打√，错误题后括号中打×）

1. 补虚方药具有抑制免疫功能作用。（　　）

2. 补虚方药具有改善内分泌功能的作用。（　　）

3. 补气药对机体的神经内分泌功能、免疫功能、血液及造血功能等有调节作用。（　　）

4. 补血药常具有增强骨髓造血功能、调节心血管功能等作用。（　　）

5. 补阳药的药理学基础与改善性功能、调节性激素、增强免疫功能等有关。（　　）

6. 补阴药的药理学基础与调节机体免疫功能、心血管功能、物质代谢等有关。（　　）

7. 补虚方药可加强免疫抑制药引起的免疫器官萎缩。（　　）

8. 人参可兴奋下丘脑、垂体，促进 ACTH 释放。（　　）

9. 人参可兴奋下丘脑－垂体－肾上腺皮质轴，抑制尿中 17-羟类固醇排泄。（　　）

10. 人参可增强性腺功能，主要有效成分是人参多糖。（ ）

11. 人参可抑制甲状腺激素分泌。（ ）

12. 人参可抑制胰岛素分泌。（ ）

13. 人参皂苷 Rg 类兴奋中枢，人参皂苷 Rb 类抑制中枢。（ ）

14. 人参对中枢神经功能作用与成分和用量有关。（ ）

15. 人参大剂量兴奋中枢，小剂量抑制中枢。（ ）

16. 人参对实验动物记忆获得、记忆巩固和记忆再现障碍均有改善作用。（ ）

17. 人参增强学习记忆能力的主要有效成分是多糖。（ ）

18. 人参增强学习记忆能力的主要有效成分是人参皂苷 Rb_1 和 Rg_1。（ ）

19. 人参对神经细胞没有保护作用。（ ）

20. 人参皂苷对脑缺血致神经细胞线粒体损伤有保护作用。（ ）

21. 人参对心脏的作用与剂量有关。（ ）

22. 人参强心活性成分是人参皂苷。（ ）

23. 人参治疗剂量可增强心功能，提高心肌收缩力，增加心率、心排量。（ ）

24. 人参对血压的调节作用与剂量和机体状态有关。（ ）

25. 人参可双向调节糖代谢。（ ）

26. 人参降血脂的主要有效成分是挥发油。（ ）

27. 人参的"适应原样作用"与抗疲劳、增加活动、运动和记忆能力等有关。（ ）

28. 人参长期用药可出现类似皮质类固醇中毒症状。（ ）

29. 党参既可以拮抗阿托品造成的胃排空延缓，又可以抑制新斯的明造成的胃肠蠕动增强。（ ）

30. 党参可促进基础胃酸分泌。（ ）

31. 党参增强免疫功能的主要有效成分是党参多糖。（ ）

32. 党参总皂苷可降低 TXB_2 和 PGI_2 含量。（ ）

33. 党参主要通过抑制心脏产生降血压作用。（ ）

34. 党参具有镇静、催眠、抗惊厥作用。（ ）

35. 党参改善学习记忆能力与改善胆碱能神经系统功能有关。（ ）

36. 黄芪增强免疫的主要成分是黄芪多糖和黄芪皂苷甲。（ ）

37. 人参、黄芪、党参均不能促进造血功能。（ ）

38. 人参、黄芪均不能促进蛋白质和核酸合成。（ ）

39. 黄芪可治疗病毒性心肌炎。（ ）

40. 黄芪的降压成分为 GABA 和黄芪皂苷甲。（ ）

41. 黄芪可双向调节血压。（ ）

42. 人参、黄芪、党参均可以改善脑缺血损伤。（ ）

43. 黄芪皂苷和黄芪多糖是抗病毒性心肌炎的主要成分。（ ）

44. 甘草不具有肾上腺皮质激素样作用。（ ）

45. 甘草使用后出现的浮肿、血钾降低等与其肾上腺皮质激素样作用有关。（　　　）

46. 甘草仅具有抑制机体免疫功能作用。（　　　）

47. 甘草可造成消化道溃疡。（　　　）

48. 甘草可抑制胃酸分泌。（　　　）

49. 甘草具有镇咳、祛痰作用。（　　　）

50. 甘草的抗炎作用与兴奋垂体–肾上腺皮质系统有关。（　　　）

51. 甘草抗炎有效成分是甘草酸单铵盐、甘草次酸和总黄酮。（　　　）

52. 甘草解毒作用的有效成分主要是甘草甜素。（　　　）

53. 人参、甘草、黄芪均具有解毒作用。（　　　）

54. 甘草的解毒作用与肾上腺皮质激素样作用有关。（　　　）

55. 甘草可吸附毒物，也可以通过物理、化学方式沉淀毒物。（　　　）

56. 甘草产生的假 ALD 增多症可通过给予螺内酯改善。（　　　）

57. 淫羊藿多糖和淫羊藿苷是其性激素作用的主要物质基础。（　　　）

58. 淫羊藿对骨质疏松有防治作用。（　　　）

59. 淫羊藿可促进破骨细胞活性，抑制成骨细胞功能。（　　　）

60. 淫羊藿可通过扩张外周血管降低血压。（　　　）

61. 淫羊藿可促进垂体–性腺轴功能。（　　　）

62. 冬虫夏草仅具有雄激素样作用。（　　　）

63. 冬虫夏草可扩张支气管发挥平喘作用。（　　　）

64. 冬虫夏草具有肾功能保护作用。（　　　）

65. 甘草具有抗移植排斥反应的作用。（　　　）

66. 冬虫夏草具有抗移植排斥反应的作用。（　　　）

67. 当归抗血栓的主要有效成分是阿魏酸。（　　　）

68. 当归、人参、党参均可调节子宫平滑肌。（　　　）

69. 当归既可抑制子宫又可兴奋子宫。（　　　）

70. 当归具有抗辐射作用。（　　　）

71. 何首乌调血脂的主要有效成分是蒽醌类、二苯烯化合物和卵磷脂等。（　　　）

72. 何首乌、熟地黄均具有抗骨质疏松作用。（　　　）

73. 何首乌具有泻下作用。（　　　）

74. 人参可用于抢救危重症患者。（　　　）

75. 人参可应用于糖尿病治疗。（　　　）

76. 人参可抑制甲状腺功能。（　　　）

77. 人参急性中毒可见出血症状。（　　　）

78. 人参、黄芪均具有强心作用。（　　　）

79. 黄芪抑制蛋白质、核酸的合成。（　　　）

80. 甘草可用于治疗胃溃疡。（　　　）

81. 甘草、当归均具有保肝作用。（　　　）

82. 熟地黄具有抗甲状腺作用。（　　）

六、简答题

1. 简述补虚方药对机体免疫功能的影响。
2. 简述补虚方药对内分泌系统的影响。
3. 简述补虚方药改善学习记忆功能的作用环节。
4. 简述人参调节中枢神经系统作用和有效成分。
5. 简述人参益智作用及机制。
6. 简述人参皂苷抗脑缺血缺氧损伤的作用机制。
7. 简述人参强心作用特点、机制和有效成分。
8. 简述人参延缓衰老的作用途径。
9. 简述党参抗溃疡的作用机制。
10. 简述党参改善心肌缺血的作用环节。
11. 简述黄芪补气固表的药理作用表现。
12. 简述黄芪抗病毒性心肌炎的主要成分和作用机制。
13. 简述黄芪抗肝纤维化的作用机制。
14. 简述甘草肾上腺皮质激素样作用表现和机制。
15. 简述甘草抗溃疡的作用机制。
16. 简述甘草解毒作用表现、有效成分和解毒机制。
17. 简述淫羊藿影响骨代谢的作用环节。
18. 简述冬虫夏草保护肾脏功能的作用机制。
19. 简述当归促进造血功能的主要有效成分和药理作用表现。
20. 简述当归调节子宫平滑肌作用。

七、拓展题

1. 怎样理解虚证的现代科学内涵？
2. 怎样理解甘草用于治疗艾迪生病及外用治疗皮肤病的药理学依据？
3. 怎样理解人参的"适应原样作用"？说明该作用的药理学基础。
4. 试述人参与功效相关的主要药理作用和不良反应。
5. 试述党参与功效相关的主要药理作用。
6. 试述黄芪的药理作用。
7. 试述甘草的药理作用和临床不良反应。

参考答案

一、单项选择题

1. A　2. A　3. E　4. A　5. E　6. D　7. A　8. B　9. E　10. B　11. D　12. B　13. D

14. E　15. A　16. E　17. E　18. B　19. E　20. E　21. A　22. E　23. E　24. A　25. B
26. C　27. C　28. B　29. E　30. D　31. D　32. E　33. D　34. A　35. E　36. A　37. D
38. C　39. A　40. E　41. D　42. D　43. A　44. A　45. C　46. B　47. D　48. A　49. D
50. B　51. D　52. A　53. A　54. E　55. A　56. B　57. E　58. E　59. D　60. D　61. A
62. A　63. E　64. E　65. A

二、多项选择题

1. ABCD　2. ABCD　3. BCDE　4. ABCDE　5. ABCE　6. ABCDE　7. ABCDE
8. ABCD　9. ABDE　10. BCDE　11. ABCDE　12. ABCDE　13. ABCD　14. BDE
15. ABCE　16. ABCD　17. ABCDE　18. ABCDE　19. ABCD　20. AB　21. ABCDE
22. ABCDE　23. BCDE　24. ABCE　25. ABE　26. ABCDE　27. ABCDE　28. ABCD
29. ABDE　30. ABCDE　31. ABCDE　32. ABCD　33. ABCDE

三、名词解释题

1. 气虚：指人体的元气耗损、功能失调，脏腑功能减退、抗病能力下降的病理变化，主要表现为脾气虚和肺气虚。

2. 血虚：由于血液生成不足或血液的濡养功能减退而出现的病理状态。

3. 阳虚：指机体阳气虚损、功能减退或衰弱、热量不足之证。

4. 阴虚：指机体精、血、津液等物质亏耗，阴气不足，不能制阳，阳气相对亢盛而出现阴虚内热、阴虚火旺和阴虚阳亢的各种证候。

5. 补虚方药：凡能补虚扶弱，纠正人体气血阴阳虚衰的病理偏向，以治疗虚证为主的方药，称为补虚方药。

6. 非特异性免疫功能：又称固有免疫，是生物体在长期种系发育和进化过程中逐渐形成的一系列防卫机制。

7. 特异性免疫功能：又称后天性免疫或获得性免疫，是机体在生活过程中接触病原微生物及抗原异物后产生的免疫力，主要包括细胞免疫和体液免疫。

8. 适应原样作用：人参能维持机体内环境稳定性，增强机体对物理、化学、生物学等多种有害刺激的非特异性抵抗力。

四、填空题

1. 补气药；补血药；补阴药；补阳药　2. 提高　3. 甘草次酸　4. 抑制　5. 增强
6. 增强　7. 促进　8. 人参皂苷；人参多糖　9. 兴奋；抑制　10. Rg；Rb　11. 记忆获得；记忆巩固；记忆再现障碍　12. Rb_1；Rg_1　13. 双向　14. 双向　15. 强心；抗心肌缺血　16. 延缓　17. 兴奋；皮质类固醇　18. 非特异性；特异性　19. 黄芪多糖；黄芪皂苷甲　20. γ-氨基丁酸；黄芪皂苷甲　21. 扩张外周血管　22. 盐皮质激素样作用；糖皮质激素样作用　23. 甘草次酸　24. 甘草酸单胺盐；甘草次酸和总黄酮　25. 甘草素
26. 甘草甜素　27. 皮质激素样　28. 淫羊藿多糖；淫羊藿苷　29. 扩张；抑制；降低
30. 阿魏酸　31. 挥发油；阿魏酸；水溶性或醇溶性非挥发性物质　32. 党参多糖
33. 党参皂苷　34. 降低　35. 蒽醌类物质　36. 扩张　37. 雄性激素样作用；雌性激素样作用　38. 抗心肌缺血；抗心律失常；心肌细胞保护；降血压　39. 未孕；早孕；晚

孕 40. 蒽醌类；二苯烯化合物；卵磷脂 41. 剂量；机体状态 42. Re；Rb_1；Rg_1；RC 43. 适应原样 44. 黄芪皂苷；黄芪多糖 45. 肾上腺皮质激素 46. 枸杞多糖

五、判断题

1. × 2. √ 3. √ 4. √ 5. √ 6. √ 7. × 8. √ 9. × 10. × 11. ×
12. × 13. √ 14. √ 15. × 16. √ 17. × 18. √ 19. × 20. √ 21. √ 22. √
23. × 24. √ 25. √ 26. × 27. √ 28. √ 29. √ 30. × 31. √ 32. × 33. ×
34. √ 35. √ 36. √ 37. √ 38. √ 39. √ 40. √ 41. √ 42. √ 43. √ 44. ×
45. √ 46. × 47. × 48. √ 49. √ 50. √ 51. √ 52. √ 53. √ 54. √ 55. √
56. √ 57. √ 58. √ 59. √ 60. √ 61. √ 62. √ 63. √ 64. √ 65. √ 66. √
67. √ 68. × 69. √ 70. √ 71. √ 72. × 73. √ 74. √ 75. √ 76. × 77. √
78. √ 79. × 80. √ 81. √ 82. √

六、简答题

1. 答：补虚方药可调节机体免疫功能。当机体免疫功能处于低下状态时，补虚方药增强机体免疫功能；当机体免疫功能处于病理性亢进时，则可降低机体免疫功能。多数补虚方药对免疫功能低下动物可表现出：（1）增加免疫器官胸腺或脾脏重量，对抗免疫抑制剂引起的免疫器官萎缩。（2）升高外周白细胞数，增强巨噬细胞的吞噬功能。（3）增加外周血 T 淋巴细胞数，促进 T 淋巴细胞转化增殖，增强 T 细胞功能。（4）促进抗体生成，不同程度地提高血清抗体水平。

2. 答：补虚药具有改善内分泌功能的作用。包括增强下丘脑－垂体－肾上腺皮质轴功能、增强下丘脑－垂体－性腺轴功能以及调节下丘脑－垂体－甲状腺轴功能。

3. 答：主要环节有调节大脑兴奋与抑制过程；影响神经递质的释放及功能；提高脑组织抗氧化酶活性，抗氧自由基损伤；改善大脑能量供应；增加脑内蛋白质合成。

4. 答：人参对中枢神经既有兴奋作用，又有抑制作用。人参通过加强大脑皮质的兴奋过程，使兴奋与抑制过程得到平衡，提高脑力工作效率。人参对中枢神经功能的作用与其成分和用量有关，人参皂苷 Rg 类有兴奋作用，Rb 类有抑制作用；小剂量主要为兴奋，大剂量则为抑制。

5. 答：人参对多种化学药物造成的实验动物记忆获得、记忆巩固和记忆再现障碍均有改善作用，主要有效成分为人参皂苷 Rb_1 和 Rg_1。作用机制包括：（1）促进脑内物质代谢。（2）提高脑内胆碱能神经系统功能和单胺类神经递质活性。（3）促进神经细胞发育和突触传递，增加脑重量及大脑皮层厚度，增加海马突触数目，提高海马神经元功能。（4）保护神经细胞，抑制神经细胞的凋亡和坏死。（5）增加脑血流量、改善脑能量代谢。

6. 答：机制包括：（1）提高神经细胞抗氧化能力。（2）抑制兴奋性氨基酸毒性，抑制钙超载，保护缺血神经元。（3）抑制脑缺血所致的炎症反应，抑制白细胞浸润和黏附分子表达。

7. 答：人参治疗剂量有增强心功能作用，可增加多种动物的心肌收缩力、减慢心率、增加心排出量和冠脉流量；大剂量则减弱心肌收缩力和减慢心率。强心作用机理与促进儿茶酚胺的释放及抑制心肌细胞膜 Na^+-K^+-ATP 酶活性，促进 Na^+-Ca^{2+} 交换，使 Ca^{2+} 内流增加有关，作用与强心苷相似。人参强心活性成分是人参皂苷。

8. 答：途径包括：（1）抑制 MAO-B 活性。（2）提高 SOD 和过氧化氢酶的活性，保护生物细胞膜免受自由基的损害，以人参皂苷 Rb_1 和 Rg_1 的作用最好。（3）降低细胞膜流动性，人参皂苷 Rg_1 对神经细胞衰老伴随着细胞膜流动性增高有抑制作用。（4）调控免疫炎性细胞因子和增强免疫功能。

9. 答：作用机制包括：（1）抑制胃酸分泌，降低胃液酸度。（2）促进胃黏液分泌，增强胃黏液－碳酸氢盐屏障作用。（3）促进胃上皮细胞增殖，保护和修复胃肠黏膜。（4）调节胃肠激素水平，调整胃肠功能紊乱。

10. 答：作用环节包括：（1）改善心肌能量代谢，增加心肌糖原含量、琥珀酸脱氢酶（SDH）和 LDL 活性。（2）改善心肌的舒张功能，提高心肌的顺应性，有利于左心室心肌的血液供应，从而改善心肌缺血。（3）抗氧自由基损伤，提高 SOD 和 GSH-Px 的活性，清除自由基。

11. 答：增强造血功能、改善物质代谢、增强机体免疫功能、强心、保护心肌细胞、抗应激等。

12. 答：黄芪皂苷和黄芪多糖是黄芪抗病毒性心肌炎的主要成分，其作用机制可能是：（1）抑制氧自由基，抗心肌脂质过氧化损伤。（2）降低细胞内游离钙浓度，减轻钙超载。（3）调控凋亡基因转录，减少心肌细胞凋亡和损伤。（4）减轻病毒性心肌炎中心肌穿孔素介导的细胞毒性作用和炎症反应。

13. 答：机制包括：（1）改善肝脏蛋白质合成功能，保护肝细胞膜。（2）抗肝细胞脂质过氧化，减少层粘连蛋白产生。（3）防止肝窦毛细血管化。（4）抑制肝星状细胞增殖和胶原蛋白的合成，减少胶原纤维在肝脏内的沉积等。

14. 答：盐皮质激素样作用，表现出促进水、钠潴留，排钾增加。糖皮质激素样作用，表现为使大鼠胸腺萎缩，肾上腺重量增加，血中嗜酸性粒细胞和淋巴细胞减少，尿中游离型 17-羟皮质酮增加等。机制包括：（1）促进皮质激素的合成。（2）甘草次酸在结构上与皮质激素相似，能竞争性地抑制皮质激素在肝内的代谢失活，从而间接提高皮质激素的血药浓度。（3）直接的皮质激素作用。

15. 答：机制包括：（1）抑制胃液、胃酸分泌。（2）增加胃黏膜细胞的己糖胺成分，保护胃黏膜使之不受损害。（3）促进消化道上皮细胞再生（如甘草锌）。（4）刺激胃黏膜上皮细胞合成和释放有黏膜保护作用的内源性前列腺素。

16. 答：甘草对误食毒物（毒蕈），药物中毒（敌敌畏、喜树碱、顺铂、咖啡因、巴比妥）均有一定的解毒作用，能缓解中毒症状，降低中毒动物的死亡率。甘草解毒作用的有效成分主要为甘草甜素。甘草解毒作用的机制为：（1）吸附毒物，甘草甜素水解后释放出的葡萄糖醛酸可与含羧基、羟基的毒物结合，减少毒物的吸收。（2）通过物理、化学沉淀毒物以减少吸收。（3）肾上腺皮质激素样作用，并改善垂体－肾上腺系统的调节作用，提高机体对毒物的耐受能力。（4）提高肝 $CytP_{450}$ 的含量，增强肝脏的解毒功能。

17. 答：作用环节包括：（1）提高动物 DNA 合成率，促进 DNA、RNA 和蛋白质的合成。（2）抑制破骨细胞的活性，同时又有促进成骨细胞的功能，使钙化骨形成增加。（3）增强下丘脑 - 垂体 - 性腺轴及下丘脑 - 垂体 - 肾上腺轴等内分泌系统的功能，进而影响骨代谢。

18. 答：作用环节包括：（1）降低血清尿素氮和肌酐含量，增加肌酐清除率。（2）稳定肾小管上皮细胞溶酶体膜，防止溶酶体的破裂。（3）促进肾小管内皮细胞生长因子的合成释放，使肾小管组织破坏减少而恢复加快。（4）抑制肾系膜细胞的增殖，减少系膜区 IgA 免疫复合物的沉积。

19. 答：当归促进造血功能的主要有效成分为当归多糖。（1）当归多糖能增加正常小鼠的白细胞、网织红细胞、血红蛋白数量。（2）对化学药物引起的贫血小鼠，能刺激造血干细胞、造血祖细胞增殖和分化，使粒 - 单系祖细胞和晚期红系祖细胞的产率升高。（3）当归可通过保护和改善造血微循环，直接或间接刺激造血微循环中的巨噬细胞和淋巴细胞，使其分泌较高活性的红系造血调控因子，以促进红系造血。（4）当归的抗贫血作用可能与其所含维生素 B_{12}、烟酸、叶酸、亚叶酸及生物素有关。

20. 答：当归挥发油对多种动物未孕、早孕、晚孕及产后离体子宫均有直接抑制作用，使节律性收缩逐渐变小。对垂体后叶素、肾上腺素或组胺引起的子宫平滑肌收缩有对抗作用；而当归水溶性及醇溶性的非挥发性成分对麻醉动物未孕、早孕及产后在体子宫主要呈兴奋作用。

七、拓展题

1. 答案要点：（1）气虚是指人体的元气耗损、脏腑功能减退、抗病能力下降的病理变化，主要表现为脾气虚和肺气虚。脾气虚证是以消化系统分泌、吸收和运动功能障碍为主的全身性适应调节和营养代谢失调的一种疾病状态，与西医学中功能性消化不良、慢性胃炎、溃疡病及慢性腹泻等诸多消化系统的慢性疾病相似。肺气虚证则表现为肺换气功能障碍，全身氧代谢障碍，免疫功能低下，出现咳、痰、喘及呼吸道炎症反应。补气药对机体的神经内分泌功能、免疫功能、血液及造血功能等均有明显的调节改善作用，故体现补气的功效。（2）血虚证是由于血液生成不足或血液的濡养功能减退而出现的病理状态，西医学中的贫血、白细胞减少症、血小板减少性紫癜、再生障碍性贫血是常见的血虚证的表现。补血药可通过增强骨髓造血功能、调节心血管系统功能及抗缺氧、调节免疫功能等药理作用达到补血养血的功效。（3）阳虚是指机体阳气虚损、功能减退或衰弱、热量不足之证。肾阳虚诸证与性功能障碍、遗精、阳痿、慢性支气管哮喘、风湿性关节炎等病症相似。补阳药补肾壮阳的药理学基础与改善性功能、调节性激素、增强免疫功能、改善心血管和神经系统功能有关。（4）阴虚是指机体精、血、津液等物质亏耗，阴气不足，不能制阳，阳气相对亢盛而出现阴虚内热、阴虚火旺和阴虚阳亢的各种证候。补阴药通过调节机体免疫功能、心血管功能、造血功能和物质代谢而产生滋养阴液的功效。

2. 答案要点：艾迪生病即皮质功能减退，甘草有皮质激素样作用，补充皮质功能。作用环节：（1）促进皮质激素的合成。（2）抑制皮质激素在肝内的代谢失活，从而间接提高皮质激素的血药浓度。（3）有直接皮质激素样作用。外用治疗湿疹、荨麻疹、皮炎等皮肤病：因具有糖皮质激素样作用，抗炎作用强。

3. 答案要点：人参能维持机体内环境的稳定性，增强机体对物理、化学和生物学等多种有害刺激的非特异性抵抗能力，即具有"适应原样作用"。如人参水煎液和人参皂苷具有明显的抗疲劳作用，可延长小鼠游泳时间，抑制游泳大鼠肌糖原的降低。人参皂苷对慢性束缚的疲劳大鼠，可减轻其肾上腺皮质超微结构的病理性变化，具有增加活动、运动和记忆能力等作用。药理学基础：抗应激作用。

4. 答案要点：主要药理作用包括：对中枢兴奋与抑制过程的影响、增强学习记忆能力、抗脑缺血、强心、抗休克、扩血管、调节血压、抗心肌缺血、抗心律失常、抗血栓、增强免疫功能、增强肾上腺皮质功能、增强性腺功能、调节甲状腺功能、促进胰岛素的释放、促进核酸和蛋白质合成、调血脂、调节血糖、增强机体造血功能、抗应激、延缓衰老。不良反应：人参可诱发神经系统兴奋。长期用药可出现类似皮质类固醇中毒症状：如皮疹、食欲减退、低血钾等，也可引起性早熟或雌激素样作用。

5. 答案要点：主要药理作用包括：调节胃肠运动、抗胃溃疡、增强免疫功能、增强造血功能、改善血液流变性、抗心肌缺血、强心、抗休克、降血压、镇静、催眠、抗惊厥、抗脑损伤、增强学习记忆能力。

6. 答案要点：主要药理作用包括：增强免疫功能、促进造血功能、调节血糖、调血脂、促进蛋白质和核酸代谢、抗应激、抗氧化、强心、保护心肌、调节血压。相关药理作用包括：保肝、抗脑缺血损伤、抗肿瘤。

7. 答案要点：主要药理作用包括：肾上腺皮质激素样作用、调节机体免疫功能、抗溃疡、解痉、保肝、镇咳、祛痰、抗炎、抗菌、抗病毒、抗变态反应、解毒。相关药理作用包括：抗心律失常、降血脂、抗动脉粥样硬化、抗肿瘤。临床不良反应：服用甘草流浸膏治疗胃溃疡，常发生血压增高、浮肿、血钾降低，以及头痛、眩晕、心悸等。

第二十四章　收涩方药 ▷▷▷▷

目的要求

1. 掌握收涩方药的主要药理作用和常用药五味子的主要药理作用、机制和药效物质基础。

2. 熟悉山茱萸、肉豆蔻、人参配伍五味子的药理作用。

3. 了解收涩方药的临床应用特点和四神丸、玉屏风颗粒的药理作用和临床应用。

知识导航

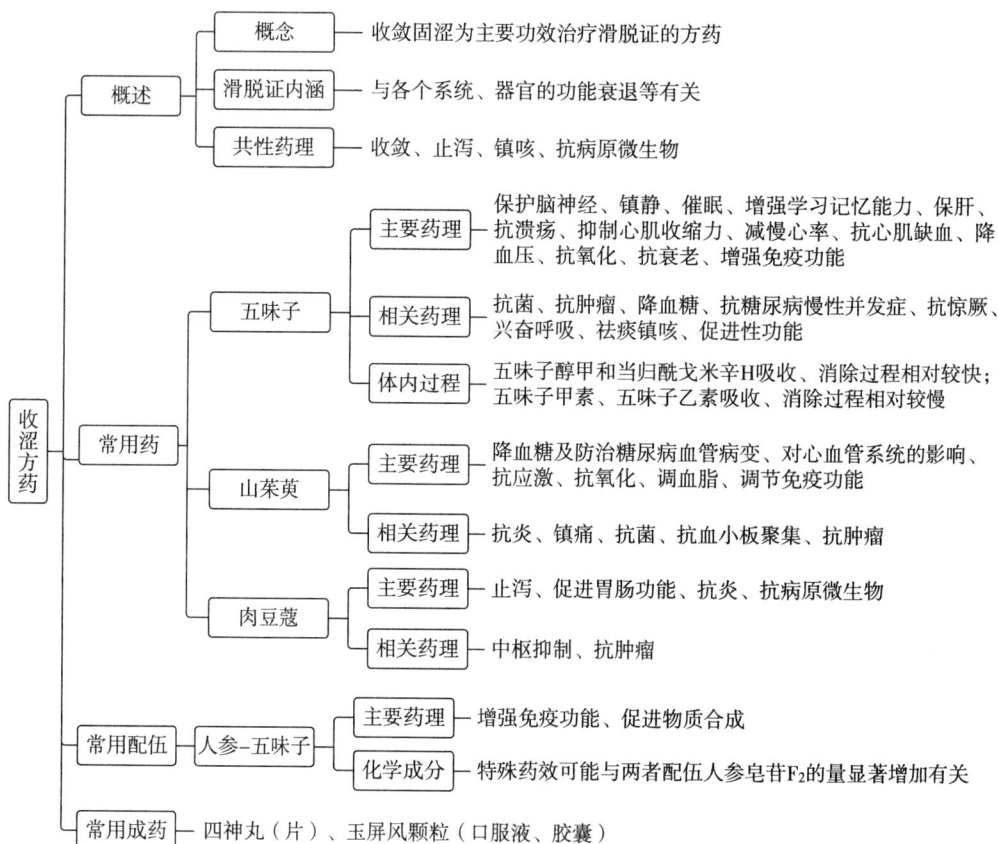

重点难点

1. 收涩方药的概念、主要药理作用和滑脱证的现代科学内涵。

2. 五味子对中枢神经系统的影响和保肝作用机理，五味子的抗衰老、降血糖和兴奋呼吸作用。

3. 山茱萸降血糖及防治糖尿病血管病变作用。

单元测试题

一、单项选择题（请从 5 个备选答案中选出 1 个最佳答案）

1. 下列哪项不是收涩方药的功效（　　）
   A. 收敛　　　　　　　　　B. 止泻　　　　　　　　　C. 镇咳
   D. 止吐　　　　　　　　　E. 抗病原微生物

2. 收涩方药大多含有（　　）
   A. 鞣质　　　　　　　　　B. 生物碱　　　　　　　　C. 维生素
   D. 多糖　　　　　　　　　E. 矿物质

3. 下列哪项不是五味子的镇静催眠作用（　　）
   A. 延长戊巴比妥钠引起的睡眠时间
   B. 增加阈下睡眠剂量戊巴比妥钠致小鼠睡眠数
   C. 减少小鼠自发活动
   D. 对抗咖啡因引起的惊厥
   E. 对抗苯丙胺中枢兴奋作用

4. 下列哪项是五味子的药理作用（　　）
   A. 驱蛔虫　　　　　　　　B. 保肝　　　　　　　　　C. 抗病毒
   D. 解热　　　　　　　　　E. 抗动脉粥样硬化

5. 五味子和山茱萸都具有的药理作用是（　　）
   A. 降血糖　　　　　　　　B. 止泻　　　　　　　　　C. 镇痛
   D. 保肝　　　　　　　　　E. 止呕

6. 下列哪项不是五味子延缓衰老的作用（　　）
   A. 降低 MDA 含量
   B. 增加脑、肝等组织的 SOD 活性
   C. 抑制肝、肾等组织 LPO 的生成
   D. 对抗氧自由基
   E. 增加老年动物脑血流量

7. 山茱萸的免疫抑制作用表现为（　　）
   A. 加速血清抗体 IgG 形成　　　B. 加速血清抗体 IgM 形成
   C. 加速 T 淋巴细胞增殖　　　　D. 激活网状内皮系统吞噬功能
   E. 抑制器官移植排斥反应

8. 山茱萸最主要的成分是（　　）

A. 山茱萸苷   B. 没食子酸   C. 苹果酸

D. 鞣质   E. 熊果酸

9. 肉豆蔻发挥止泻作用的物质主要是( )

A. 鞣质   B. 有机酸   C. 挥发油

D. 脂肪油   E. 木脂素

10. 肉豆蔻止泻的作用部位主要在( )

A. 大肠   B. 小肠   C. 全肠管

D. 回肠   E. 直肠

二、多项选择题（每题至少有1个正确答案，多选或错选不得分）

1. 收涩方药的药理作用包括( )

A. 收敛   B. 止泻   C. 镇咳

D. 止吐   E. 抗病原微生物

2. 五味子的主要成分包括( )

A. 生物碱   B. 有机酸   C. 挥发油

D. 木脂素   E. 黄酮

3. 五味子对心血管系统的作用包括( )

A. 抑制心肌收缩力、减慢心率

B. 增强心肌收缩力、加快心率

C. 抗心肌缺血

D. 降血压

E. 抗心律失常

4. 山茱萸抗休克作用包括( )

A. 增强心肌收缩力   B. 增加心脏输出量

C. 升高休克动物血压   D. 减少休克动物肾血流量

E. 延长休克动物生存时间

5. 下列对收涩方药收敛作用叙述正确的是( )

A. 收涩方药所含的鞣质，可与蛋白质结合形成不溶于水的沉淀

B. 鞣质与溃疡面接触，可凝固表层蛋白质，形成保护层，减轻创面刺激

C. 鞣质可固涩汗腺，引起汗液分泌减少

D. 鞣质有溶血作用，外用可加重皮肤局部出血

E. 鞣质与出血面接触，能使血液中蛋白质凝固、局部小血管收缩，促进凝血过程和凝块形成

三、名词解释题

1. 收涩方药

2. 滑脱证

四、填空题

1. 收涩方药的主要药理作用包括_____、_____、_____、_____等。

2. 收涩方药的收敛作用与其含有_____、_____等成分有关。

3. 五味子丙素的中间产物联苯双酯用于治疗_____。

4. 五味子对消化系统的作用包括_____和_____。

5. 肉豆蔻止泻的作用部位主要在_____，物质基础是_____。

五、判断题（请在正确题后括号中打√，错误题后括号中打×）

1. 滑脱证的病因是正气不固、脏腑功能衰退，故收涩药治疗属于治标。（　　）

2. 五味子可增加脑、肝等组织的 SOD 活性，降低 MDA 含量，表明它具有抗衰老的作用。（　　）

3. 五味子能增强心肌收缩力、加快心率。（　　）

4. 生五味子降血糖作用优于醋五味子。（　　）

5. 肉豆蔻止泻的作用部位主要在大肠，机制是激动 M 受体。（　　）

六、简答题

1. 简述收涩方药的主要药理作用。

2. 简述五味子对中枢神经系统的药理作用。

3. 简述五味子保肝的作用机理。

4. 简述山茱萸的药理作用。

5. 简述肉豆蔻的药理作用。

七、拓展题

1. 如何理解收涩方药治疗滑脱证属于治标而非治本？

2. 如何理解收涩方药的收敛作用？

3. 试述五味子和山茱萸的降血糖作用及其主要物质基础。

参考答案

一、单项选择题

1. D　2. A　3. D　4. B　5. A　6. E　7. E　8. A　9. C　10. B

二、多项选择题

1. ABCE　2. BCD　3. ACD　4. ABCE　5. ABCE

三、名词解释题

1. 收涩方药：凡以收敛固涩为主要功效治疗滑脱证的方药称为收涩方药；根据其

药性及临床应用的不同，分为固表止汗药、敛肺涩肠药、固精缩尿止带药三类。

2. 滑脱证：是由于久病或体虚使得正气不固、脏腑功能衰退导致滑脱证；从其病理表现来看，与西医学各个系统、器官的功能衰退，如自主神经功能紊乱、各种平滑肌松弛等相关。

四、填空题

1. 收敛；止泻；镇咳；抗病原微生物　2. 鞣质；有机酸　3. 肝炎　4. 保肝；抗溃疡　5. 小肠；挥发油

五、判断题

1. √　2. √　3. ×　4. ×　5. ×

六、简答题

1. 答：收涩方药的主要药理作用包括收敛、止泻、镇咳、抗病原微生物。

2. 答：五味子对中枢神经系统的药理作用包括保护脑神经，镇静、催眠，增强学习记忆能力。

3. 答：保肝作用机理包括：（1）抗脂质过氧化，保护肝细胞膜。（2）促进肝细胞的修复和再生。（3）增强肝脏解毒功能。（4）增强肾上腺皮质功能，减轻肝细胞的炎症反应。（5）促进胆汁分泌，加速肝内有毒物质的排泄，有利于保护肝脏。

4. 答：与功效相关的药理作用：（1）降血糖及防治糖尿病血管病变。（2）对心血管系统的影响：强心、升血压、抗休克、抗心律失常。（3）抗应激、抗氧化、调血脂。（4）调节免疫功能。（5）其他药理作用：抗炎、镇痛、抗菌、抗血小板聚集、抗肿瘤。

5. 答：与功效相关的药理作用：（1）对消化系统的影响：止泻、促进胃肠功能。（2）抗炎。（3）抗病原微生物。（4）其他药理作用：中枢抑制抗肿瘤。

七、拓展题

1. 答：滑脱证病因和病证部位各有不同，但其根本原因是由于久病或体虚使得正气不固、脏腑功能衰退，导致滑脱证。如气虚自汗，阴虚盗汗，脾肾阳虚致久泻、久痢，肾虚导致遗精、滑精、遗尿、尿频，冲任不固致崩漏下血，肺肾虚损导致的久咳虚喘。滑脱不禁又可加重正气亏虚，产生恶性循环，严重者可危及生命，故需及时固脱，收敛耗散。因滑脱证发生的根本原因是正气虚弱，收涩方药只能及时敛其耗散，防止滑脱不禁而导致正气进一步虚衰，因此说收涩方药治疗滑脱证只是治标，而非治本，要标本兼治，还需配伍相应的补益药。

2. 答：收涩药多数味酸、涩，现代化学研究表明，酸味药主要含有机酸和鞣质，涩味药主要含鞣质。鞣质又称单宁或鞣酸，可与蛋白质结合成不溶于水的沉淀物。研究表明，当鞣质与烧伤表面、胃肠黏膜、胃溃疡面等部位接触后，能使表层蛋白沉淀和凝固，从而形成一种保护层，使对黏膜、创面的刺激减轻，并能促进创面愈合，因而具有敛疮的作用；鞣质与出血面接触后，能使血液中的蛋白质凝固、局部小血管收缩而促进凝血过程，临床用于各种出血症，如咯血、呕血、衄血、便血、尿血、崩漏等；鞣质还能使腺体表层蛋白质变性凝固，分泌液难以排出，从而抑制汗腺、消化腺及性腺等腺体的分泌，临床用于自汗、盗汗等。

3. 答：（1）五味子：五味子醋制前后均能降低 STZ 致糖尿病大鼠糖化血红蛋白含量，对 α-葡萄糖苷酶均有抑制作用，且醋五味子优于生五味子。五味子油（主要为木脂素）可以改善 2 型糖尿病大鼠胰岛素抵抗，减轻胰岛 β 细胞的损伤，增加 β 细胞数量，提高胰岛素的分泌量。联苯环辛烯木脂素及其溴化物可抑制醛糖还原酶，具有抗糖尿病慢性并发症的作用。（2）山茱萸：山茱萸降血糖作用明显，对四氧嘧啶、肾上腺素性糖尿病大鼠有明显的降血糖作用。所含成分熊果酸和齐墩果酸对 STZ 致糖尿病大鼠也有治疗作用。山茱萸醇提物对大鼠正常血糖无明显影响，但能明显降低其餐后血糖水平。从山茱萸中分离的皂苷和鞣质具有良好的 α-葡萄糖苷酶抑制活性。山茱萸环烯醚萜苷对 STZ 所致的糖尿病大鼠胸主动脉血管内皮、视网膜血管、心脏、肾脏等病理损伤具有保护作用，且其配伍组分（环烯醚萜苷、三萜酸和多糖）作用更明显。其作用机制与抗氧化、抑制蛋白质非酶糖基化反应有关。山茱萸能降血糖、抑制血小板聚集、降低血液黏滞度，对抗过氧化损伤，减轻糖尿病患者的心血管损害。

第二十五章 攻毒杀虫止痒方药 ▷▷▷▷

目的要求

1. 掌握攻毒杀虫止痒方药的主要药理作用，雄黄、川楝子和砒石的主要化学成分及药理作用。

2. 熟悉蛇床子的药效物质基础及药理作用。

3. 了解常用攻毒杀虫止痒方药的体内过程及临床不良反应。

知识导航

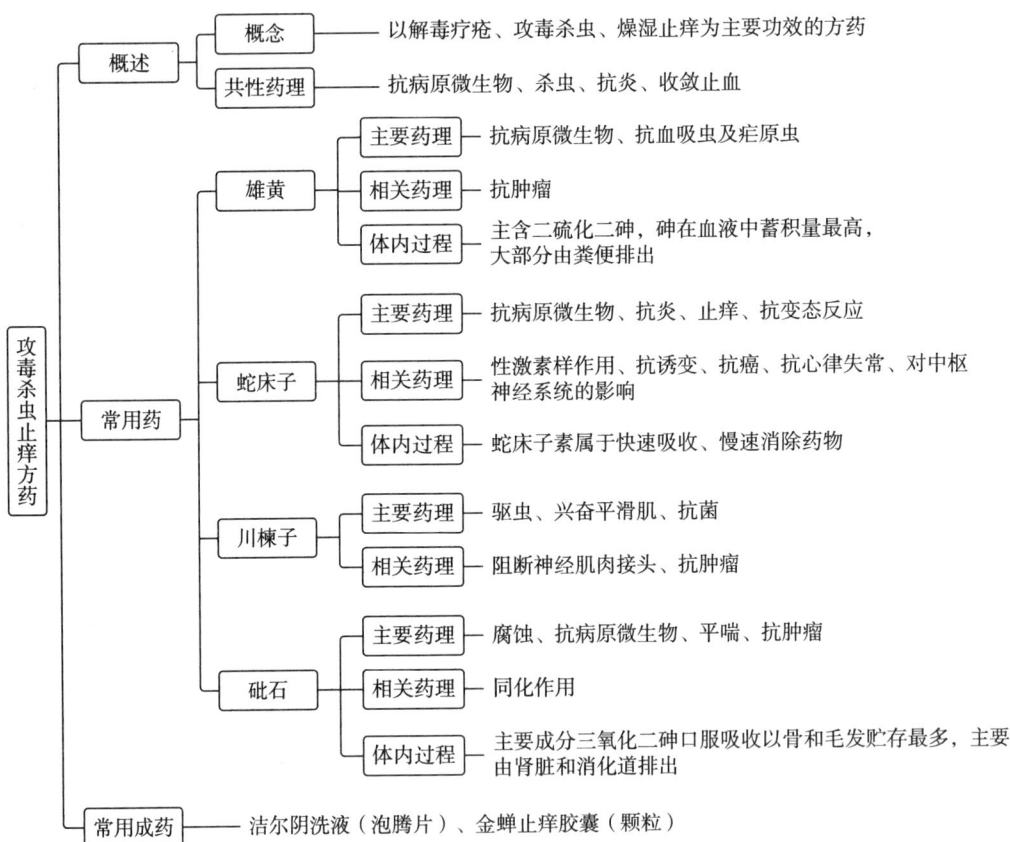

重点难点

1. 攻毒杀虫止痒方药解毒疗疮、攻毒杀虫、燥湿止痒的药理学基础。

2. 雄黄抗病原微生物特点，抗肿瘤作用机制，安全性评价及临床不良反应。

3. 蛇床子抗病原微生物、抗炎、抗变态反应的药理作用、机制和药效物质基础。

4. 川楝子驱虫和阻断神经肌肉接头的药理作用特点、机制和药效物质基础。

5. 砒石的主要成分，腐蚀、同化作用及临床不良反应。

单元测试题

一、单项选择题（请从 5 个备选答案中选出 1 个最佳答案）

1. 下列不具有抗杀虫作用的是（　　　）

　　A. 硫黄　　　　　　　　　　B. 蛇床子　　　　　　　　C. 雄黄

　　D. 炉甘石　　　　　　　　　E. 白矾

2. 雄黄的主要成分是（　　　）

　　A. 二氧化砷　　　　　　　　B. 二硫化二砷　　　　　　C. 二氧化硅

　　D. 二氧化氮　　　　　　　　E. 硫化氢

3. 下列哪项不是蛇床子的主要药理作用（　　　）

　　A. 抗疟疾　　　　　　　　　B. 抗病原微生物　　　　　C. 抗炎

　　D. 抗变态反应　　　　　　　E. 抗心律失常

4. 砒石的主要成分是（　　　）

　　A. As_2S_2　　　　　　　　　B. SiO_2　　　　　　　　C. Fe_3O_4

　　D. As_2O_3　　　　　　　　　E. $CaSO_4$

5. 下列既能杀虫又有抗炎作用的药物是（　　　）

　　A. 炉甘石　　　　　　　　　B. 白矾　　　　　　　　　C. 砒石

　　D. 硫黄　　　　　　　　　　E. 硼砂

6. 下列具有抗变态反应作用的药物是（　　　）

　　A. 雄黄　　　　　　　　　　B. 蛇床子　　　　　　　　C. 川楝子

　　D. 土荆皮　　　　　　　　　E. 硼砂

7. 下列具有抗疟原虫作用的药物是（　　　）

　　A. 雄黄　　　　　　　　　　B. 蛇床子　　　　　　　　C. 硼砂

　　D. 川楝子　　　　　　　　　E. 炉甘石

8. 下列具有同化作用的药物是（　　　）

　　A. 川楝子　　　　　　　　　B. 蛇床子　　　　　　　　C. 砒石

　　D. 雄黄　　　　　　　　　　E. 白矾

9. 下列用于驱虫时可不用泻药的是（　　　）

　　A. 蛇床子　　　　　　　　　B. 川楝子　　　　　　　　C. 大蒜

　　D. 白矾　　　　　　　　　　E. 硫黄

10. 下列对中枢神经系统有影响、促进小鼠学习记忆能力的药物是（　　　）

A. 蛇床子　　　　　B. 雄黄　　　　　C. 硫黄

D. 土荆皮　　　　　E. 炉甘石

二、多项选择题（每题至少有1个正确答案，多选或错选不得分）

1. 蛇床子可用于（　　　）
   A. 阳痿　　　　　B. 宫冷不孕　　　　　C. 寒湿带下
   D. 湿疹　　　　　E. 阴痒

2. 川楝子主要药理作用有（　　　）
   A. 驱虫　　　　　B. 兴奋平滑肌　　　　　C. 抗菌
   D. 抗肿瘤　　　　　E. 阻断神经肌肉接头

3. 砒石的主要药理作用是（　　　）
   A. 腐蚀　　　　　B. 抗病原微生物　　　　　C. 平喘
   D. 同化作用　　　　　E. 抗肿瘤

4. 雄黄的主要药理作用是（　　　）
   A. 抗病原微生物　　　　　B. 抗疟原虫及血吸虫　　　　　C. 抗肿瘤
   D. 同化作用　　　　　E. 抗变态反应

5. 蛇床子主要药理作用是（　　　）
   A. 抗病原微生物　　　　　B. 抗炎　　　　　C. 抗变态反应
   D. 性激素样作用　　　　　E. 抗心律失常

6. 下列以砒石为主的复方有（　　　）
   A. 紫金丹　　　　　B. 枯痔散　　　　　C. 四品散
   D. 洁尔阴洗液　　　　　E. 金铃子散

7. 川楝子现代临床适应证有（　　　）
   A. 虫积症　　　　　B. 疝气　　　　　C. 心肌缺血
   D. 萎缩性胃炎　　　　　E. 急性乳腺炎

8. 雄黄现代临床适应证有（　　　）
   A. 慢性湿疹　　　　　B. 寄生虫　　　　　C. 疟疾
   D. 慢性支气管炎　　　　　E. 不孕症

9. 下列以雄黄为主的复方有（　　　）
   A. 二味拔毒散　　　　　B. 安虫丸　　　　　C. 雄黄丹
   D. 导气汤　　　　　E. 金铃子散

10. 洁尔阴洗液含有下列哪些药物（　　　）
    A. 雄黄　　　　　B. 土荆皮　　　　　C. 硫黄
    D. 炉甘石　　　　　E. 蛇床子

三、名词解释题

1. 攻毒杀虫止痒方药

2. 同化作用

四、填空题

1. 川楝子驱虫作用的主要成分是_____。

2. 雄黄的主要成分是_____。

3. 砒石的主要成分是_____。

4. 蛇床子外用_____，内服_____、_____。

5. 川楝素可抑制突触前神经末梢释放_____，阻断_____。

五、判断题 （请在正确题后括号中打√，错误题后括号中打×）

1. 攻毒杀虫止痒药以外用为主，兼可内服。（　　　）

2. 土荆皮可使真菌细胞线粒体消失，细胞结构变性而抑菌。（　　　）

3. 砒石主要成分为三氧化二砷，可直接杀灭活体细胞。（　　　）

4. 蛇床子、雄黄、大蒜、硼砂均具有抗滴虫作用。（　　　）

5. 雄黄、硫黄、炉甘石均能杀疥虫。（　　　）

6. 雄黄、砒石均可杀灭疟原虫。（　　　）

7. 蛇床子、炉甘石均具有止痒作用。（　　　）

8. 长期大量使用雄黄可有致突变、致畸和致癌等毒性作用。（　　　）

9. 蛇床子对心肌细胞膜的钠离子内流有明显的抑制作用。（　　　）

10. 川楝子有阻断神经肌肉接头的作用。（　　　）

六、简答题

1. 简述攻毒杀虫止痒方药的药理作用。

2. 简述雄黄的主要药理作用及不良反应。

3. 简述蛇床子的药理作用。

4. 简述川楝子的药理作用。

5. 简述砒石的药理作用。

七、拓展题

1. 如何理解攻毒杀虫止痒方药与现代化应用？

2. 如何控制攻毒杀虫止痒方药的毒性？

参考答案

一、单项选择题

1. D　2. B　3. A　4. D　5. D　6. B　7. A　8. C　9. B　10. A

二、多项选择题

1. ABCDE　2. ABCDE　3. ABCDE　4. ABC　5. ABCDE　6. ABC　7. ABCDE
8. ABCD　9. ABC　10. BE

三、名词解释题

1. 攻毒杀虫止痒方药：凡以解毒疗疮、攻毒杀虫、燥湿止痒为主要功效的方药，称为攻毒杀虫止痒方药。

2. 同化作用：长期微量吸收砒石有促进蛋白质合成、促进脂肪组织增厚、改善皮肤营养、活跃骨骼造血功能、促进红细胞和血红蛋白新生的作用，称为同化作用。

四、填空题

1. 川楝素　2. As_2S_2　3. As_2O_3　4. 燥湿杀虫止痒；温肾壮阳；祛风燥湿　5. Ach；神经肌肉接头传递

五、判断题

1. √　2. √　3. √　4. ×　5. ×　6. √　7. √　8. √　9. √　10. √

六、简答题

1. 答：攻毒杀虫止痒方药的主要药理作用包括抗病原微生物、杀虫、抗炎、止血、收敛。

2. 答：（1）主要药理作用：抗病原微生物，抗血吸虫及疟原虫，抗肿瘤。（2）临床不良反应：雄黄中主要含有的砷可致中枢神经系统缺氧和功能紊乱，引起恶心、呕吐、腹胀、腹泻；长期大量使用雄黄可致突变、致畸和致癌等。

3. 答：（1）与功效相关的主要药理作用：抗病原微生物、抗炎、止痒、抗变态反应。（2）相关药理作用：性激素样作用、抗诱变、抗癌、抗心律失常，对中枢神经系统的影响。

4. 答：作用包括：（1）驱虫：主要成分川楝素可使蛔虫及其节段有明显的麻痹作用，加快虫体三磷酸腺苷的分解代谢，导致间歇性痉挛收缩，虫体不能附着肠壁而被驱出体外。（2）兴奋平滑肌：可引起痉挛性收缩而致腹痛腹泻，因而驱虫时可不用泻药。（3）抗菌：对金黄色葡萄球菌、白色念珠菌等有抑制作用。（4）阻断神经肌肉接头：其作用机制是抑制突触前神经末梢释放 Ach，而不影响冲动在神经纤维的传导和肌膜的静息电位。（5）抗肿瘤：川楝素是其主要有效成分，对人体宫颈癌、肝癌、胃癌、肺癌等细胞有明显抑制作用。

5. 答：作用包括：（1）腐蚀：外用或内服对皮肤黏膜有强烈的腐蚀作用。（2）抗病原微生物：可杀灭疟原虫、阿米巴原虫及其他微生物。（3）平喘。（4）抗肿瘤。（5）同化作用：长期微量吸收砒石可使机体同化作用加强，促进蛋白合成、促进脂肪组织增厚、改善皮肤营养、活跃骨骼造血功能、促进红细胞和血红蛋白新生的作用。

七、拓展题

1. 答案要点：攻毒杀虫止痒方药是以解毒疗疮、攻毒杀虫、燥湿止痒为主要功效的方药。本类药物具有杀虫止痒、消肿散结、祛风燥湿的功效，部分尚兼有解毒生肌、温肾壮阳、截疟、祛痰的作用。本类方药，以外用为主，兼可内服，主要用于疥癣、湿疹、痈疮疔毒、虫蛇咬伤等。本类方药大都具有抗菌抗炎作用，可抑制细菌、真菌、疥虫、螨虫、滴虫等病原体的生长繁殖。部分药物具有祛腐生肌、促进疮口愈合的作用。并认为上述药理作用是攻毒杀虫止痒方药解毒疗疮、攻毒杀虫、燥湿止痒的药理学基础。

2. 答案要点：攻毒杀虫止痒方药多味辛，有毒，其中毒性剧烈者，外用时尤当慎重，既不能过量，也不能大面积涂敷；应严格控制剂量，遵守炮制规范、使用方法与宜忌，以避免因局部过强刺激而引起严重反应；还应避免持续服用，以防蓄积中毒。

第二十六章 中药药理动物模型 ▷▷▷▷

目的要求

1. 掌握中药动物模型的概念和中药药理动物模型的设计原则和实验方法。

2. 熟悉五脏动物模型制备方法。

3. 了解中药药理动物模型的发展历史，常用中医药动物模型的复制方法和中药药理动物模型存在的问题。

知识导航

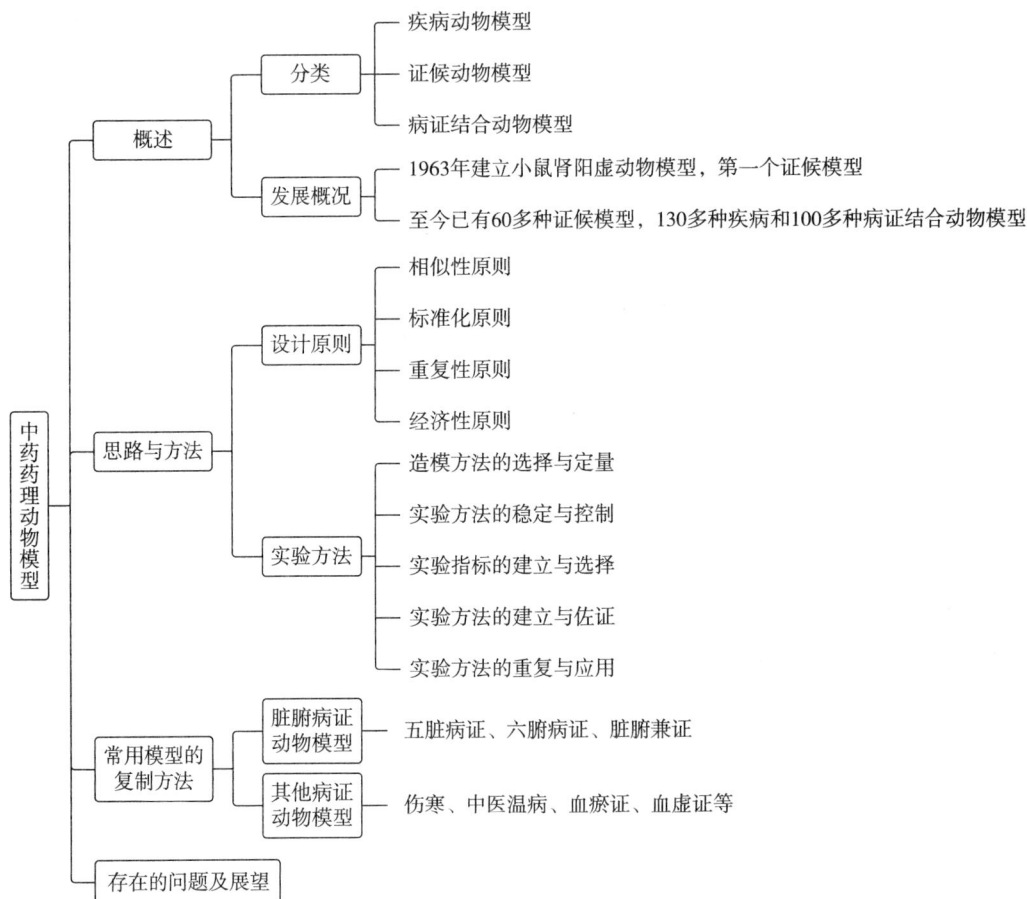

重点难点

1. 中药药理实验动物模型的设计原则，应在坚持中医药理论关于疾病病因病机、证候特点的认识的同时，坚持四大设计原则，即相似性原则、标准化原则、重复性原则和经济性原则。

2. 中医药动物模型的实验方法：造模方法的选择原则，动物实验方法科学化、定量化；实验方法的稳定与控制要注意一个选择（实验动物）、一个摸索（实验相关时间）和两个控制（环境条件控制、饲养营养控制）；实验指标（宏观、微观）的选择与建立；实验方法的建立及佐证；实验方法的重复及应用。

3. 常用中药药理动物模型的复制方法：按照中医关于生理与病理的认识，分别有五脏、六腑、伤寒、温病和血瘀、血虚相关病证的证候动物模型的制备方法。

单元测试题

一、单项选择题（请从 5 个备选答案中选出 1 个最佳答案）

1. 中药药理动物模型可分为（　　）
   A. 自发性动物模型和诱发性动物模型
   B. 证候动物模型和疾病动物模型
   C. 证候动物模型、病证结合动物模型、疾病动物模型
   D. 实证动物模型和虚证动物模型
   E. 化学诱导动物模型、物理诱导动物模型和生物诱导动物模型

2. 采用"黍米及糯"制备小猫、犬"脚屈伸不能行"（脚气）的中药药理动物模型记载于（　　）
   A. 《神农本草经》　　　　B. 《本草拾遗》　　　　C. 《伤寒杂病论》
   D. 《国语》　　　　　　　E. 《七十二病方》

3. 1963 年，邝安堃教授采用肾上腺皮质激素建立了第一个中药药理学证候动物模型（　　）
   A. 肾阳虚证　　　　　　　B. 肾阴虚证　　　　　　C. 脾气虚证
   D. 血虚证　　　　　　　　E. 虚寒证

4. 1977 年，上海第一医学院采用（　　）建立了微循环障碍血瘀证模型。
   A. 去甲肾上腺素　　　　　B. 异丙肾上腺素　　　　C. 高分子右旋糖酐
   D. 氢化可的松　　　　　　E. 冰水浴

5. 目前大约有（　　）种疾病的（　　）多种病证结合动物模型。
   A. 130　100　　　　　　　B. 100　100　　　　　　C. 300　100
   D. 60　300　　　　　　　 E. 130　60

6. 以下关于中医动物模型的专著信息不正确的是（　　）
   A. 1987 年成都中医学院中医实验研究组编著《中医证候动物模型实验方法》

B. 1993 年中国科学院主编了《实用中医证候动物模型学》

C. 2006 年方肇勤教授主编了《辨证论治实验方法学——实验小鼠诊法与辨证》

D. 2007 年苗明三、朱飞鹏教授共同主编了《常用医药研究动物模型》

E. 2008 年彭成教授主编了《中医药动物实验方法学》

7. 首次对 48 种中医常见病（证）中药新药药效试验进行规范的法规是（　　）

A. 1994 年中华人民共和国卫生部药政管理局发布的"中药新药药理学研究指南"

B. 1991 年李仪奎教授主编的《中药药理实验方法学》

C. 1993 年陈奇教授主编的《中药药理研究方法学》

D. 李连达院士在《中药新药研制与申报》中提出

E. 1984 年卫生部科教司编写的《医学实验动物模型和细胞系研制与应用》

8. 以下不属于中药药理实验动物模型研究的设计原则的是（　　）

A. 相似性原则　　　　　　　B. 标准化原则　　　　　　　C. 重复性原则

D. 全面性原则　　　　　　　E. 经济性原则

9. 从相似性原则看，最接近人类的实验动物是（　　）

A. 啮齿类，如大鼠、小鼠

B. 灵长类，如狒狒、猴、猩猩等

C. 哺乳类动物，如猪、羊

D. 模式动物，如斑马鱼、果蝇

E. 微生物

10. 制备烧烫伤模型或中医病理舌苔模型应首选（　　）

A. 家兔　　　　　　　　　　B. 豚鼠　　　　　　　　　　C. 猴

D. 大鼠　　　　　　　　　　E. 小型猪

11. 实验动物模型设计的经济性原则是指（　　）

A. 选择最便宜的实验动物

B. 选择既便宜又饲养成本低的实验动物

C. 在不影响研究质量的前提下，尽量选择与实验目的相符、结构功能简单、最经济、最易获得、易饲养管理的标准化实验动物

D. 应尽量选择小鼠

E. 在符合实验要求的前提下尽量少使用实验动物

12. 以下属于依据中医病因病机理论的造模方法的是（　　）

A. 利血平致肾阴虚模型　　　B. 乙酰苯肼致血虚模型

C. 辐射致肾虚模型　　　　　D. 氨水诱导小鼠肺虚模型

E. 苦寒泻下致大鼠"脾虚"模型

13. 实验方法的稳定，需注意"一个选择，一个探索，两个控制"中的"两个控制"是指（　　）

A. 实验相关时间的控制和动物的控制

B. 实验相关时间的控制和饲料营养控制

  C. 实验动物体重和性别的控制

  D. 实验指标和时间的控制

  E. 环境条件控制和饲料营养控制

14. 中药药理动物模型实验指标包括两大类，即(　　)

  A. 血液指标和影像学指标　　　　B. 灵敏性指标和特异性指标

  C. 主观指标和客观指标　　　　　D. 宏观指标和微观指标

  E. 中医指标和西医指标

15. 建立脾虚动物模型时可用于佐证的方(　　)

  A. 四物汤　　　　　　　B. 四君子汤　　　　　　　C. 参苓白术散

  D. 参附汤　　　　　　　E. 肾气丸

16. 1987 年孙福立等采用剥夺睡眠法模拟中医"惊、劳"等因素制备(　　)

  A. 心血虚证模型　　　　　B. 心阴虚证模型　　　　　C. 心阳虚证模型

  D. 抑制症模型　　　　　　E. 心气虚证模型

17. 以下不是肝郁证造模方法的是(　　)

  A. 腹腔注射 CCL_4 和艾叶注射液

  B. 夹尾激怒法

  C. 限动水浸郁怒法

  D. 电刺激及噪音法

  E. 两肾一夹法

18. 脾不统血证动物模型的制备方法不包括(　　)

  A. 放血法　　　　　　　　B. 食醋加阿司匹林

  C. 食醋加喂水蛭粉　　　　D. 水蛭粉加番泻叶水浸剂灌胃合游泳

  E. 过度疲劳合饮食失节合低分子肝素钠皮下注射

19. 1981 年天津市和平医院建立的肺气虚证模型的方法是(　　)

  A. 饮食不节　　　　　　　B. 游泳疲劳合烟熏刺激

  C. 刨花烟熏法　　　　　　D. 甲状腺粉、利血平合烟熏法

  E. SO_2 熏法

20. 肝阳上亢动物模型最常用的方法是(　　)

  A. 采用高血压模型　　　　B. 夹尾激惹法　　　　　　C. 多巴胺静脉注射

  D. 灌胃温燥药水煎液　　　E. 剥夺睡眠法

21. 目前研究具有深度和广度，可为其他证候模型的研究提供借鉴的中医证模型是(　　)

  A. 心气虚证　　　　　　　B. 脾阳虚证　　　　　　　C. 肾阳虚证

  D. 肺气虚证　　　　　　　E. 脾气虚证

22. 基于"恐伤肾"理论建立的"猫吓鼠"模型建立的是(　　)

  A. 肾精亏虚模型　　　　　B. 肾阴虚模型　　　　　　C. 肾阳虚模型

  D. 肾气虚模型　　　　　　E. 中气下陷模型

23. 灌胃食醋联合铁筒限制大鼠活动加水浸应激法建立的模型是( )
    A. 肝郁气滞模型   B. 肝郁脾虚模型   C. 气血亏虚模型
    D. 肝肾亏虚模型   E. 脾肾阳虚模型

24. 低温冷冻或合并肾上腺素常用于制备的模型是( )
    A. 虚寒证模型   B. 寒凝血瘀证模型   C. 肝郁气滞证模型
    D. 气滞血瘀证模型   E. 寒饮犯肺模型

25. 喂饲缺铁性饲料可制备的模型是( )
    A. 血虚证模型   B. 血瘀证模型   C. 气虚证模型
    D. 脾虚证模型   E. 肾虚证模型

26. 放射线损伤所致血虚证相较其他血虚证不同的特点是( )
    A. 血压下降
    B. 外周血红细胞、血红蛋白水平和 HCT 低于正常值
    C. 血清铁蛋白、铁浓度和血清转铁蛋白饱和度均明显降低。
    D. 骨髓细胞凋亡、骨髓细胞周期紊乱，骨髓各系造血祖细胞数量下降
    E. 唇爪苍白，出汗，乏力等

27. 采用绿脓杆菌、大肠埃希菌等细胞血行感染家兔或脂多糖注射大鼠，复制的模型是( )
    A. 热毒血瘀模型   B. 气滞血瘀模型   C. 痰浊血瘀模型
    D. 阴虚血瘀模型   E. 寒凝血瘀模型

28. 饮食不节、过食肥甘厚味、偏食五味、劳倦过度或灌胃耗气破气类药液等，均是制备( )
    A. 脾阳虚证模型   B. 脾阴虚证模型   C. 脾气虚证模型
    D. 脾不统血证模型   E. 脾虚湿困证模型

29. 冠脉结扎有/或无高脂饮食均可建立( )
    A. 心阳虚证模型   B. 心气虚证模型   C. 心血虚证模型
    D. 心血瘀阻证模型   E. 消渴模型

30. 给小鼠灌胃白酒和辣椒液模拟"过食辛辣"制备的是( )
    A. 脾阴虚证模型   B. 胃阴虚证模型   C. 胃热证模型
    D. 脾阳虚证模型   E. 肝阳上亢证模型

二、多项选择题（每题至少有1个正确答案，多选或错选不得分）

1. 中药药理实验动物模型的研究应坚持的设计原则有( )
    A. 相似性原则   B. 标准化原则   C. 经济性原则
    D. 规范性原则   E. 重复性原则

2. 实验动物标准化包括( )
    A. 实验动物遗传控制的标准化
    B. 微生物控制的标准化

C. 营养控制的标准化

D. 环境设施控制的标准化

E. 实验动物规格和动物实验操作的规范化

3. 实验动物模型设计的重复性原则是指以下几方面需做到可重复性(　　)

A. 实验动物　　　　　　　　B. 实验环境条件　　　　　　　C. 实验样品的制备

D. 实验仪器　　　　　　　　E. 实验者的操作技术

4. 以下属于中药药理动物模型的造模方法的是(　　)

A. 坚持中医药特色，采用符合中医药致病因素的方法建立模型，如食醋致脾气虚模型

B. 利用药物滥用、噪音、辐射、三废污染所致新疾病，与中医证候结合，建立证候动物模型，如 SO_2 诱导肺虚模型

C. 对于一些与西医学一致的症状和体征，借用西医学的经典动物实验方法，如咳嗽、呕吐等

D. 疾病动物模型

E. 正常动物

5. 为保证中医药动物模型方法的稳定、可控，以下做法合理的是(　　)

A. 应选择遗传背景清楚，品种、品系及亚系明确的、敏感的动物

B. 应选择最经济的动物

C. 应明确造模的时间、模型可持续时间

D. 应统一实验环境

E. 应做好实验动物饲料的营养控制，动物饲料应符合要求

6. 以上关于动物模型实验指标的选择，正确的是(　　)

A. 应选择尽量多的指标

B. 主要选择反映中医证候特点的指标

C. 应包括宏观指标和微观指标

D. 宏观辨证指标的选择与建立，应参考中医药界公认的、统一的证候诊断辨证标准，结合动物的生理、病理特征，尽量客观、准确

E. 微观指标的选择与建立，应按照中医的特点，结合临床，选择与该证相关性密切的特异性、敏感性指标

7. 以下属于心气虚证造模方法的有(　　)

A. 睡眠剥夺法

B. 高胆固醇性免疫损伤加慢性放血

C. 控食、游泳合大剂量普萘洛尔灌胃

D. 氢化可的松注射

E. 心肌细胞缺氧复氧损伤

8. 以下哪些方法可复制肝郁证模型(　　)

A. 艾叶注射液腹腔注射法　　　B. 夹尾激惹法　　　　　　　C. 束缚制动法

D. 限动水浸郁怒法　　　　　　E. 夹尾合肾上腺皮质注射法

9. 以下关于证候模型的制备错误的有(　　)

    A. 甲状腺素片灌胃法可制备脾阳虚证模型

    B. 苦寒药液灌胃合运动疲惫可制备脾阴虚证模型

    C. 采用风寒刺激箱制备风寒犯肺证模型

    D. 采用烟熏法、SO_2熏法或SO_2熏合风寒因素，均可制备肺气虚证模型

    E. 采用去势法制备肾阳虚证模型

10. 以下关于脏腑兼证动物模型的制备方法，正确的有(　　)

    A. 采用寒凉药灌胃结合冠脉结扎法可建立少阴病心肾阳虚水停证模型

    B. 采用大黄饲料喂饲法可建立小鼠脾肾阳虚证模型

    C. 采用慢性夹尾激怒合高浓度大黄灌胃可建立大鼠肝郁脾虚证模型

    D. 采用甲状腺切除合阿霉素腹腔注射可建立心肾阳虚证动物模型

    E. 采用长期激怒法可建立脾肾阳虚证模型

三、名词解释题

1. 证候动物模型
2. 病证结合动物模型
3. 自发性疾病动物模型
4. 诱发性疾病动物模型

四、填空题

1. 首次提出中医药动物实验方法学的概念和内容的专著是＿＿＿＿＿＿＿。
2. 疾病动物模型分为＿＿＿＿＿＿和＿＿＿＿＿＿。
3. 既有中医的证候表现又有西医疾病表现的动物模型称为＿＿＿＿＿＿。
4. 中药药理实验动物模型研究的四大设计原则是：＿＿＿＿＿、＿＿＿＿＿、＿＿＿＿＿、＿＿＿＿＿。
5. 确保中药药理实验动物模型方法的稳定与可控应做到"两个控制"即＿＿＿＿＿＿＿＿、＿＿＿＿＿＿＿＿。
6. 中药药理动物模型实验指标包括＿＿＿＿＿和＿＿＿＿＿。
7. 综合权重法把中药药理动物模型指标分为＿＿＿＿＿类。
8. 目前成功复制的心脏病证动物模型有：＿＿＿＿＿、＿＿＿＿＿、＿＿＿＿＿、＿＿＿＿＿、＿＿＿＿＿。
9. 肝脏病证中模型制备方法最多是＿＿＿＿＿。
10. 1979 年北京师范大学建立的脾气虚动物模型的造模方法是＿＿＿＿＿。
11. 偏食酒醋加水蛭粉喂饲可制备＿＿＿＿＿模型。
12. 已建立的肾脏病证动物模型有＿＿＿＿＿、＿＿＿＿＿、＿＿＿＿＿。
13. 血虚证的制备可有失血性、＿＿＿＿＿、＿＿＿＿＿、＿＿＿＿＿、药物

性等。

14. 环磷酰胺、乙酰苯肼都可用于制备_____模型。

15. 实验动物中与人的相似度最高的一类动物是_____。

五、判断题 (请在正确题后括号中打√，错误题后括号中打×)

1. 中药药理动物模型包括疾病动物模型和证候动物模型。(　　)

2. 证候动物模型是指在中医药理论指导下，在动物身上复制的中医药证候。(　　)

3. 著名内分泌学家邝安堃教授最先采用肾上腺皮质激素建立小鼠肾阳虚模型。(　　)

4. 实验动物模型设计的相似性原则就是指要选择组织结构与人相似的动物。(　　)

5. 复制肝郁模型应首选青年动物。(　　)

6. 中药药理动物模型研究的标准化原则包括实验动物标准化和动物实验方法的标准化。(　　)

7. 只要实验需要，所有动物均可以直接用于实验。(　　)

8. 选择实验动物时需考虑动物的年龄、等级、性别、体重、健康状况等。(　　)

9. 实验仪器的型号、灵敏度、精确度等对动物模型的研究没有影响。(　　)

10. 灵长类动物与人类亲缘关系最近，应作为所有实验的首选动物。(　　)

11. 实验动物选择的经济性原则的前提是不影响研究质量并符合实验要求。(　　)

12. 过食醋法、过食肥甘法、饮食不节法复制脾虚模型均是符合中医理论的造模方法。(　　)

13. 中药药理动物模型研究中实验指标应越全面越好。(　　)

14. 中药药理动物模型实验指标应具有敏感性、特异性，且应量化。(　　)

15. 中药药理动物模型的实验方法包括物理因素、化学因素和生物因素三方面。(　　)

16. 采用结核杆菌复制肺结核模型，属于生物因素造模方法。(　　)

17. 采用氢化可的松复制小鼠肾阳虚模型属于化学因素造模方法。(　　)

18. 采用限制活动合浸泡法制备肝郁证大鼠模型属于物理因素造模方法。(　　)

19. 有孕动物的红细胞沉降率较正常为大，是血瘀证模型的首选动物。(　　)

20. 中药药理动物模型方法建立后，还应进行佐证和重复，以保证方法的稳定、可靠。(　　)

21. 中医肝脏证候动物模型不能只针对西医的肝脏及其功能建模。(　　)

22. 因高血压病的症状具有中医肝阳上亢证的表现，因此可将之作为肝阳上亢证模型。(　　)

23. 单纯饮食不节可制备脾阴虚证模型。(　　)

24. "猫吓鼠"制备肾气虚证模型的理论基础是"恐则气下"。(　　)

25. 糖皮质激素既可制备肾阳虚模型也可制备肾阴虚模型。(　　)

26. 温病动物模型常用小鼠、大鼠复制。（　　）

27. 痰浊血瘀证模型可采用高脂血症的造模方法。（　　）

28. 动物模型的建立应尽量追求完美，但不强求完美。（　　）

六、简答题

1. 什么是中药药理动物模型？

2. 中药药理动物模型研究的设计原则有哪些？

3. 举例说明中药药理动物模型的实验方法有哪三类。

4. 中药药理动物模型研究中实验指标的选择原则是什么？

5. 中药药理动物模型研究中实验动物的选择应符合哪些要求？

6. 要做到重复性原则，需规范哪些内容？

7. 中药药理五脏的证候动物模型有哪些？

七、拓展题

如何理解中药药理动物模型研究的设计原则？

参考答案

一、单项选择题

1. C　2. B　3. A　4. C　5. A　6. B　7. A　8. D　9. B　10. E　11. C　12. E　13. E
14. D　15. B　16. E　17. E　18. A　19. C　20. A　21. E　22. D　23. B　24. B　25. A
26. D　27. A　28. C　29. D　30. B

二、多项选择题

1. ABCE　2. ABCDE　3. ABCDE　4. ABCDE　5. ACDE　6. CDE　7. ABCE
8. ABCDE　9. AB　10. ABCD

三、名词解释题

1. 证候动物模型：是指在中医药理论指导下，在动物身上复制的中医药证候，如肾虚证、脾虚证、血瘀证等。

2. 病证结合动物模型：是指在动物身上复制的既有中医证候表现，又有西医学疾病表现的动物模型，如失血性贫血血虚证动物模型、感染性休克厥脱证动物模型等。

3. 自发性疾病动物模型：是指实验动物未经任何有意识的人工处理，在自然情况下发生，并通过定向培育而保留下来的疾病模型，如消渴（糖尿病）动物模型等。

4. 诱发性疾病动物模型：是研究者通过使用物理、化学、生物等因素作用于动物，造成动物组织、器官或全身一定的损害，出现某些人类疾病表现，如发热动物模型、咳嗽动物模型等。

四、填空题

1.《中医药动物实验方法学》　　2. 自发性疾病动物模型；诱发性疾病动物模型

3. 病证结合动物模型 4. 相似性原则；标准化原则；重复性原则；经济性原则 5. 环境条件控制；饲料营养控制 6. 宏观辨证指标；微观指标 7. 三 8. 心气虚证；心阳虚证；心阴虚证；心血虚证；心血瘀阻证 9. 肝郁证 10. 苦寒泻下法 11. 脾不统血证 12. 肾气虚证；肾阴虚证；肾阳虚证 13. 溶血性；缺铁性；放射性 14. 血虚证 15. 灵长类

五、判断题

1. × 2. √ 3. √ 4. × 5. √ 6. √ 7. × 8. √ 9. × 10. × 11. √ 12. √ 13. × 14. √ 15. √ 16. √ 17. √ 18. × 19. √ 20. √ 21. √ 22. √ 23. × 24. √ 25. √ 26. × 27. √ 28. √

六、简答题

1. 答：中药药理动物模型是指在中医药研究过程中，尤其是在中药药理研究中建立的具有人类病证表现的动物实验对象和相关材料。主要包括疾病动物模型、证候动物模型和病证结合动物模型，它既属于实验动物学的范畴，又是中药药理实验方法的核心，在中药药性、配伍、药效、药动、毒理研究和中药新药开发等方面发挥着重要作用。

2. 答：中药药理实验动物模型研究应坚持四大原则，即相似性原则、标准化原则、重复性原则和经济性原则。

3. 答：中药药理动物模型的实验方法主要包括物理因素、化学因素和生物因素三个方面。实验时，应根据不同的方法、不同的动物采用相应的指标定量。如劳倦伤脾法属于物理因素；食酸"脾虚"模型是化学因素所致；肺痨、疫毒痢等使用结核杆菌、痢疾杆菌造模，属于生物刺激因素。

4. 答：中药药理动物模型指标包括宏观辨证指标和微观指标体系。宏观辨证指标的选择与建立，应参考中医药界公认的统一的证候诊断辨证标准，结合动物的生理、病理特征，尽量客观、准确；微观指标的选择与建立，应按照中医的特点，结合临床，选择与该证相关性密切的微观指标，发现有意义的阳性指标，应反复验证，排除其他证候的阳性反应，使它成为特异性、敏感性指标，从而建立微观指标体系。

5. 答：为保证方法的稳定、可控，中药药理动物模型研究中实验动物的选择应做到以下几方面：（1）所用实验动物的遗传背景或来源应清楚，品种、品系及亚系的名称应确切，并根据中医药动物实验的要求，选择中医药动物实验研究敏感的品种、品系，如发热实验宜用家兔。（2）动物应有完整的微生物检测资料，确保动物健康，以避免动物本身的疾病影响实验结果。（3）选择性别、体重、生理状态适宜的动物。

6. 答：中药药理动物模型研究中的"重复性原则"包括实验的重复性和动物的重复性，应规范以下几个方面：（1）实验动物的品种、品系、年龄、性别、体重、健康情况、饲养管理应规范一致。（2）实验环境条件的温度、湿度、气压、气流、风速、照明、氨浓度、噪音、消毒和灭菌方法应规范一致。（3）实验样品的制备，实验药品的生产厂家、批号、纯度、规格，给药剂型、剂量、途径、方法应规范一致。（4）实验仪器型号、灵敏度、精确度、范围值应规范一致。（5）实验者的操作技术应熟练，实验方法步骤应明确一致性，从而保证实验重现性。

7. 答案：中医五脏的证候动物模型发展参差不齐，总体有以下证型：

心脏：心气虚证、心血虚证、心阳虚证、心阴虚证、心血瘀阻证。

肝脏：肝郁证、肝阳上亢证、肝血虚证、肝阴虚证、肝血瘀阻证。

脾脏：脾气虚证、脾阳虚证、脾阴虚证、脾不统血证。

肺脏：风寒犯肺证、寒饮蕴肺证、肺热证、肺气虚证、肺阴虚证、肺阳虚证、肺阴阳两虚证。

肾脏：肾气虚证、肾阳虚证、肾阴虚证。

七、拓展题

答案要点：相似性原则是指动物模型研究中必须注意模型与原型的相似性。重复性原则包括实验的重复性和动物的重复性。标准化原则主要包括实验动物和动物实验方法的标准化，涉及标准的实验动物，实验方法的各环节标准化。经济性原则是指在动物模型研究过程中，应尽可能选用价格便宜、容易获得、饲养经济的实验动物。可见，四大原则之间具有相关性，实验动物、实验条件、实验操作者三大因素的标准、稳定十分重要。在实际工作中，应根据研究需要选择最适合的经济的实验动物，按相似性、重复性和标准化要求进行实验。

第二十七章 中药血清药理学与脑脊液药理学 ▷▷▷▷

目 的 要 求

1. 掌握中药血清药理学及脑脊液药理学的基本概念。
2. 熟悉中药血清药理学及脑脊液药理学的研究思路与方法。
3. 了解中药血清药理学及脑脊液药理学的应用与研究展望。

知 识 导 航

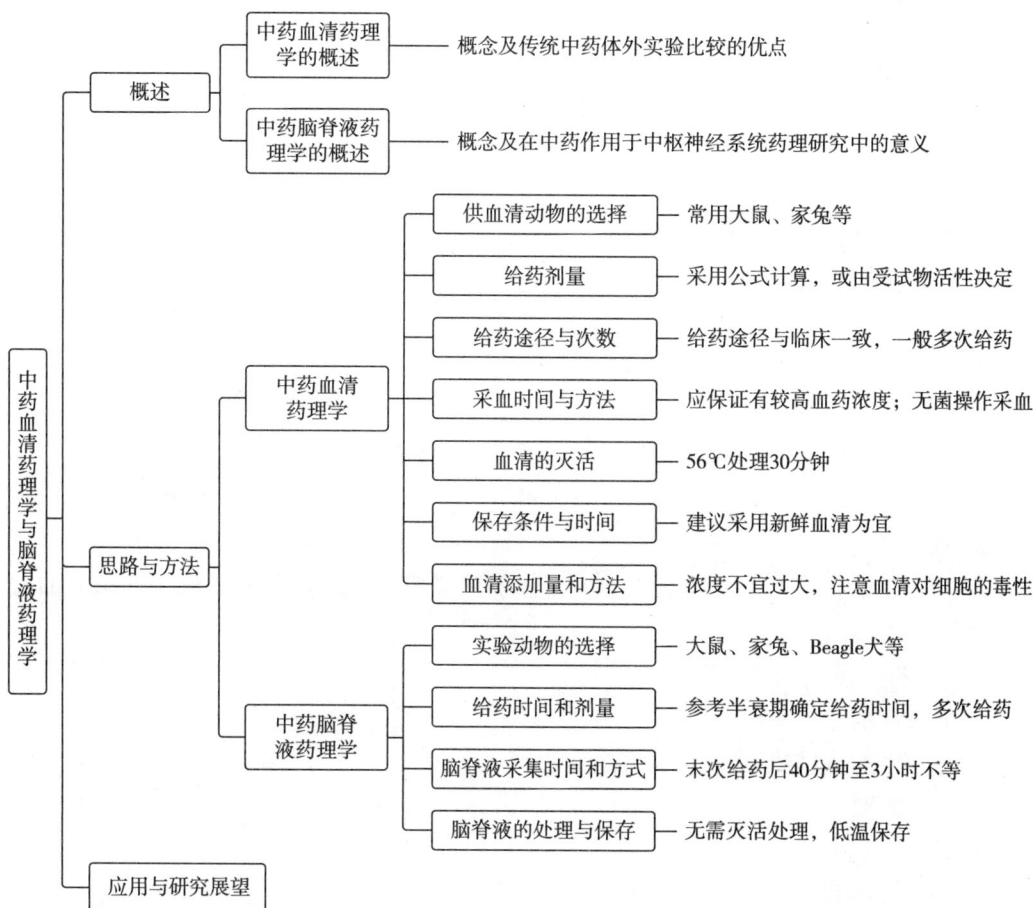

重点难点

1. 中药血清药理学及中药脑脊液药理学的基本概念和内容。

2. 含药血清的制备前应对药物的量效、时效关系进行初步研究，设计合适的给药方案，避免假阴性的结果；"空白"血清的制备；含药血清的制备应设置合适的给药剂量、途径和给药次数、采血时间、血清灭活、血清保留时间等。

3. 中药脑脊液的制备应确定实验动物、给药时间与给药剂量、脑脊液采集时间与方式、脑脊液的处理与保存。

单元测试题

一、单项选择题 （请从 5 个备选答案中选出 1 个最佳答案）

1. 日本学者田代真一在(　　　)年第一届和汉医学会上首次提出"血清药理学"的概念

    A. 1979　　　　　　　　B. 1980　　　　　　　　C. 1981

    D. 1982　　　　　　　　E. 1984

2. 中药脑脊液药理学是一种新兴的主要评价作用于(　　　)中药的药理学实验方法

    A. 中枢神经系统　　　　B. 心血管系统　　　　C. 内分泌系统

    D. 外周神经系统　　　　E. 消化系统

3. 血清灭活的目的是(　　　)

    A. 灭菌　　　　　　　　B. 纯化

    C. 增效　　　　　　　　D. 消除或减少空白血清的活性和毒性

    E. 浓缩

4. 在一般情况下，培养基中含血清量小于(　　　)对细胞生长和存活并不会产生明显影响

    A. 20%　　　　　　　　B. 30%　　　　　　　　C. 40%

    D. 50%　　　　　　　　E. 60%

5. 以下不属于中药粗提物直接加入离体实验反应体系产生假阳性假阴性结果的常见原因是(　　　)

    A. 药物直接作用于细胞

    B. pH 值

    C. 药物经过胃肠吸收可能发生变化

    D. 渗透压

    E. 无机盐

6. 下列哪项说法是正确的(　　　)

    A. 中药血清药理实验方法是一种改良的中药体内实验方法

    B. 中药血清药理实验方法能反映中药中可吸收成分的间接作用

C. "空白"血清是真正空白的

D. 含药血清的作用必须与空白血清做严格对照

E. 血清对细胞没有毒性，可大量使用

7. 血清灭活通常使用的方法是(　　　)

A. 56℃处理10分钟　　　　B. 56℃处理30分钟　　　　C. 80℃处理10分钟

D. 90℃处理10分钟　　　　E. 70℃处理10分钟

8. 下列哪项说法是错误的(　　　)

A. 体外实验方法具有需要样品少、实验效率高等优点

B. 脑脊液药理学可以直接观察中药及复方对中枢神经系统的效应

C. 血清对细胞没有毒性，可大量使用

D. 制备脑脊液的动物应与获得离体细胞的动物一致

E. 含药血清的作用必须与空白血清做严格对照

9. 含药血清的作用必须与(　　　)做严格对照

A. 空白血液　　　　　　　B. 空白血浆　　　　　　　C. 空白血清

D. 药物溶液　　　　　　　E. 粗提物

10. 以下说法不正确的是(　　　)

A. 中药血清药理学不适于通过局部用药起作用的药物的药理学研究

B. 中药血清药理学的研究受血清制备用实验动物的种属、用药剂量等的影响

C. 中药脑脊液药理学是进行中药治疗神经系统疾病的有效体外研究方法

D. 中药血清药理学结果较中药脑脊液药理学结果更可靠

E. 中药脑脊液药理学可用于评估中药防治帕金森病的药理研究

二、多项选择题 （每题至少有1个正确答案，多选或错选不得分）

1. 体外实验方法的优点是(　　　)

A. 需要样品少　　　　　　B. 实验效率高　　　　　　C. 需要样品多

D. 实验效率不变　　　　　E. 实验步骤多

2. 以下关于制备中药含药血清的方法论述正确的(　　　　)

A. 供血清动物应与拟实验细胞的亲缘关系越近越好

B. 制备含药血清时给药途径应与临床保持一致

C. 制备含药血清时给药剂量应越大越好

D. 一般多次给药优于单次给药

E. 一般情况下血清应灭活以减少空白血清的活性和毒性

3. 含药血清保存对药效的影响因(　　　)等因素不同而各异

A. 采血时间　　　　　　　B. 采血方法　　　　　　　C. 药物不同

D. 环境条件　　　　　　　E. 测试指标不同

4. 提高脑脊液含药浓度的方法有(　　　)

A. 增加给药剂量　　　　　B. 减轻给药动物体重

    C. 增加给药动物体重   D. 连续多次给药

    E. 改变脑脊液提取方法

5. 血清药理学方法在中药研究中的优势有（　　　）

    A. 在一定程度上揭示了中药复方在体内活性成分的生物转化及改变

    B. 比较准确、真实地研究中药的药效和作用机制

    C. 有助于研究中药复方配伍的实质

    D. 有助于中药及复方药代动力学研究的开拓与发展

    E. 有助于中药真正有效活性部位、活性成分的发现，为新药开发提供依据

三、名词解释题

1. 中药血清药理学

2. 中药脑脊液药理学

四、填空题

1. 中药血清药理学是指将中药灌服动物一定时间后采集动物血液、_____，用此含有_____的血清进行体外实验的中药药理研究方法。

2. 中药脑脊液药理学是一种新兴的主要评价作用于_____中药的药理实验方法学。

3. 中药及复方作用于机体后，血清中的药物成分不一定都能透过_____。

4. 体外实验方法具有需要_____少、_____等优点。

5. 1984 年，日本学者_____在第一届和汉医学会上首次提出"血清药理学"的概念。

6. 中药血清药理实验方法克服了中药粗提物的_____对实验结果的干扰。

7. 含药血清的作用必须与_____做严格对照。

8. 中药脑脊液药理学主要包括_____和_____两方面。

五、判断题（请在正确题后括号中打√，错误题后括号中打×）

1. 1980 年，日本学者田代真一在第一届和汉医学会上首次提出"血清药理学"的概念。（　　　）

2. 中药血清药理实验方法是一种改良的中药体内实验方法。（　　　）

3. 体外实验方法具有需要样品少、实验效率高等优点。（　　　）

4. 既往的中药药理体外实验是将中药（粗提物）直接加入离体反应体系中进行的。（　　　）

5. 中药血清药理实验方法克服了中药粗提物的理化性质与杂质对实验结果的干扰。（　　　）

6. 中药血清药理实验方法能反映中药中可吸收成分的间接作用。（　　　）

7. 中药脑脊液药理学是一种新兴的主要评价作用于心血管系统中药的药理学实验

方法。（　　）

8. 在应用血清药理学方法研究中药对中枢神经系统作用的过程中，血清所含的酶及蛋白会对神经细胞产生一定的影响。（　　）

9. 中药及复方作用于机体后，血清中的药物成分一定能透过血脑屏障。（　　）

10. 脑脊液药理学可以直接观察中药及复方对中枢神经系统的效应。（　　）

11. "空白"血清是真正空白的。（　　）

12. 含药血清的作用必须与空白血清做严格对照。（　　）

13. 血清对细胞没有毒性，可大量使用。（　　）

14. 中药脑脊液药理学主要包括药效物质基础研究和药效物质体内过程研究两方面。（　　）

15. 制备脑脊液的动物应与获得离体细胞的动物一致。（　　）

六、简答题

1. 中药血清药理学的优点有哪些？

2. 将中药（粗提物）直接加入离体反应体系这一实验方法的局限性有哪些？

3. 中药血清药理学的总体研究思路是什么？

4. 中药脑脊液药理学包括哪两方面内容？

七、拓展题

谈谈你对中药脑脊液药理学的研究展望。

参考答案

一、单项选择题

1. E　2. A　3. D　4. A　5. A　6. D　7. B　8. C　9. C　10. D

二、多项选择题

1. AB　2. ABDE　3. CDE　4. AD　5. ABCDE

三、名词解释题

1. 中药血清药理学：是指将中药灌服动物一定时间后采集动物血液、分离血清，用此含有药物成分的血清进行体外实验的中药药理研究方法。

2. 中药脑脊液药理学：是一种评价作用于中枢神经系统中药的药理实验方法学，以含药脑脊液代替含药血清观察药物作用，体现有效成分的作用，增加有效成分研究的针对性。

四、填空题

1. 分离血清；药物成分　2. 中枢神经系统　3. 血脑屏障　4. 样品；实验效率高

5. 田代真一　6. 理化性质与杂质　7. 空白血清　8. 药效物质基础研究；药效物质体内过程研究

五、判断题

1. ×　2. ×　3. √　4. √　5. √　6. ×　7. ×　8. √　9. ×　10. √　11. ×
12. √　13. ×　14. √　15. √

六、简答题

1. 答：中药血清药理学是在以往体外实验的基础上加以改进而形成的，即以含药血清代替中药粗提物进行实验，具有条件可控性强、重复性好、使用材料少、接近药物在体内产生药效的真实过程等优点。血清药理学方法已在中药研究中显示出独特的优势：一是在一定程度上揭示了中药复方在体内活性成分的生物转化及改变；二是比较准确、真实地研究中药的药效和作用机制；三是有助于研究中药复方配伍的实质；四是有助于中药及复方药代动力学研究的开拓与发展；五是有助于中药真正有效活性部位、活性成分的发现，为新药开发提供依据。

2. 答：（1）中药粗制剂中含有大量杂质，若直接加入体外反应体系，其渗透压、pH、鞣质、无机盐等许多非特异性理化因素，会严重干扰实验，产生假阳性或假阴性结果，故其科学性难以得到认可。（2）中药口服后其成分在胃肠道会受到消化液和肠道菌微生态转化，特别是苷类化合物，其糖基使之不易从肠道吸收，肠道菌使苷分解出苷元，苷元易被肠道吸收而成为真正产生药效的物质。即中药有效成分并不一定就是在体内直接发挥作用的成分，而在体内产生药效的成分并不一定就是生药材中所固有的成分。这就使中药直接用于体外实验的价值产生了问题。

3. 答：（1）在制备含药血清前，应对药物的量效、时效关系进行初步研究，设计合适的给药方案，确定合适的采血时间，避免药物中的有效物质因代谢而减少，造成假阴性的结果。同时应关注空白血清本身的活性，设置合适的给药剂量组。（2）实验证明，"空白"血清不是真正空白的，而是有活性的，含药血清的作用必须与空白血清做严格对照，故如果含药血清取自模型动物，对照血清也必须取自模型动物。（3）剂量的设置。可以用两种方法设置不同剂量组，即给药剂量不同和血清添加量不同。若采用前者，实验时应注意给药组与对照组采血时间的一致性，因给药后不同时间采取的血样、药效强度可能存在差异，应尽量避免由此出现的误差。若采用后者，应注意反应体系内组与组之间含血清总量应等同，要用空白血清填补，使各组血清量相同。

4. 答：目前中药脑脊液药理学主要包括药效物质基础研究和药效物质体内过程研究两方面：（1）药效物质基础研究，指观察含药脑脊液的药理作用，阐明中药或复方的效用机制，并综合运用现代分析技术明确中药或复方的药效物质基础；也可先进行脑脊液药物化学成分分析，确定移行成分，然后分离、富集制备中药或复方提取物，再进行相关药效学研究。（2）药效物质体内过程研究，指利用脑脊液中成分的分析方法，通过研究多成分的体内动态及代谢化学，明确中药及其复方的体内过程及其代谢规律。

七、拓展题

答案要点：相比于含药血清，中药及复方的含药脑脊液不受给药途径的限制，无论口服还是注射都可以应用，比较接近药物在体内环境中产生药理效应的真实过程，其原有成分在体内转化成活性成分，或代谢后失活，或没有被吸收入血，都可以通过脑脊液药理学反映出来，因而对中枢神经系统疾病的防治研究具有重要作用。但由于起步较晚，近年来虽然开展了包括实验动物的给药天数、给药次数、给药剂量、脑脊液的采集时间等方面的研究，但距离形成比较成熟的脑脊液药理学系统性的方案还有相当的距离，存在的一些问题需要继续深入探索和完善。目前，中药脑脊液药理学在中药及复方的研究中已经显示出良好的应用前景，为中药及复方作用于中枢神经系统的药效物质基础和作用机制研究提供了一条行之有效的途径。

第二十八章 中药新药药理毒理研究 ▷▷▷

目的要求

1. 掌握中药注册分类。
2. 熟悉药效学试验、安全药理学试验及毒理学试验内容。
3. 了解中药新药研发现状及展望。

知识导航

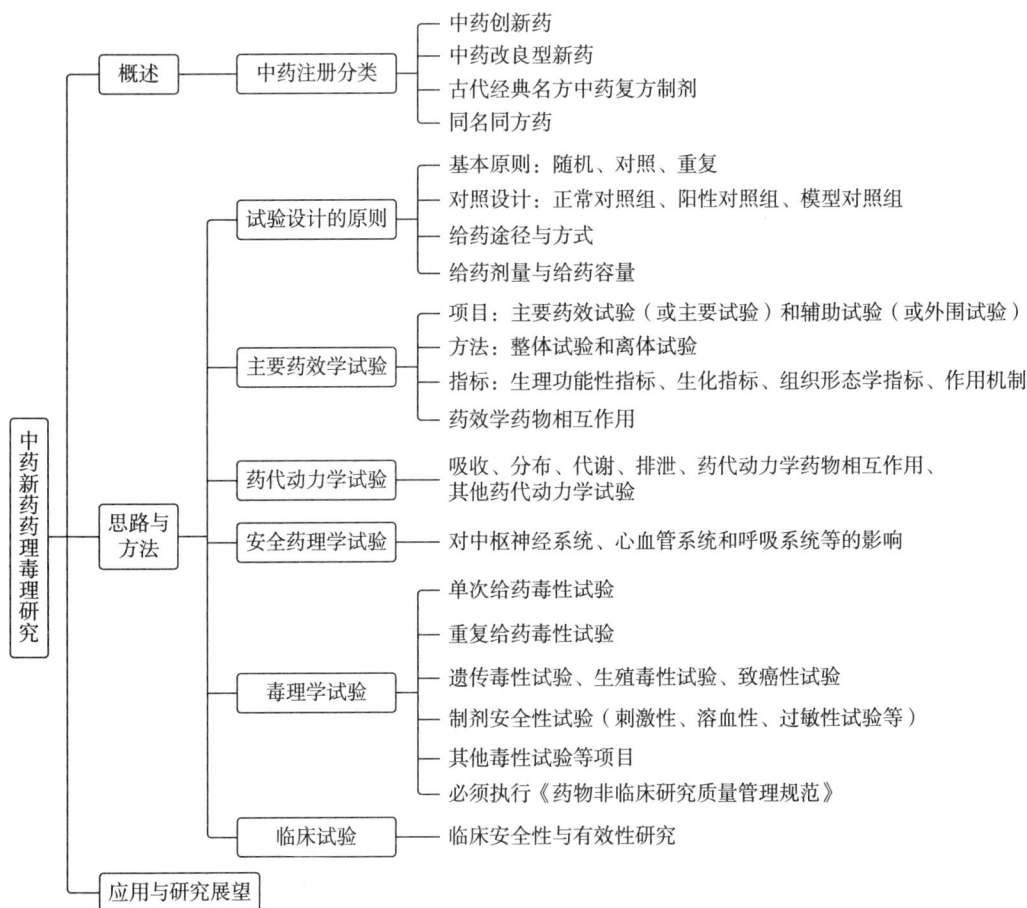

重点难点

1. 中药注册分类的中药创新药、中药改良型新药、古代经典名方中药复方制剂、同名同方药的定义。

2. 药效学试验的基本原则、内容和评价指标。

3. 安全药理学试验和毒理学试验的定义和基本内容。

单元测试题

一、单项选择题（请从 5 个备选答案中选出 1 个最佳答案）

1. "从单一植物、动物、矿物等物质中提取得到的提取物及其制剂" 应从中药注册分类中的哪一类进行新药申报(　　)

　　A. 中药创新药　　　　　　　　　　B. 中药改良型新药

　　C. 古代经典名方中药复方制剂　　　D. 同名药

　　E. 同方药

2. "由多味饮片、提取物等在中医药理论指导下组方而成的中药复方制剂" 应从中药注册分类中的哪一类进行新药申报(　　)

　　A. 中药创新药　　　　　　　　　　B. 中药改良型新药

　　C. 古代经典名方中药复方制剂　　　D. 同名药

　　E. 同方药

3. "未被国家药品标准、药品注册标准以及省、自治区、直辖市药材标准收载的药材及其制剂，以及具有上述标准药材的原动、植物新的药用部位及其制剂" 应从中药注册分类中的哪一类进行新药申报(　　)

　　A. 中药创新药　　　　　　　　　　B. 中药改良型新药

　　C. 古代经典名方中药复方制剂　　　D. 同名药

　　E. 同方药

4. "改变已上市中药剂型的制剂，即在给药途径不变的情况下改变剂型的制剂" 应从中药注册分类中的哪一类进行新药申报(　　)

　　A. 中药创新药　　　　　　　　　　B. 中药改良型新药

　　C. 古代经典名方中药复方制剂　　　D. 同名药

　　E. 同方药

5. "改变已上市中药给药途径的制剂，即不同给药途径或不同吸收部位之间相互改变的制剂" 应从中药注册分类中的哪一类进行新药申报(　　)

　　A. 中药创新药　　　　　　　　　　B. 中药改良型新药

　　C. 古代经典名方中药复方制剂　　　D. 同名药

　　E. 同方药

6. "中药增加功能主治" 应从中药注册分类中的哪一类进行新药申报(　　)

A. 中药创新药   B. 中药改良型新药

C. 古代经典名方中药复方制剂   D. 同名药

E. 同方药

7. "已上市中药生产工艺或辅料等改变引起药用物质基础或药物吸收、利用明显改变的"应从中药注册分类中的哪一类进行新药申报（   ）

A. 中药创新药   B. 中药改良型新药

C. 古代经典名方中药复方制剂   D. 同名药

E. 同方药

8. "基于古代经典名方加减化裁的中药复方制剂"应从中药注册分类中的哪一类进行新药申报（   ）

A. 中药创新药   B. 中药改良型新药

C. 古代经典名方中药复方制剂   D. 同名药

E. 同方药

9. "未按古代经典名方目录管理的古代经典名方中药复方制剂"应从中药注册分类中的哪一类进行新药申报（   ）

A. 中药创新药   B. 中药改良型新药

C. 古代经典名方中药复方制剂   D. 同名药

E. 同方药

10. 若人用经验对有效性具有一定支撑作用，具有人用经验，处方组成、工艺路线、临床定位、用法用量等与既往临床应用基本一致的中药复方制剂，中药注册申报资料要求可不进行（   ）

A. 单次给药毒性试验   B. 重复给药毒性试验

C. 药效学试验   D. 安全药理学试验

E. 临床试验

11. 非临床有效性试验设计的基本原则（   ）

A. 对照，重复，合理   B. 随机，重复，对照

C. 随机，对照，合理   D. 对照，重复，代表

E. 随机，重复，代表

12. 《中药注册分类及申报资料要求》（2020 版）中规定，中药注册分类包括（   ）

A. 4 类   B. 5 类

C. 6 类   D. 9 类

E. 10 类

13. 中药新药临床前药效学研究中阳性对照药的选择依据是（   ）

A. 上市的西药

B. 《中国药典》收载，正式批准生产的中药或西药

C. 上市的中药

D. 价格低廉的中药

E. 《药品目录》中的中药或西药

14. 新药药效学实验中，至少应设置几个剂量组（　　）

A. 2　　　　　B. 3　　　　　C. 4　　　　　D. 5　　　　　E. 6

15. 用来与模型组动物比较观察造模是否成功的对照组为（　　）

A. 正常对照　　　　　　　　　　B. 阳性对照

C. 模型对照　　　　　　　　　　D. 历史对照

E. 安慰对照

二、多项选择题（每题至少有1个正确答案，多选或错选不得分）

1. 下列哪些中药新药申请可不进行药效学试验（　　）

A. 若人用经验对有效性具有一定支撑作用，具有人用经验，处方组成、工艺路线、临床定位、用法用量等与既往临床应用基本一致的中药复方制剂

B. 中药增加功能主治

C. 古代经典名方中药复方制剂

D. 从单一植物中提取得到的提取物及其制剂

E. 改变已上市中药剂型的制剂

2. 中药注册分类包括（　　）

A. 中药创新药　　　　　　　　　B. 中药改良型新药

C. 古代经典名方中药复方制剂　　D. 同名同方药

E. 中药仿制药

3. 安全药理学试验主要观察药物对哪些系统的影响（　　）

A. 中枢神经系统　　　　　　　　B. 心血管系统

C. 消化系统　　　　　　　　　　D. 血液系统

E. 呼吸系统

4. 药效学试验的观察指标包括（　　）

A. 生理功能性指标　　　　　　　B. 生化指标

C. 药代动力学指标　　　　　　　D. 组织形态学指标

E. 机制相关指标

5. 中药创新药中的提取物立题来自传统应用，生产工艺与传统应用基本一致，一般应进行哪些毒理学实验（　　）

A. 安全药理学试验　　　　　　　B. 单次给药毒性试验

C. 重复给药毒性试验　　　　　　D. 生殖毒性试验

E. 致癌性试验

三、名词解释题

1. 中药创新药

2. 中药改良型新药

3. 古代经典名方

4. 新药

四、填空题

1. _____是指未曾在中国境内上市销售的药品。

2. _____是指符合《中华人民共和国中医药法》规定的，至今仍广泛应用、疗效确切、具有明显特色与优势的古代中医典籍所记载的方剂。

3. 中药 3 类新药——古代经典名方中药复方制剂不需要进行_____试验。

4. 试验设计的三个基本原则为随机、重复和_____原则。

5. 阳性对照药可选用_____收载，正式批准生产的中药或西药。

6. 非临床安全性评价研究应当在经过_____认证的机构开展。

7. 如果对已有的动物和/或临床试验结果产生怀疑，可能影响人的安全时，应进行追加的_____研究。

8. 药效学试验中的_____可以较为全面地反映受试物在机体内的反应情况，与临床的反应情况较为接近。

五、判断题 （请在正确题后括号中打√，错误题后括号中打×）

1. 药效学试验包括整体试验和离体试验。（　　　）

2. 随机、对照、代表是试验设计的基本原则。（　　　）

3. 模型对照组，除不用药以外，其他处理与给药组相同。（　　　）

4. 中药第 3 类新药必须为古代经典名方目录管理的中药复方制剂。（　　　）

5. 中药增加功能主治不能按中药改良型新药进行申报。（　　　）

6. 未被国家药品标准、药品注册标准以及省、自治区、直辖市药材标准收载的药材及其制剂可以按中药创新药进行新药申报。（　　　）

7. 中药新药药效学试验中阳性药必须选择中药。（　　　）

8. 中药新药药效学试验中，剂量设计中应有一组为临床等效剂量。（　　　）

9. 中药新药药效学试验中，剂量设计中应有一组为最大耐受剂量。（　　　）

10. 中药新药毒理学试验必须执行《药物非临床研究质量管理规范》。（　　　）

11. 同名同方药属于中药新药。（　　　）

12. 设立阳性对照药，不仅可以比较新药的作用特点、强度及起效快慢，还可以验证所用方法和指标的可靠性。（　　　）

13. "清肺排毒颗粒""化湿败毒颗粒"和"宣肺败毒颗粒"均属于 3.2 类中药新药。（　　　）

14. 阳性对照药应至少选择三个剂量组进行试验。（　　　）

15. 对实验动物进行分组时，可以把先抓到的动物分到 A 组，后抓到的动物分到 B 组等。（　　　）

六、简答题

1. 中药新药注册分为哪几类？

2. 中药新药药理研究中阳性对照组设置的目的是什么？

3. 中药新药毒理学试验项目包括哪些内容？

4. 中药新药药理研究中正常对照组设置的目的是什么？

七、拓展题

试述中药新药药理毒理研究申报资料的主要内容。

参考答案

一、单项选择题

1. A　2. A　3. A　4. B　5. B　6. B　7. B　8. C　9. C　10. C　11. B　12. A　13. B　14. B　15. A

二、多项选择题

1. AC　2. ABCD　3. ABE　4. ABDE　5. ABC

三、名词解释题

1. 中药创新药：是指处方未在国家药品标准、药品注册标准及国家中医药主管部门发布的《古代经典名方目录》中收载，具有临床价值，且未在境外上市的中药新处方制剂。

2. 中药改良型新药：是指改变已上市中药的给药途径、剂型，且具有临床应用优势和特点，或增加功能主治等的制剂。

3. 古代经典名方：是指符合《中华人民共和国中医药法》规定的，至今仍广泛应用、疗效确切、具有明显特色与优势的古代中医典籍所记载的方剂。

4. 新药：是指未曾在中国境内上市销售的药品。

四、填空题

1. 新药　2. 古代经典名方　3. 药效学　4. 对照　5.《中国药典》　6. GLP（或《药物非临床研究质量管理规范》）　7. 安全药理学　8. 整体试验

五、判断题

1. √　2. ×　3. √　4. ×　5. ×　6. √　7. ×　8. √　9. ×　10. √　11. ×　12. √　13. √　14. ×　15. ×

六、简答题

1. 答：中药新药注册分为三类，包括中药创新药、中药改良型新药和古代经典名方中药复方制剂。

2. 答：中药新药药理研究中阳性对照组设置的目的有：一是比较新药的作用特点、作用强度、起效快慢；二是验证所用方法和指标的可靠性。

3. 答：中药新药毒理学试验项目包括：单次给药毒性试验，重复给药毒性试验，遗传毒性试验，生殖毒性试验，致癌性试验，依赖性试验，刺激性、过敏性、溶血性等与局部、全身给药相关的制剂安全性试验，其他毒性试验等。不同的新药类型要求进行的毒理学试验项目不同。

4. 答：中药新药药理研究中正常对照组的作用有：一是用来与模型组对照观察造模是否成功；二是观察给药组指标是否恢复正常。

七、拓展题

答案要点：中药新药药理毒理研究包括药效学研究和毒理学研究。药效学研究包括主要药效学试验、次要药效学试验和安全药理研究；毒理学研究有单次给药毒性试验，重复给药毒性试验，遗传毒性试验，生殖毒性试验，致癌性试验，依赖性试验，刺激性、过敏性、溶血性等与局部、全身给药相关的制剂安全性试验，其他毒性试验等。在进行中药新药临床前研究时应根据不同新药注册类别、品种特点等确定中药效学研究、毒理学研究的内容，相应地形成中药新药药理毒理研究申报资料。

第二十九章　新技术在中药药理研究中的应用 ▷▷▷▷

目的要求

1. 掌握中药药理研究新技术的定义和分类。
2. 熟悉中药药理研究的新技术。
3. 了解新技术的应用。

知识导航

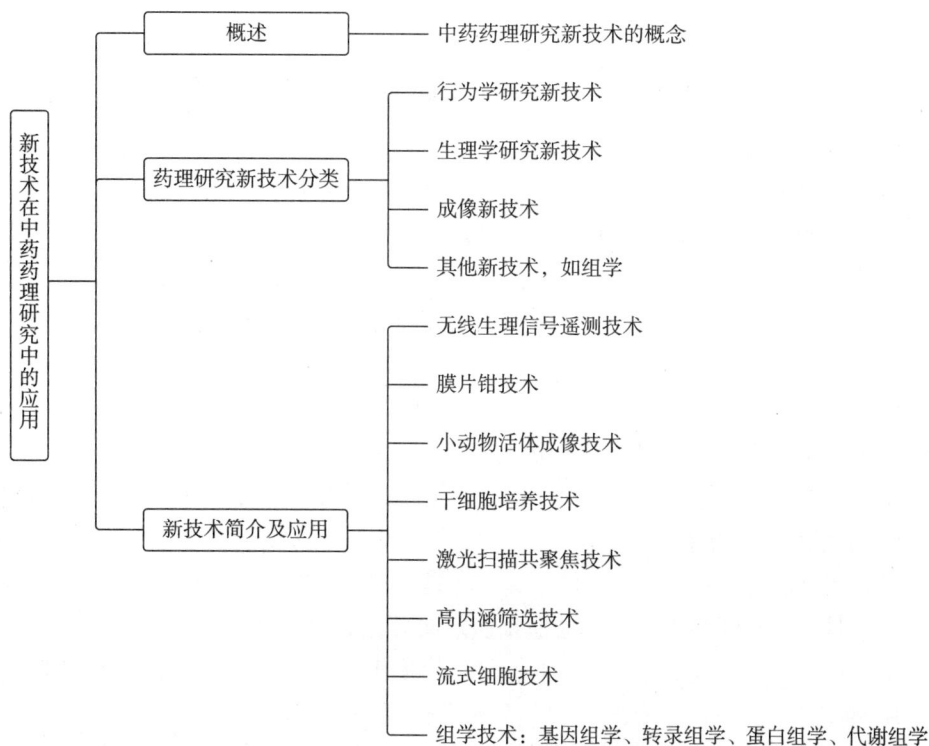

重点难点

1. 中药药理研究的新技术是指相对传统药理研究方法和检测技术而言，主要指用于中药药理研究的现代细胞分子生物学研究的先进技术，如组学技术、荧光成像技术等。
2. 药理研究新技术的分类、具体新技术及其基本原理和特点。

单元测试题

一、单项选择题（请从 5 个备选答案中选出 1 个最佳答案）

1. 中药药理研究的新技术是指(　　　)
   A. 膜片钳技术
   B. 磁质谱技术
   C. 现代分子生物学技术
   D. 用于中药药理研究的现代细胞分子生物学研究的先进技术
   E. 组学技术

2. 以下不属于行为学研究技术或方法的是(　　　)
   A. 小动物活体成像技术　　　B. 自发活动仪　　　C. 水迷宫
   D. 避暗仪　　　E. 旷场箱

3. 以下不属于生理学指标的是(　　　)
   A. 呼吸频率　　　B. 血压　　　C. 血脂水平
   D. 心率　　　E. 肌电图

4. 以下哪项不是成像技术能实现的(　　　)
   A. 细胞器的观察　　　B. 靶标蛋白的原位表达
   C. 肿瘤小鼠瘤体大小检测　　　D. 心脏形态检测
   E. 心电图

5. 通过凝胶电泳原理或毛细管电泳可进行以下哪类物质的检测(　　　)
   A. 蛋白质　　　B. 多糖　　　C. 微量元素
   D. 葡萄糖　　　E. 血脂

6. 干细胞又称为"万能细胞"是因为(　　　)
   A. 干细胞可无限增殖　　　B. 干细胞具有再生为各种组织、器官的潜能
   C. 干细胞可以再生　　　D. 干细胞形态多变
   E. 干细胞功能多

7. 以下具有诱导胚胎干细胞向心肌细胞定向分化的中药是(　　　)
   A. 商陆　　　B. 黄芩苷　　　C. 左归丸
   D. 麻黄　　　E. 淫羊藿

8. 分别代表可能发生、将要发生、正在发生和已经发生四个阶段的组学技术是(　　　)
   A. 转录组学、代谢组学、蛋白组学、基因组学
   B. 基因组学、转录组学、蛋白组学、代谢组学
   C. 蛋白组学、代谢组学、基因组学、转录组学
   D. 代谢组学、基因组学、转录组学、蛋白组学

E. 基因组学、蛋白组学、转录组学、代谢组学

9. 以下不属于基因组学技术的是(　　　)

A. 基因芯片　　　　　　　　　B. 微阵列技术

C. 重组 DNA 技术　　　　　　 D. mRNA 差异显示技术

E. 巨克隆

10. 狭义的转录组学是指(　　　)

A. 一个细胞里的 mRNA

B. 一种细胞或组织的基因组的转录出的 mRNA 的总和

C. 所有参与翻译蛋白质的 mRNA 的总和

D. miRNA

E. lncRNA

11. 采用组学研究马兜铃酸致大鼠慢性肾纤维化的毒性标志物应选择(　　　)

A. 基因组学　　　　　　B. 蛋白组学　　　　　　C. 代谢组学

D. 转录组学　　　　　　E. 脂质体组学

12. 代谢组学是由英国(　　　)教授在 1999 年首次提出。

A. Wilkins　　　　　　B. Williams　　　　　　C. Egger

D. Cellomics　　　　　E. Nicholson

13. 以下关于激光扫描共聚焦显微镜的功能的描述不正确的是(　　　)

A. 能随时采集和记录检测信号

B. 可进行活细胞的长时间观察

C. 可进行光学切片、三维图像重建

D. 可进行荧光定量和定位分析

E. 可进行厚切片样本的观察

14. 以下新技术可基于细胞进行多个指标多个靶点同时筛选的是(　　　)

A. 高内涵筛选技术　　　　　　B. 组学技术

C. 生理信号遥测技术　　　　　D. 激光扫描共聚焦技术

E. 表面等离子共振技术

15. 膜片钳技术是记录(　　　)离子通道离子电流变化反映电生理的技术

A. 细胞群　　　　　　B. 组织　　　　　　C. 器官

D. 单个细胞　　　　　E. 两个细胞

二、多项选择题 (请将每题正确答案写作题后括号中)

1. 应用于中药药理研究的新技术有(　　　)

A. 组学技术　　　　　　　　　B. 激光扫描共聚焦技术

C. 流式细胞技术　　　　　　　D. 膜片钳技术

E. 干细胞培养技术

2. 组学技术有(　　　)

    A. 基因组学   B. 转录组学   C. 蛋白组学

    D. 代谢组学   E. 脂质组学

3. 蛋白组学包括(　　　)

    A. 小分子蛋白组学   B. 多肽组学

    C. 结构蛋白组学   D. 功能蛋白组学

    E. 表达蛋白组学

4. 激光扫描共聚焦显微镜的基本组成模块有(　　　)

    A. 荧光显微镜   B. 检测器   C. 激光器

    D. 图片输出设备   E. 电脑工作站

5. 流式细胞分析仪具有的功能有(　　　)

    A. 淋巴细胞亚群计数   B. 细胞周期   C. 细胞凋亡

    D. 细菌鉴定   E. 细胞内 DNA 检测

三、名词解释题

1. 中药药理研究的新技术
2. 干细胞
3. 转录组学
4. 分子影像学

四、填空题

1. 药理学研究的新技术可分为＿＿＿＿＿、＿＿＿＿＿、＿＿＿＿＿、＿＿＿＿＿。

2. 按分化潜能大小，干细胞可分为＿＿＿＿＿、＿＿＿＿＿、＿＿＿＿＿。

3. 以全基因组测序为目标的称为＿＿＿＿＿；以基因功能鉴定为目标的称为＿＿＿＿＿。

4. 狭义转录组学是指所有参与翻译蛋白质的＿＿＿＿＿的总和。

5. 蛋白组学以＿＿＿＿＿为研究对象，可分为＿＿＿＿＿、＿＿＿＿＿和＿＿＿＿＿。

6. LSCM 的图像以＿＿＿＿＿形式记录。

7. 高内涵筛选系统由＿＿＿＿＿和＿＿＿＿＿组成。

8. 进行细胞离子通道研究的金标准实验技术是＿＿＿＿＿。

五、判断题（请在正确题后括号中打√，错误题后括号中打×）

1. 现代细胞分子学技术都可称为中药药理研究的新技术。(　　　)
2. 干细胞不能直接用于中药的药理和安全性研究。(　　　)
3. 基因组学可用于发现中药作用的靶基因。(　　　)

4. 蛋白组学基本的技术是蛋白质的分离和鉴定。(　　)

5. 代谢组学主要是指采用血清进行的代谢组研究。(　　)

6. 广义的转录组学检测的是 mRNA 的总和。(　　)

7. 蛋白组学强调的是细胞或组织整体蛋白的变化。(　　)

8. 采用 LSCM 可观察到细胞内钙流变化，即"钙振荡"。(　　)

9. LSCM 和高内涵都不可以进行活细胞的观察。(　　)

10. 在体观察大鼠骨小梁的变化首选小动物 X 成像仪。(　　)

11. 采用 PET 扫描仪可在活体状态下进行 3D 成像观察脑纹状体结构。(　　)

12. 流式细胞技术包括流式细胞分析仪和流式细胞分选仪，功能不同。(　　)

13. 流式细胞仪只能进行细胞凋亡和细胞周期检测。(　　)

14. 膜片钳技术是进行细胞离子通道研究的金标准。(　　)

15. 无线电生理信号遥测技术可进行动物麻醉或清醒状态下的电生理监测。(　　)

六、简答题

1. 中药药理研究的新技术有哪些类型？

2. 干细胞培养技术包括哪些？

3. 组学技术有哪些？

4. 激光扫描共聚焦技术有哪些优点？

七、拓展题

中药药理研究中如何选择组学技术？

参考答案

一、单项选择题

1. D　2. A　3. C　4. E　5. A　6. B　7. E　8. B　9. B　10. C　11. B　12. E　13. E　14. A　15. D

二、多项选择题

1. ABCDE　2. ABCD　3. CDE　4. ABCDE　5. ABCDE

三、名词解释题

1. 中药药理研究的新技术：是指在传统药理研究方法和检测技术的基础上，将现代细胞分子生物学研究的先进技术引入到中药药理研究中，主要包括组学技术、荧光成像技术、核磁共振技术等。

2. 干细胞：干细胞与普通细胞不同，具有自我更新和增殖分化能力，是一种尚未发育成熟的细胞，具有再生为各种组织、器官的潜能，被称为"万能细胞"。

3. 转录组学：是一门在整体水平研究细胞内所有基因转录及转录调控规律的学科。狭义的转录组指所有参与翻译蛋白质的 mRNA 的总和；广义的转录组指从一种细胞或者组织的基因组所转录出来的 RNA 总和。

4. 分子影像学：指应用影像学方法，对活体状态下的生物过程进行细胞和分子水平的定性和定量研究。

四、填空题

1. 行为学研究新技术；生理学研究新技术；成像新技术；其他新技术　2. 全能干细胞；多能干细胞；单能干细胞　3. 结构基因组学；功能基因组学　4. mRNA　5. 蛋白质；表达蛋白组学；结构蛋白组学；功能蛋白组学　6. 电信号　7. 显微成像系统；图像分析系统　8. 膜片钳

五、判断题

1. ×　2. ×　3. √　4. √　5. ×　6. ×　7. √　8. √　9. ×　10. ×　11. √　12. √　13. ×　14. √　15. √

六、简答题

1. 答：药理研究的新技术可分为行为学研究新技术，如斑马鱼行为跟踪系统；生理学研究新技术，如生理遥测系统；成像新技术，如激光扫描共聚焦显微技术；以及其他新技术如组学技术等。

2. 答：干细胞培养技术包括诱导多能干细胞、干细胞定向诱导分化和利用干细胞筛选药物。诱导多功能干细胞是通过外源导入与多能性相关的转录因子来诱导体细胞发生重编程，从而获得一类具有多向分化潜能的细胞，可为不同的实验研究提供研究材料。多功能干细胞或经诱导定向分化的细胞可以用于药物研究。

3. 答：组学技术是在分子生物学基础上发展而来的研究技术，包括代谢组学、蛋白组学、转录组学和基因组学，分别代表了机体生命活动已经发生、正在发生、将要发生和可能发生的四个阶段，是药理研究前沿技术，也用于中药药理前沿性研究。

4. 答：激光扫描共聚焦成像（LSCM）较普通的光学显微镜具有以下优点：（1）图像以电信号形式记录，因此可采用各种模拟的和数字的电子技术对图像进行处理。（2）成像时利用共聚焦系统排除了焦点外的光信号干扰，极大提高了分辨率，显著改善了视野的广度和深度，达到三维空间定位。（3）LSCM 能随时采用和记录检测信号，与活细胞工作站搭载可用于活细胞的长时间观察、记录。（4）LSCM 具有强大的图像处理功能和细胞生物学功能，可实现光学切片、三维图像重建、细胞物理和生物学测定、荧光定量和定位分析、离子实时定量测定。（5）还可进行黏附细胞分选、激光细胞纤维外科和光陷阱技术、荧光漂白恢复等，光漂白和荧光淬灭作用小。

七、拓展题

答案要点：组学包括代谢组学、蛋白组学、转录组学和基因组学，分别代表了机体生命活动已经发生、正在发生、将要发生和可能发生的四个阶段。组学从整体上进行系统检测和分析，与中医"整体观"相似，适用于中药的研究。在不同组学检测中，要充分理解不同组学的检测对象和意义，多组学研究更有意义。